生活中的毒理学

史蒂芬·G.吉尔伯特　著
顾新生　周志俊　刘江红　等译

上海科学技术出版社

图书在版编目（CIP）数据

生活中的毒理学 /（美）史蒂芬·G.吉尔伯特
(Steven G. Gilbert) 著；顾新生等译. -- 上海：上
海科学技术出版社，2023.1
书名原文: A Small Dose of Toxicology: The
Health Effects of Common Chemicals
ISBN 978-7-5478-6039-7

Ⅰ.①生… Ⅱ.①史… ②顾… Ⅲ.①毒理学－普及
读物 Ⅳ.①R99-49

中国版本图书馆CIP数据核字(2022)第242461号

This is a translation of A Small Dose of Toxicology 3rd edition (released as EBOOK).
Copyright © Steven G. Gilbert, PhD.
All rights reserved.

上海市版权局著作权合同登记号 图字：09-2013-598 号

封面图片来源：视觉中国

生活中的毒理学

史蒂芬·G.吉尔伯特　著
顾新生　周志俊　刘江红　等译

上海世纪出版（集团）有限公司
上海科学技术出版社　出版、发行
（上海市闵行区号景路159弄A座9F-10F）
邮政编码201101　www.sstp.cn
常熟市华顺印刷有限公司印刷
开本 787×1092　1/16　印张 24.25　插页 10
字数 275千字
2023年1月第1版　2023年1月第1次印刷
ISBN 978-7-5478-6039-7/R·2684
定价：78.00元

本书如有缺页、错装或坏损等严重质量问题，请向印刷厂联系调换

科学新视角丛书

新知识　新理念　新未来

身处快速发展且变化莫测的大变革时代，我们比以往更需要新知识、新理念，以厘清发展的内在逻辑，在面对全新的未来时多一分敬畏和自信。

译者序

我们每个人的生活中都离不开药物、饮料、食品添加剂、化妆品、洗涤剂、杀虫剂、油漆、塑料制品等化学品。新技术的发展在给人们的生活带来便利的同时，也产生了更多的辐射源，例如电视、微波炉、移动电话、X光透视仪等。日常生活中人们接触的化学品可能多达几千、几万种，接触的辐射量可能横跨二十多个数量级。我们生活在化学品与辐射的海洋中，无法回避。有时它们会给我们带来无法忽视甚至是巨大的不幸与灾难，例如空气污染、水体重金属污染、食品添加剂滥用，农产品上的农药残留、内分泌干扰物所致的内分泌紊乱与不孕不育、过多的紫外线辐射、癌症的高发等，所有这些，严重破坏了环境，也损害了我们的健康与生活质量。然而，新的化学物质与电器仍以每年数以万计的速度在更新，限于设备、资金、人力以及知识水平的不足，我们也只能对其中的一小部分进行有限的安全检测和评估。因此，每个人具备一些有关化学品或辐射对健康影响的知识，学会识别化学品、辐射和其他物理因子所带来的健康风险，并采取措施趋利避害，就显得十分重要了。

有关化学品或物理因子对健康影响的知识，来自它们与生物体之间相互作用的研究，而进行这种研究所采用的基本原理和方法学就是毒理学。掌握了毒理学的基本原理与知识，采取适当措施，就可避免或减少化学物质或物理因子对我们健康的影响。

本书书名反映了本书的主要目的：对毒理学作一个简单而实用的介绍。本书既不介绍成千上万种化学物质与物理因子，也省略了化学品及其作用机制方面的细节，而是重点介绍日常生活和工作中，人们常见的化学物质：酒精、咖啡因、尼古丁、大麻、农药、铅、汞、砷、氟、溶剂、环境中不易降解的污染物、内分泌干扰剂、动物与植物毒素、纳米材料、空气污染、水污染、土壤污染、家中的有毒化学物质与辐射源，并涵盖有关毒理学问题的历史由来、有毒物质的生物学特性（毒性作用）及其易感人群，以及引起的病例或不良反应和有关监管标准，还有关于使用这些物质的建议。本书没有专门讲述所有受累生理系统，而是特别介绍了化学品对神经系统、怀孕与发育的毒性作用，以及肿瘤的发生与化学品接触的关系。

本书简单明了地介绍了毒理学的本质、基本原理、对化学品进行危险度评估与管理的方法与原则。另外，对毒理学本身的历史起源与发展、普通人与毒理学的关系，以及毒理学实践所涉及的伦理、法律及社会问题也作了介绍，提出了连接科学、历史、伦理、行动的决策方法。每一章都列出与毒理学相关的专业网站或专业参考书，以提供更全面、更深入的信息。因此，本书不是一本百科全书，不是一本高深的学术专著，更不是一本论文集，而是一本为人们提供理解并实践毒理学的入门书，帮助人们在日常生活与工作中应用毒理学基本原理，趋利避害。

支撑本书的一个深层次主导思想是，把毒理学放在环境健康的范畴内来处理。本书把环境健康定义为"能保证所有生物体有最优的机会,来达到或保持其全部遗传潜力发挥所需的条件",这是一个涵盖范围很广泛的定义。毒理学无法解决所有环境健康问题,但有助于我们更好地评判性地分析周围的环境和那些影响本地甚至全球的事件,判断化学物质与物理因子对我们生活与工作的影响,提出有远见的问题,进而带动各行业、政府部门和新闻媒体的决策者共同影响社会与环境的发展,促使人类可能"达到或保持其全部遗传潜力"。应用毒理学原理来促进生物体达到或保持其全部遗传潜力的理念,贯穿于本书的始终。

在本书中,作者提出使用连接点(CtD)的方法来解决问题。即围绕一个确定的问题,建立一个由科学事实、历史发展过程和伦理等方面组成的框架,将科学事实与对这些问题的历史发展过程回顾联系起来,同时考虑伦理因素,以制定和实施一项具体行动来解决一个既定问题。政策制定者、公共卫生专业人员和毒理学家探索和交流信息,并进行决策,其中最大的挑战往往不是查明科学事实,而是有效地交流这些事实,并根据这些事实采取行动。而在讨论过程中,项目所面临的伦理、历史、法律、经济和社会问题常常被忽略。连接点的方法从确定问题开始,对科学、历史和相关伦理原则等方面进行研究,然后制定一个明确的解决问题的行动计划,最后将其制作成一个简洁的故事,传达简明扼要的信息,为有关公民、社区、组织、科学家和决策者提供一套理解和使用信息的工具,最终有利于问题的解决。

本书英文原版 *A Small Dose of Toxicology——The Health Effects of Common Chemicals*(第 3 版已于 2021 年 10 月以电子书形式出版)由美国毒理学博士、注册毒理师史蒂芬·吉尔伯特撰写。本书中,吉尔伯特博士的视野并没有局限于美国,而是着眼于整个世界,包括寻求毒理学在全球范围内的应用。在本书收集的历史资料和列举的例子中，不仅有关于美国的，也有大量关于世界其他地区包括中国的，比如中国神农尝百草被认为是毒理学的起始事件，鸦片的毒理作用引发第一次鸦片战争，以及欧盟化学品使用的政策等。然而，正如前面所说，本书是关于毒理学的一本入门书，因此并没有穷尽或罗列所有资料，只是列举了大量相关事例。同时，吉尔伯特博士通过不断修订已有章节和增加新章节，使我们能对化学物质的认识有与时俱进的理解。

本书的翻译最初由旅美学者现在湖北医药学院工作的顾新生博士发起，后得到国内相关学者和中国旅美毒理学工作者的广泛响应，大家共同努力完成。第1章由美国宾夕法尼亚大学刘江红教授和顾新生共同翻译，第2、9、10和25章由刘江红翻译，第3—6、22、23、29章由顾新生翻译，第7、12章由湖北医药学院李雯娟博士翻译、顾新生校，第8章由兰州大学毒理学研究所崔红梅博士翻译，第11、19章由美国加利福尼亚大学圣迭戈分校陈淑娟教授翻译，第13章由上海市静安区疾病预防控制中心任东升译、复旦大学公共卫生学院周志俊教授校，第14章由上海市化工职业病防治院赵乾魁译、周志俊校，第15章由上海市化工职业病防治院张平译、周志俊校，第16章由美国耶鲁大学倪娜和卢林耿博士翻译，第17章由基石药业郑明岚博士译、周志俊校，第18章由美国Amgen公司李艳菲博士译、周志俊校，第20章由山西医科大学张勤丽教授译，第21章由美敦力（中国）杨昌源译、复旦大学公共卫生学院陈仁杰教授和阚海东教授校，第24章由加拿大温哥华前列腺研究中心张素慧博士译、周志俊校，第26章由北京解放军总医院的黄海力主任医师（博士）翻译，第27章由上海市食品药品检验院刘萍博士译、周志俊校，第28章由中国海关科学技术研究中心徐蕾蕊博士译、周志俊校。全书由顾新生统稿，顾新生、周志俊定稿。为更好地适应中文读者的阅读习惯，译者在本书中对原版书的一些章节顺序作了适当调整。本书的翻译工作是所有译者利用业余时间完成的。史蒂芬·吉尔伯特博士无偿提供版权。本书的翻译出版也得到原江西出版总社黄日星先生的大力支持。所有这些都体现了志愿者精神。希望该书的出版，能对读者在避免或减少化学物质或物理因子对人类和环境健康的影响方面有所帮助。

由于译者水平有限，书中难免有不足之处，恳请广大读者和同行批评指正。

译者
2022 年 12 月

原作者致谢

第1版

我撰写本书的想法萌发于我在华盛顿大学环境健康系的毒理学继续教育课程准备过程中。我要感谢该继续教育项目的工作人员，使得我有机会积累了写作本书的一些材料，并为很多讲师做了不同的演讲。特别感谢当时的环境健康系主任杰拉尔德·范·拜耳（Gerald van Belle），他创设了作为继续教育课程一部分的"A Small Dose of Toxicology"项目。本书第1、2章的部分内容最初是"家庭环保大师"（MHE）项目培训手册中的一部分。MHE课程培训志愿者帮助人们减少家庭危险品暴露。本书是为这些志愿者而撰写。菲利普·迪基（Philip Dickey）鼓励我"继续干下去"，并在许多方面给予我帮助来改善本书。他提供了"家中的有毒物质"这一章的第一稿，并阅读了本书所有章节，提出了许多实质性和编辑方面的建议。最后，我要感谢珍妮丝·坎普（Janice Camp）对我持续的全力支持。

第 2 版

本书第 2 版是以电子书方式出版的，它与毒理学百科网站（http://www.toxipedia.org）同步发展。毒理学百科网站的发展离不开达里尔·杜克（Darryl Duke）和他的石阶科技有限公司（http://www.stepstonetech.com）的支持。我非常感谢达里尔的技术支持以及他坚定的鼓励。另一位需要好好感谢的是凯莉·路易斯设计社（http://www.kellilewisdesign.com）的凯莉·路易斯，她设计了毒理学百科网站的所有标识及本书的新封面。菲利普·迪基再次通读了第 2 版并提出有见地的建议。玛丽亚·莫格尔·威廉姆斯（Maria Mergel Williams）在出版前对本书作了最终的编辑。杰夫·威廉姆斯（Jeff Williams）为本书制作了电子版本和电子出版所需的电子文件。最后，我要感谢珍妮丝·坎普（Janice Camp）对我的宽容和支持。

第 3 版

我要感谢顾新生博士，他在本书中文翻译出版中给予了善意支持与帮助。我要感谢珍妮丝·坎普，她不仅对我工作宽容大度，而且在大大小小各方面对我持续支持。

目 录

译者序
原作者致谢

第一部分　毒理学概述　001

第 1 章　毒理学的历史　003
第 2 章　毒理学和你　008
第 3 章　毒理学的三大原理　016

第二部分　常见化学品与辐射对健康的不良影响　039

第 4 章　酒精　041
第 5 章　咖啡因　051
第 6 章　尼古丁　064

第 7 章　大麻　071

第 8 章　杀虫剂　077

第 9 章　铅　090

第 10 章　汞　100

第 11 章　砷　109

第 12 章　氟　114

第 13 章　金属　122

第 14 章　溶剂　138

第 15 章　持久性环境污染物　144

第 16 章　内分泌干扰物　152

第 17 章　动物与植物毒素　159

第 18 章　辐射　176

第 19 章　家中的有毒物质　185

第 20 章　纳米材料　194

第 21 章　空气污染物　202

第 22 章　水污染　215

第 23 章　土壤污染　228

第三部分　化学品与神经系统、生殖发育以及癌症　239

第 24 章　化学品对神经系统的毒性作用　241

第 25 章　化学品对生殖发育的毒性作用　255

第 26 章　化学品与癌症　261

第四部分　化学品的风险评估以及多学科交叉融合的思考　271

　　第 27 章　化学品的风险评估　　273
　　第 28 章　毒理学与伦理、法律及社会问题　　281
　　第 29 章　科学、历史、伦理、行动连接点体系　　286

参考资料　　314

术语表　　363

第一部分

毒理学概述

第1章

毒理学的历史

最初,毒理学由研究毒药的作用发展而来。人类为了满足其生存的需要而去探索动植物的潜在危害性,毒理学的历史由此展开,其演变已有数千年的历史。

历史文献与文学作品中有一些很好的例子,可以说明人类对于自然界存在的毒药所持的认识。古希腊人知道毒堇(欧芹科的一种)的效用,即使他们不知道其中致死的具体化学物质。公元前399年苏格拉底因信仰异教与毒害青年思想的罪名而被判死刑,饮下毒堇汁而亡。现在我们知道毒堇汁中的活性化学物质是毒芹碱,误食会引起麻痹、抽搐甚至死亡。

米特拉达梯六世是公元前120~前63年小亚细亚本都王国的国王。他服用各种毒药,并逐渐增加服用的剂量,以此保护自己不受毒药的毒害。传说米特拉达梯六世曾经服毒自杀,却没有成功。最后,他死于剑下。在15世纪,砷成为一种普遍使用的毒药。一些妇女会用它来毒杀麻烦的丈夫,谋夺他们的财产。

在莎士比亚的剧作《罗密欧与朱丽叶》中,可以看到使用毒药的另一个例子，当时罗密欧以为朱丽叶服毒而死，便想跟随朱丽叶服毒而去：

> 来，苦味的向导，绝望的领港人，
> 现在赶快把你的厌倦于风涛的船舶向那巉岩上冲撞过去吧！
> 为了我的爱人，我干了这一杯！
> 啊！卖药的人果然没有骗我，药性很快地发作了。
> 我就这样在这一吻中死去。
>
> ——《罗密欧与朱丽叶》第五幕

剧中并没有提及毒药的名称，后人猜测是16世纪英国法官用来处决罪犯的乌头，而朱丽叶服用的可进入类似死亡状态的药水，可能是一定剂量的鸦片。事实上用毒药来谋杀的做法一直延续到现代，而且毒药的种类也从起初的植物提取物扩展到了化学品、核素、细菌等。1999年，在美国有几人因感染炭疽杆菌而死亡。2006年，俄罗斯特工亚历山大·利特维年科死于稀有核素钋-210。

古代对植物毒性的研究最初是为了治疗疾病。中国传统医学之父神农氏（大约公元前2695年）尝试了365种植物，最后死于药物过量而引起的中毒。后人据此撰写的《神农本草经》使中国在草药医学方面成为领先国家。公元前1500年，又出了一本有关有毒物质的古埃及医书——埃伯斯伯比书。此书共110页，记录了解剖、生理学、毒理学以及治疗方面的知识。这本纸草制成的书有着神奇的历史。自1862年重见天日后，此书经过多次转手，遗失过又被寻回。这本书涉及了很多有毒物质，包括有希腊国毒之称的毒堇和中国古代涂在箭头上的毒药乌头。

随着科学方法学的发展，毒理学这门科学也得到了空前的发展，人们对于有毒物质的研究也从自然界转到了化学品。毒理学之父帕拉塞尔苏斯（1493—1541）清楚地提出了至今仍很著名的说法"剂量决定毒性"。1775 年，英国的外科医生波希瓦·帕特第一次把职业暴露与癌症的发生这两件事联系起来。他观察到清扫烟囱的工人所患的阴囊癌与其暴露于烟灰有关。法国毒理学家及化学家马修·奥菲拉（1787—1853）对当今使用最广的毒物砷的分析工作奠定了现代毒理学的基础。

19 世纪，咖啡因、硝化甘油、可卡因和糖精等化学物质被发现有毒性作用；进入 20 世纪，战争让更多化学物质露出了"狰容"。德国军队在强大化学工业的支持下，首先在第一次世界大战中使用了化学武器。1915 年 4 月 22 日，德国军队在比利时伊普尔释放氯气，杀死了大约 5 000 名法国和阿尔及利亚士兵。第二次世界大战揭开了一场全球性化学革命的大幕，极大促进了神经毒剂的研发。化学武器的大量储备构成了冷战期间军备竞赛不可分割的一部分，而销毁这些化学武器则是一项耗资不菲、费时费力的工程。1993 年，《化学武器公约》宣布了生产、贮存和使用化学武器的非法性。

随着化学品及其他物质如金属的广泛使用，人们清楚地发现它们会使人类健康受到损害，生态遭到破坏。历史上发生的好几起与化学物质暴露的潜在危险有关的事件，引发了公众的关注。

1929 年禁酒时期，一种叫牙买加姜汁的药酒被人掺入一种会引起麻痹的有机磷化学品三邻甲苯磷酸酯（TOCP），导致约 50 000 人神经系统受损。哈佛医学院第一个女性成员爱丽丝·汉密尔顿博士（1869—1970）记录了职业性暴露于化学品（如铅）所引起的健康问题。20 世纪 50 年代，水银被排放到日本水俣湾，并以甲基汞的形式被鱼吸收。这导致了居住在当地并以鱼为主要食物的成人以及胎儿的悲惨结局。1962 年，美国海洋生物学家雷切尔·卡森出版了《寂静的春天》一书，此书促使美国加强了对化学品的管理，最后导致了杀虫剂滴滴涕（DDT）的禁用。1978年，纽约尼亚加拉市的爱河（Love Canal）因化学垃圾处理不当而引发严重后果。爱河事件所造成的直接经济损失高达2.5亿美元。1984年，印度的博帕尔事件更是触目惊心，生产杀虫剂的美国联合碳化物分公司发生了异氰酸甲酯泄漏，导致了几千人死亡，几十万人受伤。

这些事件对环境产生了灾难性后果，且影响了几代人的正常生活，为此激起了公众极大的愤怒，最终导致了相关政策的出台。1906年，《纯净食品和药品法》在美国农业部首席化学家哈维·威利的支持下生效。这部法律为美国食品和药物管理局（Food and Drug Administration, FDA）保护消费者免于接触危险药物和食物奠定了基础。它也规定了具有毒性或成瘾性的产品必须向消费者公告与警示。1925年公布的《日内瓦公约》是大多数国家用来限制在战争中使用化学和生物武器的依据。1937年，美国发生了磺胺酏剂事件，100多人在服用以二甘醇作溶剂的磺胺酏剂后死亡。该事件催生了1938年的《食品、药品和化妆品法》（FD & C），FDA因而具有了监督食物、药物和化妆品安全性的权利。1970年12月29日，美国颁布了《职业安全与健康法》，该法涵盖了一系列与工作场所安全和健康相关的标准，其中包括化学物质的暴露，旨在保证每个工人都有一个安全而健康的工作场所。1970年，尼克松政府建立了美国环境保护署（Environmental Protection Agency, EPA）。EPA负责保持空气、土壤和水的洁净以及控制环境中的污染物。20世纪90年代，欧盟颁布《化学品注册、评估、许可和限制》（REACH）法规，它是欧盟对进入欧洲市场的化学品进行预防性管理的一部综合性法规。REACH在欧盟范围内创建了一个统一的化学品管理体系，使企业能够遵循同一原则生产新的化学品及其产品。

毒理学发展至今已深入社会生活的各个方面，还贯穿到其他领域，如文化、宗教、政治、政府管理等，所提供的信息与研究成果对人类文明产生了深远的影响，甚至决定了社会的发展方向。目前，毒理学所面临的挑战是既要识别化学物质暴露所产生的细微影响，又要制定出合适的法律法规，防止化学物质暴露所带来的隐性或长期伤害。

有关毒理学发展史上的重大事件，请参阅书前的插页。

（顾新生　刘江红　译）

第 2 章

毒理学和你

在日常生活中，我们大多数人可以获得一种与毒理学相关的直觉认识，每天我们都会在这些认识的指引下做出一些决定。从每天早晨的一杯咖啡、一杯茶或是一罐可乐开始，我们就在使用这种与毒理学相关的直觉认识。这些饮品中都含有一种全世界消费最多的兴奋物质——咖啡因。大多数的咖啡因消费者都知道咖啡因的益处，也明白过度摄入咖啡因的危害。通过一次次的尝试与犯错，我们学会了如何适当减少咖啡因摄入量以避免不良作用的产生。在调节咖啡因摄入量的过程中，我们应用了毒理学最基本的一个原理：剂量-效应关系。我们在决定吃什么、吃多少、喝什么、喝多少或是去海滩前涂多少防晒霜之时，不自觉地应用了毒理学原理。另外，从毒理学的视角去看待世界，可以从现代事件、历史事件、个人事件上获得一些有趣的认识。例如，了解咖啡因如何在体内发生作用之后，就可以明白咖啡公司和苏打水公司赚得盆满钵满的原因。

一些历史事件可以从毒理学角度加以解释。例如，鸦片战争主要与鸦片的毒性和致瘾性有关。鸦片在医学上被用于痢疾和霍乱的治疗，不久使用者就发现将烟草和鸦片混合吸食会增加鸦片的吸收，使之更快地发挥作用。由于鸦片具有使人变得虚弱的不良作用，中国政府试图限制鸦片的吸食，这与英国政府增加鸦片交易量的愿望相悖，于是两国间发生了鸦片战争。直到 1921 年，鸦片才在美国被列为禁品，但在其他国家鸦片仍在使用，各国政府也在采取各种措施减少鸦片的使用，其中包括利用鸦片向邻国发动"药品战争"。

新闻中的毒理学事件

生活中每天都有与毒理学相关的事件在新闻上曝光。表 2.1 是一些曾经发生过的与毒理学有关的事件。你印象中还有什么类似的事件吗？最近的新闻中有哪些与毒理学或生物学有关的事件呢？

表 2.1 与毒理学有关的新闻事件

关键词	新闻事件
沙利度胺（反应停）	在 20 世纪 60 年代初曾作为抗妊娠反应药物被孕妇广泛使用，但后来出现罕见畸胎（海豹胎症）的大量病例。1962 年，美国立法规定所有新药必须在动物和人体上进行充分的实验，才可获得美国食品和药物管理局的使用批准。
香港	1）禽流感：在香港地区大量活鸡和鸟类被杀，以阻止一种可致命、可传人的禽类病毒的传播。 2）鸦片战争：为何香港曾遭到英国殖民统治？部分原因是鸦片战争，该战争的导火索是英国和其他国家企图向中国人民推广鸦片的使用。
戴安娜王妃	她死于车祸，原因可能为司机醉酒驾车。
驻墨西哥大使	多年前，关于前马萨诸塞州州长威廉·威尔德（William Weld）担任美国驻墨西哥大使的提案未获批准。美国参议员杰西·霍尔姆斯（Jesse Helms）认为威尔德"在烟草问题上不够强硬"。然而，这位美国议员来自美国一个重要的烟草种植州，且是烟草行业（尼古丁）的主要支持者。到底谁在烟草问题上不够强硬呢？

续 表

关键词	新闻事件
2 760 亿美元	酒精或毒品滥用所导致的经济损失（包括由此引发的车祸、失业等）。
650 亿美元	与烟草相关的疾病所引起的经济损失。
食物	我们所需的食物被杀虫剂污染了。人工甜味剂、人工香料和人工色素大量使用。一些鱼类被汞污染了。
噪声	高分贝噪声会损害听力，若同时使用某些药物，可能会造成更大的损伤。
灰尘	家中的灰尘可能含有多种有害污染物，例如铅或杀虫剂，其中很多物质来源于鞋子或宠物。回家换鞋能够减少污染。
1.2 万名儿童	酒精综合征患儿的大致数量。
美国爱达荷州银谷科达伦市（Coeur d'Alene）	被铅污染的小镇。
日照（紫外线）	晒伤、皮肤癌。
砷	在饮用水、冶炼厂和矿井都能发现砷，它能引发皮肤病和癌症。

什么是毒理学？

毒理学是一门研究化学物质和物理因素对有机体产生不良作用（副作用或有害作用）的学科。不良作用可以十分明显，比如死亡、癌症、胃酸反流或是过量咖啡因引起的副作用。我们可以轻易觉察出这些不适与恶果，并将它们与所摄入的物质联系起来。然而另一些不良反应更为细微（比如学习力与记忆力的衰退），且关乎个体独特的敏感度。这种个体影响不易被评估，也很难发现暴露源。而细微的暴露对人体的影响可能更为巨大，比如正在发育的儿童大脑对微量铅暴露极为敏感，儿童的学习能力和记忆力会因此而受损，这对个人而言是贻害终身的负面后果。意识到这一点远比了解多大剂量的铅会导致儿童死亡更加重要。

毒理学定义中的化学物质可以是在自然界存在的自然产物，也可以是人造产物。生命有机体产生的有害物质一般被称作毒素，而人造有害物质通常被称作毒物。自然产物可能是有益且必需的，例如水；也可能是致命的，例如银环蛇的毒液。植物、动物和细菌在求生或防御时会产生很多毒素。人类甚至于动物学会了使用这些物质来治疗疾病或毒害其他动植物。有些植物会产生咖啡因（苦味化合物）以防御害虫。洋地黄可用于治疗心脏病。像肉毒杆菌或炭疽这样的细菌可产生致人死亡的毒素，但是酵母菌却能够被我们用来生产酒精。我们的工业已经能够为各种特定的目的制造各种各样的化学物质。我们的食品供应在很大程度上依赖于农药的使用。我们的家庭、学校和工作场所中也含有大量存在潜在危险的化学物质。作者用来写这本书的重要工具——笔记本电脑，就含有数千种不同的化学物质。这些我们依赖之物的生产与随后的弃用可能会增加额外的危害。世界各地有众多对人和动植物存在潜在危害的受污染地区。

毒理学定义中的物理因素常与职业健康问题有关。温度和噪声是两种最常见且必须予以重视的物理因素。在过去的十年中，人们已经逐渐认识到过强的噪声对听觉的损害，并开始积极推广听力保护装置的使用。温度过高的工作环境或因穿戴保护服导致的高温会降低工作效率。噪声和温度会增加来自环境的压力，并会与其他因素相互作用，导致工作效率的显著下降。一些药物可与噪声相互作用，从而导致更加严重的听力受损。睡眠不足或飞行时差也会有严重的不良作用，会引起令人烦躁的工作效率低下。物理因素还会对生态环境造成巨大的影响，例如河流温度的变化会影响鱼类的生存和繁殖。

毒理学的应用

毒理学被认为是一门新兴科学，但事实上它不仅拥有深厚的历史积淀，还与医学密切相关。在医学中，与毒理学相对应的学科是药理学，即研究药物的治疗作用和副作用的学科。药物的副作用其实是药物的毒性作用或是不良反应。服药者在经受药物治疗作用的同时，也忍受着药物的副作用。例如，适量的咖啡因常被用于刺激神经系统，但过量的咖啡因会产生不良反应。药理学和毒理学的基本原理很相像，只是对于研究结果的侧重有所不同。药理学研究者可以研究咖啡因的药学作用（有益作用），同时也可以研究过量咖啡因的毒性作用，而后者是毒理学的主要研究对象。

毒理学的原理也可以延展开去，用于研究某一事件或是某一暴露源对特定系统的效应，例如考察全球变暖或热带雨林采伐的后果。大气层中二氧化碳量的上升是一个毒性事件，它的不良效应是全球变暖；同理，热带雨林的大量采伐可看作是一个毒性事件，影响雨林的持续生存是事件的不良效应。毒理学基本原理为我们提供了一个思考问题的框架，从地方事件上升到全球事件甚至整个生物系统，从而转入生态学层面的思考。凡是发生了作用、暴露及不良作用、反应的大事件，毒理学的原理皆可使用，且能为我们提供别具一格的思考角度。

毒理学也可以放置到环境健康的背景中去考量。如何定义环境健康？我们一般所考虑的环境是家庭、学校、工作场所、户外、室内、海洋、空气或水资源，然而我们将环境健康定义为"能保证所有生物体拥有保持或发挥全部遗传潜力的最佳机会"。这个定义的价值可以从儿童身上得到最好的体现。我们怎样保证儿童可以"保持或发挥全部的遗传潜力"？例如前文提及的铅暴露，即便铅的剂量很低，也可导致儿童学习障碍。这些有害的环境变化可能会影响儿童一生，我们应该怎样做，才能保证儿童免于铅暴露所导致的不良影响？

保证环境健康牵涉到个人与社会、地方与全球。在亚马逊地区一些使用汞提取黄金的金矿，蒸发的汞蒸汽被矿工吸入，损害了他们的身体。同时散逸到大

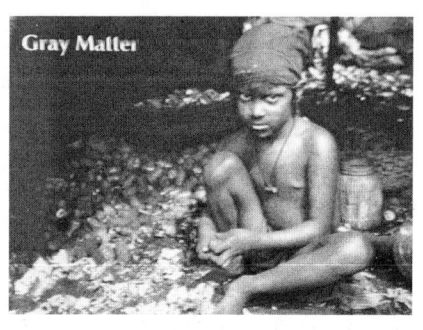

图 2.1　一名在含铅电池回收工厂工作的童工。这个儿童将会终生受到铅中毒的影响，其智力无法达到正常水平。

气中的汞可能被风吹到远方，最终回到地面，与细菌结合、被鱼类摄入。政府机构必须规定某些鱼类如金枪鱼和剑鱼中可接受的最高汞含量。破碎的温度计、荧光灯泡等各种消费产品也会把汞释放到环境中。作为一个社会，我们要为限制汞的释放，甚至汞的销售，付出多少代价呢？杀虫剂与除草剂是用来杀灭杂草、有害昆虫和动物的化学物质。虽然在某些情况下必须使用它们，然而广泛使用杀虫剂已经产生了意想不到的后果。比如滴滴涕（DDT）广泛用于灭蚊，后来发现DDT使鸟类蛋壳变薄易碎，造成捕食性鸟类数量显著下降。DDT有一个特性，即它们可以被储存在脂肪中。DDT沿食物链从小型动物向大型动物转移，在动物的脂肪中也会越积越多。在哺乳期间，DDT随着脂肪出现在婴儿饮用的母乳中。从这两个例子中，我们可以看出，毒理学与环境健康的研究对个人的影响及对全球社会的意义。

> 让你自由的不是真理，而是拥有发现真理的力量。我们的困境是我们不知道如何获得这种力量。
> 　　　　　　——罗杰·列万廷《纽约书评》，1997年1月7日

了解一些合法或非法药品的毒理学特性对于制定合理的公共政策非常重要。在美国，联邦以及各州的政府机构使用纳税人的钱来解决环境和毒理学问题，设立了食品和药物管理局（FDA）及环境保护署（EPA），来保护人与环境的健康与福利。1962年对于这两个机构而言是重大的一年。这一年，一种名为反应停的新药被发现存在导致出生缺陷的副作用，此前这种药在欧洲和澳大利亚得到了广泛推广，而在FDA科学家弗朗西斯·凯尔西博士的竭力阻止下，反应停未能进入美国市场，尽管医药界希望这种药物获批上市出售。这一事件之后，FDA加强了对新药审批的控制。同年，雷切尔·卡森出版了具有里程碑意义的著作《寂静的春天》，其中记载了化学物质对环境的影响，并表达了杀虫剂对人体健康存在不良影响的担忧。1970年，美国环境保护署成立，负责规范杀虫剂、工业化学品、有害废物、空气污染物和其他环境有害物质的使用与处理。这两个机构以及美国联邦和州政府机构在毒理学原理的指导下在环保方面投入大量的资金。

　　更多地了解毒理学知识，能够帮助我们做出一些日常决定。比如喝一杯还是两杯咖啡？食用娱乐性药物*有何后果？为什么有些人对于毒素或毒物更加敏感？食物煮得越久，细菌越少？我们还能了解到我们的身体如何与化学物质相互作用，化学物质如何影响环境。在促进人体健康与改善环境质量时，也能根据毒理学的基本原理（剂量-效应关系、个体易感性）采取行动。比如人们一旦意识到婴儿与儿童的体重较轻，正在发育的神经系统特别敏感，他们比成人更易受到化学物质的影响，人们就会采取行动减少婴幼儿的暴露。这些知识可以应用到工作环境的改良或是政府部门的决策中去，也可以带来重塑健康环

---

* 娱乐性药物是指可以用来创造和增强娱乐效果的药物，其中包括酒精、烟草、咖啡因以及能产生精神亢奋的药物，例如：海洛因、鸦片、摇头丸、氯胺酮、大麻、吗啡、冰毒、可卡因、可待因、含笑半步癫等。

境的力量。

我们对毒理学的直觉认识,再加上系统的毒理学知识框架,将帮助我们更好地分析周围的环境和那些影响本地甚至全球的事件。本书将介绍一些原理、机制与方法,来指导应用和消费化学物质时所需做出的决定。了解毒理学的知识将有助于我们更好地判断化学物质与物理因素对我们生活的影响,提出卓有远见的独到见解,进而最终影响决策者。

(刘江红 译)

第 3 章

毒理学的三大原理

毒理学有三个基本原理，包括剂量-效应关系，危害 × 暴露 = 风险，个体的敏感性。这些原理紧密相关，构成了毒理学的基石。我们中的很多人通过接触咖啡因、酒精或其他药物，而对毒理学原理具有了一定的认识。这些经历形成了理解毒理学原理的基础。毒理学原理可应用于很多情况，在日常生活中我们可以根据毒理学原理做出一些决定。比如，在家里，我们必须决定使用什么清洁产品，是否应该给草坪或花园喷杀虫剂。作为普通公民，我们也会关注更广泛的环境暴露。我们需要投入多少成本来限制环境污染物的扩散？燃煤火力发电厂需要投资更多的设备来清除汞吗？我们根据什么来做这些决定？答案的来源就是毒理学。

对毒药的正式研究（也就是毒理学）始于 500 年前的文艺复兴时期。在这个时期，发生了一些令人难以置信的变化，一些传统的思想受到前所未有的挑战。1493 年，生于瑞士的费利普斯·奥利奥卢斯（Phillippus Aureolus）（图 3.1）取了一个假名，叫 Paracelsus（帕拉塞尔苏斯，1493—1541）。这个名字也许意味着他想超越罗马哲学家、医学作家塞尔苏斯（Aulus Cornelius Celsus，公元前3年—公元64年）。塞尔苏斯提倡用抗菌剂（如醋）来清洗伤口。帕拉塞尔苏斯提出了关于毒理学的著名论断，"所有物质都是毒药，不存在没有毒性的物质。毒药和良药的区别就在于剂量是否得当。"这段话的引用率相当之高，且适用于大多数的物质。即便如喝水，喝得太多也可能有害。相对应的，某种物质剂量太小，也可能有害。

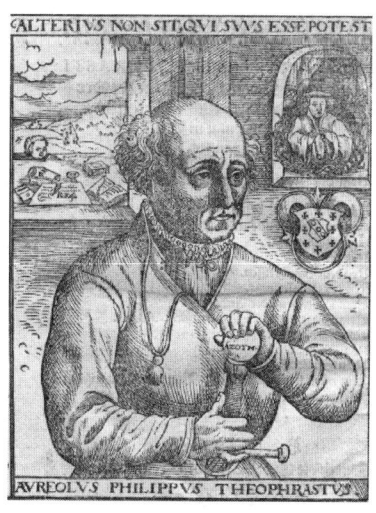

图3.1 帕拉塞尔苏斯的肖像。 肖像周围排列着各种哲学符号。

帕拉塞尔苏斯提到了剂量-效应关系，但没有提到个体与个体之间敏感性的差异。实际上这个差异明显存在，比如蜜蜂的一次叮咬或者吞食一颗花生，对某些人可能是致命的，然而对大多数人来说，只是有点令人讨厌，甚至是一种美味。很多例子表明，新生儿对一些物质的毒性作用非常敏感，而这些物质对成人却没有毒害作用。例如，怀孕期间饮酒会引起胎儿永久性的伤害，对孕妇却没有任何影响。胎儿的大脑对微量的铅暴露比较敏感，但成人却不这样。因此，对于剂量-效应关系，可以有另外一种解读，"个体的不同敏感性把毒药与良药区别开来。反映在毒理学的基本原理上，就是个体不同对一定剂量的反应也不同"。剂量-效应原理只有在与个体的敏感性相关联时才有用。

一个人的身体对具有潜在危害的物质的敏感性，取决于年龄、遗传、性别、疾病史、营养以及化学物质的暴露史。对于年幼者与年长者而言，年龄是一个重要的影响因素。婴儿的神经系统正在发育，比已经发育成熟的神经系统更易遭受一些物质的伤害。年长者体内的新陈代谢较为缓慢，更易受到有害物质的影响。性别与遗传特性也决定了物质代谢的快慢。例如，因为遗传有些人对酒精的代谢比其他人慢。这些因素对于判断特定有害物质的易感性至关重要。

在日常生活中，年轻人根据来往车辆的速度决定是否跑着穿过马路，而老年人会等到红绿灯转换时才过马路。这一决定基于对撞车风险的评估。老练的登山员与没有经验的登山者对同样一次登山挑战的风险评估截然不同。然而，对一种化学物质的风险评估则要困难得多，因为这种物质所产生的毒副作用可能不会马上显现，而且这种毒副作用也可能因个体敏感性而产生差异，不一定会在所有人身上发生。一般人很难察觉一种物质引起的神经系统损伤，更无法预知暴露后十多年会引发癌症。所谓风险评估，指的是确定一种化学物质引发损伤的可能性。它把所有有关化学物质可能会引起伤害的信息综合在一起，就其对人、动物或环境引发损伤的可能性做出判断。风险评估完成以后，下一步就是风险管理。

风险管理的过程是综合经济上的核算、政治上的考量、公众意见以及其他因素，来确定所要采取的行动。最终的决定往往很少让各方满意。毒理学原理是风险评估以及风险管理的基础。在做出关于减少环境风险的决策时，个人和社区的参与尤为重要。

原理1：剂量-效应关系

毒理学中两个最重要的词是"剂量"和"效应"，也就是要考虑这样一个问题：多少量的化学物质会对生物体产生作用，产生怎样的作用。不良反应在毒理学中是焦点问题。日常经验可以告诉我们如何减少数量，以避免不良反应。吃一个苹果有好处，吃五个苹果可能会引起胃疼。早晨喝一杯咖啡恰到好处，猛喝三杯就会觉得难受。肤色较浅的人容易晒伤。帕拉塞尔苏斯说得很正确:"毒药和良药的区别就在于剂量是否得当"。个人应当时刻关注摄入的剂量与身体的反应。

要估测一种物质的作用,确定剂量是一个关键步骤。剂量指的是化学物质的暴露量,是对物体或人接触化学物质在数量上的一种衡量。剂量一般用化学物质的数量与体重的比值来表示。化学物质的量用毫克来度量,而体重用千克来度量。

> **剂量的计算**
>
> 经口摄入剂量 = 物质的消耗量(毫克)/ 体重(千克)

有了这些知识后,我们就能计算每天摄入咖啡因的剂量是否得当。假如一杯咖啡中大约有 100 毫克咖啡因,一个体重约 70 千克的成年人如果喝下这样一杯咖啡,其摄入的剂量就是 100 毫克 /70 千克,相当于 1.4 毫克 / 千克体重的咖啡因。计算剂量时必须把体重考虑进去。试想一个重约 5 千克的幼童,如果他喝一杯同样的咖啡,剂量就是 20 毫克 / 千克,相当于成年人剂量的十几倍。

计算剂量的难点主要在于确定所接触化学物质的精确量。咖啡豆种类、烘焙方法不同,一杯咖啡中含有的咖啡因量就不同,更不用说杯子的大小了。如果物质比较纯,可以通过仪器称量计算剂量,比如食盐或蔗糖等调味品。药物的包装上总会注明药物成分的具体含量,计算剂量也很容易。婴幼儿的药物配方有效成分更少,但他们体重较轻,其摄入剂量与成年人相差无几。

计算工作场所或者环境中所接触物质的剂量则要困难得多。如果是空气中的物质,剂量的计算必须考虑空气中物质的浓度、暴露时间、呼吸频率以及体重。具体公式如下:

> 吸入剂量（毫克/千克）= 空气中物质的浓度（毫克/毫升）× 每小时吸入空气的体积（毫升/小时）× 暴露时间（小时）/ 体重（千克）

对于非化学物质的暴露，需用其他变量和单位来计算。例如，太阳光的暴露可以小时来计量，但如果要计算剂量，还需要知道太阳光的强度以及与太阳光接触的皮肤面积。

在工作场所和环境中所受到的暴露常是反复、持续发生的，由此对健康造成的影响和一次性的短时暴露截然不同。暴露时间的长短、暴露的频率以及暴露之间的间隔时间对剂量和效应起着决定性的作用。例如，一小时内喝4瓶啤酒与4天内喝4瓶啤酒会产生不同的效应。多年持续摄入大量的酒精可能导致严重的肝损伤和其他健康问题，这与一次摄入大量酒精的短期后果也不同。急性暴露是指短时间内一次或几次暴露，慢性暴露是指长时间持续暴露。急性暴露与慢性暴露带来的是不同的后果。我们一直在探索接触药物后所产生的即时或急性反应。例如，我们希望一吃止痛片，头就不痛了，但长期持续服用止痛片，会对胃和肝产生毒副作用。烟草的使用者希望获得尼古丁的即时作用，却不可避免地承受着长期使用所带来的苦果，例如肺癌和心脏病。急性暴露所引起的反应有可能会延迟发生，例如，一个实验室研究人员急性暴露于微量乙基汞，在几个月后才因不良反应而死亡。要评估一种物质的剂量-效应关系，有必要掌握急性暴露与慢性暴露的相关知识。

任何一种特定物质产生的常是一系列效应。这些效应随着剂量大小、接触的时间长短和个体的不同而不同。识别单暴露源引发的急性反应并不困难，但是识别长期多暴露源下的反应却更为重要。一个要处理紧急情况的工人如果急性暴露于空气中的溶剂，她/他的判断力会受损，从而导致严重的错误。然而，这种暴露不会产生长期的后果。人们一直认为只有大剂量的铅暴露，才会在儿童身上产生严重并发症，后来的研究表明，在儿童期即使小剂量的铅暴露也会导致一辈子的脑损伤。可见，确定暴露引发的是急性反应还是慢性反应极为重要。

剂量-效应关系的图解

一般来说，对于任何一个个体，所接触物质的量越多，则剂量越大，所引起的反应也就越大。考虑到水分约占我们人体的75%之多，这一原理在应用时，我们首先需要了解物质在人体水分中的分布情况。以咖啡因为例，它在人体水分之中分布均匀。一罐可乐约含50毫克咖啡因。喝下一罐可乐，则咖啡因的摄入量为50毫克/千克体重。假如一个人体重为100千克，那么这个剂量就是0.5毫克/千克。喝三罐可乐，这个剂量就是1.5毫克/千克，以此类推。因为咖啡因在人体水分之中均匀分布，因此我们可以将图3.2中的阴影部分想象成咖啡因在血

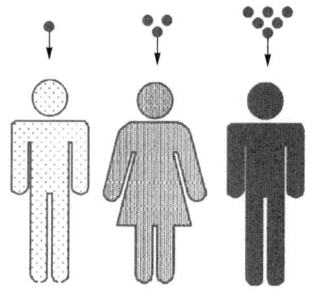
暴露量的重要性：暴露越多，则剂量越大，效应也就越大。

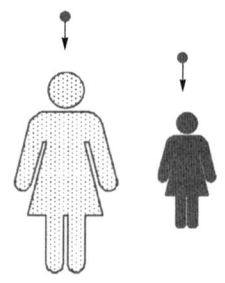
身体体形大小的重要性：体形越小，则剂量越大，效应也就越大。

图3.2　剂量和身体体形大小对效应的影响。　体形一定，剂量越大，效应也越大（左）。暴露量一定，体形越小，剂量越大，效应也越大（右）。

液中的浓度变化，人对咖啡因的反应随着血液中咖啡因含量的变化而变化。

身体体形大小对剂量的影响如 3.2 右图所示。当成人和儿童摄入相同量的咖啡因时，暴露量相同，但剂量不同。一个体重为 10 千克的儿童喝一罐可乐，咖啡因的摄入量是 5 毫克/千克；而体重为 100 千克的成人要达到相同的剂量，须喝下 10 罐同样的可乐。对于确定剂量及随后发生的反应而言，身体体形的大小是一个关键因素。相同的有害物质暴露量之下，儿童实际摄入的剂量要比成人大得多。我们后面会发现，儿童还有其他一些重要的生理因素，会使他们比成人更易受到有害物质毒副作用的伤害。

图 3.3 揭示了剂量与反应之间的密切关系。我们把行走困难定义为反应，把喝一杯酒定义为对酒精的暴露量。纵坐标表示受试群体中受影响个体的百分比变化。我们随机选择一群人，给他们喝少量酒，几乎没有人会行走困难。然而，随着喝酒量的增加，行走困难的人数增

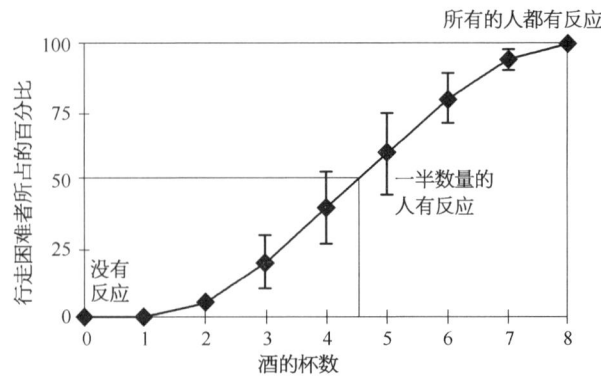

图 3.3 喝酒的剂量-反应关系曲线图。 剂量：酒的杯数；反应：行走困难。这是一个理想化的曲线，它揭示了这样一个规律：剂量较低（杯数较少）时，反应几乎没有。然而，剂量不断增加时，反应也随之增加，直到最大。注意，这个图没有考虑体重和其他诸如性别、暴露频率（两次喝酒之间的时间长短）等因素。

加。喝完4.5杯酒后，受试群体中约有50%的人会行走困难；喝完8杯后，所有人都会受到影响。如果我们在不同人群中重复同样的测试，实际数据会有些许不同，但是应该会落在同一个范围内。之所以会存在细微差别，原因有很多，其中可能包括体重、饮酒前是否进食、以前是否饮酒、遗传、性别等。严格来讲，该图是暴露-反应曲线图，而不是剂量-反应图。所喝酒的杯数是暴露量，而非剂量。要从暴露量转化为剂量，我们还需知道体重和一杯酒中的酒精含量。一群人的总体重一定，酒精含量也一定，因此在这个事件中，酒精的暴露量（所喝酒的杯数）与剂量成正比。

图3.4是一条理想化的剂量-反应的S形曲线。大多数暴露属于这个类型。图中纵轴表示出现反应的百分比，横轴表示剂量（毫克/千克）。这个S形曲线表示的意思是：在低剂量时，没有或有很小的反应，但在高剂量时，所有的个体都会出现反应。毒理学中常先计算出人群中50%的人有反应时的剂量，再以此数据比较不同物质之间的毒性。我们在50%个体出现反应的点沿垂直方向画一条线，就可以知道

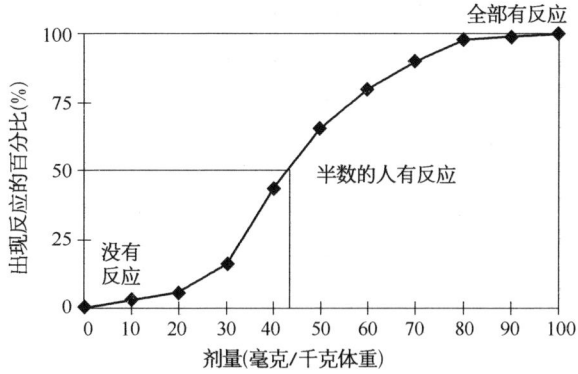

图3.4 理想的剂量-反应关系曲线图。 横轴表示剂量（毫克／千克体重），纵轴表示出现反应的百分比（％）。剂量较低时，反应几乎没有或很少。剂量不断增加，反应也随之增大，直到达到最大值。达到最大值之后。即使剂量再增加，反应也不会改变。

要使 50% 的人群产生反应，需要多大的剂量。如图所示，当剂量为 42 毫克/千克时，50% 的人群会产生反应，而当剂量为 90 毫克/千克时，99% 的人群会有反应。不过每个个体在不同的时间，反应有所不同，不同的个体之间也存在差异。如果我们重复同样的测试，结果也会略有不同。个体差异的存在，使得数据分析和对结果的解释变得更加复杂，因此统计学方法常被采用。

原理 2：风险 = 暴露 × 危害

风险指的是一个人或一个人群暴露于一种有害物质或境况时引发伤害、疾病、功能丧失或者死亡的可能性。可能引发有害或负面效应的物质或是境况就是危害。危害是物质的天然属性，在特定的条件或环境下，任何物质都可能构成一系列的危害。每天，我们都会碰到一系列具有潜在危害的物质，包括我们厨房里的火、照亮房间的电、用于清洁的家用化学品、开动汽车所需要的化学品、药品里的化学成分等。我们可以使用这些具有潜在危害的物质，但必须设法回避触发危害的条件。以汽油为例，汽油具有多重危害。我们利用它的可燃性开动汽车，然而可燃性是一种危害，它会引起无法控制的火灾。用鼻子闻汽油味，会对神经系统造成影响，这又是一种截然不同的危害。对于某种物质，如果我们没能充分了解它可能会造成的危害，或是在哪些具体条件下造成危害，就会产生问题。

在过去，我们以为一种物质引发的危害仅限于直接或明显的伤害。随着我们的知识和阅历的增长，我们逐渐意识到一种物质会产生意想不到的伤害。例如滴滴涕（DDT）是一种强力杀虫剂，可用于灭蚊。然而雷切尔·卡森曾经一针见血地指出，DDT 虽没有直接杀死鸟群，却会使鸟类的蛋壳变薄甚至破裂。这导致鸟类数量的急剧减少，特别是食肉鸟类。DDT 是一种不易降解却又极易溶于脂肪的化学物质。DDT 在食物链中蓄积，而处于食物链顶端的鸟类受到的影响最大。人类也处于食物链的顶端，DDT 也会通过多种途径进入人的食物中，进而蓄积在人体内的脂肪中。当妇女哺乳时，DDT 和脂肪一同成为婴儿的食物。对婴儿来说，摄入的剂量相当之大。我们仍不清楚胎儿暴露于 DDT 的后果以及 DDT 对正在发育的器官的影响。不过我们已经知道很多其他脂溶性化学物质，像二噁英和多氯联苯，会污染母乳。铅是另一个引发公共健康灾难的化学物质，而造成灾难的原因是当时没有察觉低剂量铅暴露对正在发育的神经系统的影响。

对化学物质潜在危害的认识，促使调控有害物质的政府部门的成立。FDA 负责保证所有的药物和食品添加剂既有效又安全。美国职业安全与健康研究所（National Institute of Occupational Safety and Health, NIOSH）则根据毒理学数据，制定规章制度，控制或限制工作场所中各种化学品的暴露。美国消费品安全委员会（Consumer Product Safety Commission, CPSC）旨在减少消费品带来的伤害。EPA 负责管理化学物质在环境中的释放以及环境中有害物质的清除。

科学主要用来描述一种物质的危害，而社会的责任是建立法律，规范或限制已知危害物的暴露。尽管人们已经认识到烟草和酒精的危害性及其给社会带来的巨大损失，消费烟草和酒精在美国依然合法。直到最近，美国政府才强迫烟草工业承认尼古丁的成瘾性，并开始通过诉讼要求行业为烟草所造成的健康损伤进行赔偿。人们很早就意识到酒精过量摄入所带来的危害，但直到 70 年代，人们才认识到怀孕期间饮酒会造成新生儿的缺陷。美国政府已经宣布大麻和许多其他娱乐性药物为非法物质。这是一个颇具争议的领域，人们的意见分歧很大，不同的国家也有不同的法律。

连接危害与风险这两个概念的是暴露。没有暴露，就没有风险，也就没有危害。减少危害或者暴露，或者两者同时减少，就能够减少风险。一旦拥有了知识和经验，人们就能够判断暴露于特定物质是否具有风险，并采取一系列降低风险的措施。这时我们每个人都是毒理学家。不过人们无法预见所有可能引发的危害，所以降低风险的主要方法是选择危害性较低的物质。

对物质危害特性的详细描述，是安全使用这种物质的前提。以放射性物质为例，放射性物质只有放置得当，才能确保储存与运输的安全性。人们应当根据放射性材料的特性，使用适当的防护措施和安全警示。实验室的工人常常在胸前佩戴可测量放射性物质暴露量的徽章，确保他们所接受的辐射量不超过安全值。遗憾的是，50多年来，人们仍然没有找到一个安全的方法来妥善处置放射性废料。

过去人们是根据致死性来度量物质的毒性，即引起死亡所需的剂量。然而考虑到个体差异，人们开始采用另一种标准度量方式，即造成一半研究对象死亡时的剂量（即LD_{50}，半致死剂量）。LD_{50}可以度量一种物质的毒性，即引起疾病或死亡的能力大小。LD_{50}主要根据大鼠等实验动物一次急性暴露下引起的死亡数来确定。虽然LD_{50}在度量物质的严重危害时比较管用，但是无法涵盖小剂量慢性毒副作用。例如，小剂量铅暴露会对正在发育的神经系统产生毒副作用，铅的LD_{50}不是那么的重要。如果只使用LD_{50}来描述一种物质的毒性，容易产生误导。阿司匹林是一种非处方药，而DDT是一种禁用的杀虫剂，但它们的LD_{50}却差不多。

表3.1列举了一些常见物质的LD_{50}。LD_{50}数值高的物质，毒性小，数值低的物质，毒性大。从中我们可以发现，酒精的LD_{50}很高，这是否说明它的毒性低呢？事实上急性酒精中毒引发死亡的事例确实并不多见，血液中酒精浓度高的人不是死于酒精中毒，而是死于窒息，因为身体会通过呕吐排出毒物，在这个过程中会发生窒息。另一个值得

注意的是,香烟中最有活性并具有成瘾作用的成分——尼古丁,它的 LD_{50} 数值低,也就是说它的毒性大。目前 LD_{50} 不再被认为是一个全面评估毒性的指标。毒理学家会通过一系列测试来确定一种物质是否会产生不良效应。一旦发现不良效应,毒理学家可以通过进一步的测试来描述与理解这些效应的特性。

表3.1 一些常见化学物质的 LD_{50}

化学物质	LD_{50}（毫克/千克）	化学物质	LD_{50}（毫克/千克）
酒精	10 000	滴滴涕（DDT）	250
食盐（氯化钠）	4 000	氰化物	10
铁（硫酸亚铁）	1 500	尼古丁	1
吗啡	900	河鲀毒素	0.01
樟脑丸（对二氯苯）	500	二噁英（TCDD）	0.001（对某些生物）
阿司匹林	250	肉毒杆菌	0.000 01

暴露途径、频率与时间

一种物质要对一个人的身体产生作用,它必须先进入体内或者与身体接触,即一个人的身体必须先暴露于这种物质。一种物质进入一种特定器官的能力决定了它的效应。例如,人们之所以饮用酒与咖啡,是因为酒精和咖啡因极易进入大脑,产生巨大的效应。暴露与许多毒理学术语一样,有好几个方面的含义,其中最重要的概念包括暴露途径、暴露频率和持续暴露时间。暴露与吸收有关,尽管我们可能接触到一种物质,但如果吸收进体内的量少,产生的作用也小。例如,如果不小心弄破体温计,误吞其中的汞,肠道实际吸收的汞极少,几乎全部排入粪便，产生的后果不会太过严重。然而，如果同样量的汞变成汞蒸汽，吸入后会对健康造成非常严重的后果。这个例子说明，代谢与排泄会影响物质的吸收。排泄可以减少体内毒物的量，减少敏感器官的暴露，从而减轻毒物产生的效应。

暴露途径主要有三种：1）经皮肤暴露；2）经肺暴露（呼吸）；3）经口（胃肠）暴露。皮肤是身体最大的器官，为保护我们免受接触物的侵害做出了巨大贡献。然而，皮肤对某些物质来说是一种重要的暴露途径，也是严重毒副作用发生的部位。例如，众所周知，皮肤过多地暴露于太阳光会产生不利影响。在许多情况下，皮肤是一个很好的屏障，可以阻挡化学试剂，但一些溶剂可以穿透皮肤。比如汽油或化学清洁剂这样的溶剂极易去除皮肤的天然油脂，使皮肤产生不良反应，并吸收溶剂中的化学物质。农药可能会通过皮肤吸收，产生过敏反应，所以农药的标签上一般会注明，佩戴手套或使用其他皮肤保护装置。现在，一些药物采用了皮肤贴片的形式，比如用来戒烟的尼古丁贴片。皮肤贴片的好处是贴片中的药物可以恒定、缓慢的速度被吸收，从而保持相对稳定的血药浓度。

经肺吸入（呼吸）是吸入氧气的绝佳途径，也是多种物质暴露的途径。肺部富含血液，有利于氧气的吸收，能将其他物质直接吸收进入血流，并迅速产生效应。一氧化碳是一种致命性气体，当家用取暖器排气不佳、火炉出现故障，或者汽车在车库里停车空转时，都会产生一氧化碳。一氧化碳能像氧气一样被血液细胞吸收，与血红蛋白很好地结合。一氧化碳的暴露会造成缺氧，从而引发严重的伤害，甚至会导致死亡。吸烟的人依赖经肺吸入的尼古丁，大麻吸食者屏住呼吸，以便吸入更多的活性成分四氢大麻酚（THC）。肺也能够排泄掉一些物质，尽管量很小。酒精的呼吸测试法就利用了这个原理：呼出的酒精反映了体内酒精的含量。

化学物质经口摄入后，在胃和肠道被身体吸收。这既是摄入碳水化合物、蛋白质、维生素等必备元素的主要途径，也是杀虫剂和铅等有害物质暴露的关键途径。所有摄入的东西并不一定全被吸收，人的年龄是决定吸收多少的一个重要因素。例如，成人摄入铅后只吸收其中的10%，婴儿或者孕妇却可以吸收50%，没有被吸收的铅通过肠道和粪便排出体外。在人生的某些阶段，人体对于必需元素的吸收量会增加，相应地也会增加有害物质的吸收量。比如婴儿与孕妇能够吸收更多的钙和铁，但铅也会被当成替代品，更多地被人体吸收。经口的有害物质暴露还会通过食物和水进入人体，所以人们应当确保水源与食物的洁净，在食用或是触碰食物前应当洗手，以免皮肤沾上的物质污染食物。

除了经皮、经肺和经口这三种暴露途径外，注射也是一种暴露途径。注射主要用于摄入不能口服的药物。注射也分好几种。静脉注射（静注，IV）避开了几乎所有的吸收障碍，药物能够即刻到达身体的大部分器官；一些药物被注射到肌肉中（肌注，IM），药物会被肌肉中的血液供应系统缓慢吸收；药物也可以被注射到皮肤下（皮注，SC），这种方法常被用于过敏测试或肺结核测试。

与暴露相关的另外两个概念是暴露频率和持续暴露时间。暴露频率不仅指暴露出现的次数，也指两次暴露之间的时间长短。例如，15分钟内喝4瓶啤酒与4天内喝4瓶啤酒，前者是短时间内的高频暴露，高频暴露会使任何一种物质在血液中的浓度很快升高。早晨猛喝两杯咖啡，会使血液中的咖啡因水平升高，而慢口喝下一杯咖啡，不会产生想要的兴奋效果。从喝下咖啡到血液中咖啡因的浓度达到峰值，大约要30分钟。一种物质的有害效应（毒性）常取决于暴露频率和多次暴露之间的时间间隔。

持续暴露时间与毒性也有密切的联系。在毒理学中，持续暴露时间有三种情况,即急性暴露(短时间内有一次或两次暴露)、亚慢性暴露(许多天或几个月内多次暴露)、慢性暴露(长期甚至终身暴露)。急性暴露于酒精或者黏合剂会产生明显的迷醉状态,但慢性暴露于这些物质会产生不同的反应。慢性暴露于酒精会导致肝硬化,儿童慢性暴露于铅会使学习能力受损。

有两种暴露情况值得特别注意:怀孕期间的胎儿和大脑接受的暴露。长期以来人们一直认为胎盘可以保护正在发育的胎儿不受有害物质的侵袭。然而,事实上大多数物质容易透过胎盘,使胎儿同母体一样暴露于这些物质。母体血液中的药物水平与胎儿身体周围液体(羊水)中的药物水平一致。胎儿体内的甲基汞甚至比母体内的高,因为正在发育的胎儿充当了母体内汞的存储地。关于大脑接受的暴露,成人能够获得胎儿无法获得的特殊保护。成人的大脑内有一种叫作血脑屏障的结构,可以阻挡一些物质从血液进入脑组织。这种结构可以使大脑不受有害化学品的侵袭,但它主要对大分子起作用,而不能阻止溶于水的小分子物质。血脑屏障虽然益处良多,但它也阻挡了必须进入脑内才能发挥治疗作用的药物,这是一个不小的挑战。

从科学的角度来说,我们主要通过单个物质的暴露来了解身体对它的反应。然而,在现实世界里,我们常常同时暴露于多种化学品中。我们呼吸的空气中含很多种不同的化学物质。室内空气可能含有来自烟尘、霉菌、地毯上的胶水、樟脑丸以及清洁剂等的化学物质。人们很难确定多种化学品暴露的风险,因为身体对混合物中任一化学物质的反应,不同于对单个化学物质的反应。有时,混合物中的一种化学物质会造成身体对另一种化学物质的反应更加强烈,这被称为协同作用。比如暴露于香烟的烟雾,将大大加大石棉的致癌性。

当然也有这样的情况:暴露于多种化学品时,一种物质会降低另外一种物质的毒性效应,这被称为拮抗作用。比如经口摄入甲醇会导致失明，但甲醇的毒性可由乙醇（酒精）来缓解。乙醇在人体内会与甲醇争相参与代谢，从而减缓了甲醇产生有毒物质的速度，降低了毒性，也避免了对视觉系统的损伤。

当两种以上的化学品同时存在时，风险的确定变得更加复杂。关于化学混合物的科学研究相对较少，各化学成分形成的可能组合太多。尽管暴露于混合物的确切效应还无从知晓，但减少暴露仍然是一个降低风险的绝佳策略。

代谢、分布与排泄

生物体具有一个复杂而精密的系统来防御有毒物质，保护我们不受或少受有害物质的毒害。这个系统包括代谢。代谢指的是生物把一种化学物质转变成另外一种化学物质（也叫代谢产物）的过程。人体具有很成熟的系统，来代谢所吸收的化学物质，并把它们排出体外。我们所需的能量和对我们健康有益的基本元素来自身体对摄入食物的代谢。在毒理学上，代谢指的是身体把一种物质转化为毒性较低或者易于排出体外的物质的过程，这个过程也叫解毒。对有毒物质来说，代谢是有益的过程，但是对于治疗疾病的药物，代谢会降低药物疗效。分布指的是一种物质在体内组织或器官中的分配和沉积。一些物质，比如杀虫剂和多氯联苯，存积在脂肪中，而其他一些物质，比如铅，蓄积在骨中，沉积在本来应该由钙占有的地方。随着我们年龄的增长，像多氯联苯或者铅这样的物质会越积越多。贮存在身体内的外源性物质可能永远不能够被完全排出体外。最常见的排泄途径是尿液，也可以通过粪便、汗液或者呼出气。代谢、分布和排泄相互关联，它们对预测一种物质的不良效应，确定暴露所带来的风险，是必不可少的因素。

身体内主要的解毒器官是肝脏。虽然体内大部分细胞能够行使代谢功能，但肝脏内的肝细胞，可以产生特殊的酶。这些酶能够帮助把有毒物质降解为毒性更小的分子从而实现解毒。一些化合物被转化后，更容易被肾脏滤过而通过尿液排泄。肝脏容易因肝炎等疾病或长期饮酒而永久性受损。肝损伤后，血液中由肝脏产生的化合物的含量会上升，通过检测血液中这些物质的水平，就可以判断肝脏是否受损。保险公司会采用肝功能检测来判断长期用药的可能性。

不过不是所有的物质都能被代谢，例如铅和汞，它们不能被人体降解，但仍能被排出体外。这其中涉及另外一种解毒机制：把一个化合物与有毒分子结合，使它更易被肾脏从血液中滤过并排入尿液。肾脏的一个主要功能是从血液中筛选废物，把它们浓集在尿液中，从而把它们排出体外，但肾脏不能浓集所有的物质，比如维生素容易被浓集，咖啡因却不可被浓集，因此咖啡因在尿液中的浓度与血液中的浓度相差无几。金属与螯合剂*结合后更易排入尿液。过去，螯合剂常用于治疗血铅水平高的人，可加速把铅排入尿液。然而，螯合剂的问题是它们也会与有益物质结合并加速排出。

半衰期被用来度量一种物质在被代谢和清除出体内前在体内停留时间的长短。更精确地说，一种物质的半衰期指的是这种物质在体内减少一半所需的时间。例如，如果咖啡因在血液中的含量为12单位（具体是什么单位并不重要），减少到6单位大约需要5小时，那么咖啡因的半衰期就是5小时，再过5小时，咖啡因的含量变为3单位，如此推算，直至接近于零。一种物质，不管是有毒的还是有益的，它

---

* 螯合剂一般是有机化合物，含有氮、氧、硫等原子，能够以多个配合键与金属离子结合而形成稳定的配合物。通常金属离子被包含在螯合剂分子中。药用螯合剂易溶于水，可与体内的各种分子竞争结合金属离子，形成更稳定的配合物而排出体外。乙二胺四乙酸二钠盐（EDTA）是最常见的螯合剂。

的半衰期是其产生并维持效应的一个关键方面。不同个体对于同一种物质所具有的代谢能力差异相当之大。这种差异反映在这种物质在人体内的半衰期上。有些人可以快速代谢咖啡因（也就是说咖啡因在这些人身上的半衰期较短），他们需要更多、更快地喝咖啡，使血液中咖啡因的水平升高，并保持较长时间，从而获得兴奋感。有些人每隔3到4小时喝一杯就足够了。很多因素会降低一种物质的代谢或者排泄能力，例如肝脏疾病或怀孕。怀孕期间，咖啡因的半衰期增加为7小时左右。与其他物质相比，咖啡因和酒精的半衰期相对较短，许多剧毒物质的半衰期要长得多。例如，铅的半衰期大约为30天。治疗疾病时考虑药物的半衰期也很重要。关于半衰期测算的解释参见图3.5。

一种物质只有进入了特定的器官才能发挥效应，比如酒精和咖啡因只有进入大脑才能产生效应。如上文所述，铅可以置换出钙，取而代之蓄积在骨中，杀虫剂和多氯联苯蓄积在脂肪细胞中。化合物的这种分布、蓄积的模式在毒理学上意义重大。在体重快速减轻时，有毒物质会随着脂肪代谢重新分布到血液中，体内需要钙质的时候（比如

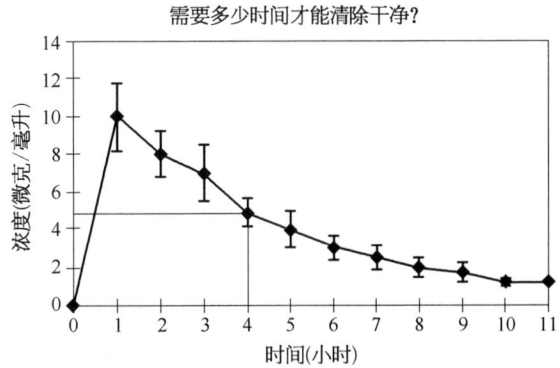

图3.5　半衰期的示意图。　摄入一种物质后，每隔一小时收集血液样本，测量血液中这种物质的浓度，根据物质的浓度与时间的关系绘制曲线。图中画竖线处表示血液中的物质浓度下降到其最大值的一半所需时间为4小时。因此，在这个例子中，半衰期为4小时。

怀孕期间），骨中钙质释放到血液中，从而使得骨中的铅连带释放到血液中。更为复杂的是，物质在体内的不同部位，半衰期并不相同，血液中铅的半衰期以天来计，而骨中铅的半衰期以年来计。

原理3：个体敏感性、易感性和差异性

易感性是指对同一种有毒物质的同等暴露，一些人身体产生的反应比另一些人更大。在毒理学和风险评估/管理中，这是个关键概念。易感性主要与几个因素有关，包括年龄、性别、健康和遗传背景。敏感性与易感性有关，但一般指一些人对某些物质特别易感。一些对蜂刺过敏的人对一次叮咬也会有致命反应。对大多数人来说，蜂叮咬一次只是一件极小的事。反复暴露于一种同样的物质会使敏感性增强。对猫、狗等动物的过敏是指身体对动物皮屑产生特异性反应。另外有一些人可能对尘螨过敏。

敏感性中还有种非常特殊的现象，叫做多重化学品敏感性（MCS）。MCS的特征是暴露于普通的食物、药物或化学品，多器官出现不良反应，而这些物质对大多数人不起作用。症状包括头痛、极度疲倦、注意力不集中、记忆力降低、哮喘以及暴露以后产生的其他一些主观性反应。MCS被认为是在对一种化学品过敏形成之后而发展起来的。这种过敏泛化的结果，使得身体对同类化学品也过敏，低水平暴露就会导致过敏反应发生。研究人员已经找到了一些MCS的产生机制，如从免疫系统或是神经系统入手。另外一些研究人员认为MCS起因于心理疾病。不管MCS如何产生，对于研究人员而言，最重要的是应用毒理学原理找到引发症状的物质，然后减少对这些物质的暴露，从而缓解症状，提高生活质量。减少对有毒化学品的暴露，对任何人来说，都能减少MCS的发生。

一般来说，年幼者和老年人敏感性最高。年幼者易感是因为器官还在发育，正在分裂的细胞比成熟细胞更易受到伤害。例如，铅对正在发育的神经系统比对成人大脑的影响要大得多。出生时和出生后，特别是7岁前，大脑快速生长，在18～19岁前，大脑发育还不成熟。另外，在满1岁前，肝脏代谢能力较低。这也是为何对新生儿来说，咖啡因的半衰期以天来计，而对成人却以小时来计。老年人的敏感性较高，是因为他们的代谢能力降低，对发生的效应其身体代偿*能力较低。

性别在易感性中也起着重要作用，部分原因来源于激素的影响。经典的例子是女性避孕药，特定激素的小剂量暴露会对生育产生很大的影响。另外一些物质，如多氯联苯，也会影响雌性激素。一些运动员使用类固醇激素来增加肌肉量，这些物质对男性和女性有不同的毒副作用。女性还有与怀孕有关的问题。怀孕会引起生理上的许多变化，从而影响某一物质的吸收、分布和代谢，进而极大地影响它的效应。例如，怀孕期间肝脏代谢咖啡因的能力降低，使得咖啡因的半衰期升高。这就意味着孕妇血液中咖啡因的高水平会比未怀孕时维持更长一段时间，而正在发育的胎儿对咖啡因的暴露也会有所增加。贮藏于脂肪中的物质，如杀虫剂和多氯联苯，可在哺乳期间被触发，从而进入需要营养的婴儿体内。如果有铅暴露史，怀孕期间骨中的钙向血液中的调动，可能使骨中的铅重新分布。

个人的健康状况是影响易感性的另一个因素。不健康的肝脏或者免疫系统可能使身体无法忍受低水平的暴露。例如，糖尿病患者可能会觉得糖具有毒性，转而去享用人工甜味剂，然而一些不能代谢苯丙氨酸（人体必需氨基酸之一，合成阿斯巴甜的主要原料）的人会觉得

---

* 代偿指的是某些器官因疾病受损后，机体调动未受损部分和有关的器官、组织或细胞来替代或补偿其代谢和功能，使体内建立新平衡的过程。

碳酸饮料中的人工甜味剂具有毒性。哮喘患者会觉得木材烟雾具有毒性，而另外一些人则能够忍受短时间的暴露（长期暴露于木材烟雾会产生健康问题）。因此，疾病所产生的生理变化是评估一种物质暴露时所需考虑的一个重要因素。

最后，遗传上的差异可使我们易于患病或受毒物的影响。例如，一些人能够在临睡前喝咖啡，而另一些人如果喝咖啡，就会整夜无法入睡。为此考虑个体或一种情况的特异因素很有必要。

风险评估和风险管理

我们已经意识到风险与危害密切相关。风险定义为发生危害的可能性。风险评估是指确定风险性质和大小的过程，而风险管理是确定是否或者多大程度地通过行动来降低风险的过程。我们所有人每天都会对一些活动或暴露所具有的潜在不良效应做出评估（风险评估），同时我们的一些决定其实是对已知风险进行管理。这些决定可能像闯红灯那样简单，也可能像购买有机食品以减少杀虫剂暴露那样复杂。表3.2列出了一些因素，它们可以影响一个人对风险的接受度。

表3.2 影响风险可接受性的因素

可接受性较高的风险	可接受性较低的风险
有明显好处	不清楚有什么好处
没有其他选择	有其他选择
风险均摊	少数人承担风险
自愿	非自愿
可以控制	无法控制
熟悉	不熟悉

续 表

可接受性较高的风险	可接受性较低的风险
低恐惧	高恐惧
影响所有人	影响儿童
自然发生	人造
媒体关注度较低	媒体关注度较高
清楚易懂	模糊难懂
可信度高	可信度低

风险分析和风险管理在公共政策方面发挥着重要作用,它出现在有关建筑物选址的环境影响报告书中,也出现在如何去除家中的铅、食物中允许包含什么化学品等问题的讨论中。哮喘或大脑功能受损等生活质量问题,也被列为重要的风险评估因素。

过去,风险评估较为关注化学品暴露引发患癌与死亡风险的估计以及对可接受剂量范围的确定。一般情况下,暴露于一种化学品引起的死亡风险,若小于 1∶100 000 或者 1∶1 000 000,则被认为是可以接受的风险水平。相较之下,死于车祸的风险是 1∶4 000。有人以这类比论证暴露于化学品的风险可以忽略不计。然而,这种比较显然有一定的误导性,因为这两种风险发生的条件并不相同。比如针对特定人群而言,大多数人可以接受的风险对于他们而言就可能是不可接受的风险;又或者对于同一风险,不同个体的自愿程度有所不同。

风险评估是一个复杂的领域,需要运用毒理学的所有原理。它可以分为四个存在部分重叠的方面:1)危害鉴定;2)剂量-效应的评估;3)暴露评估;4)描述风险特征。危害鉴定是评价一种物质对动物或者人的健康状况的影响。大多数情况下,毒理学家会仔细评估不良效应和易感人群。剂量-效应的评估主要是对剂量与不良效应之间的关系做出评估。常见的做法是确定可引发效应的最小剂量或暴露量。暴露评估是指对特定人群所有可能遭受的暴露做出评估。重要的参数包括剂量、持续暴露时间、暴露频率和暴露途径。最后一步是描述风险,即综合以上所有信息,确定人体可接受的暴露水平。简单来讲,危害与暴露决定了风险(风险 = 危害 × 暴露)。在风险评估的实际操作中,有些危害并非已知,暴露也很难精确度量。因此,计算得出的风险不一定能准确反映出真正的风险。风险评估结果的准确性不如它所基于的数据和假设的准确性。

　　风险管理是一个在利益和风险之间寻找平衡的政治社会行为。风险管理关乎公众如何感知风险以及我们如何判断、实施风险评估。具体来讲,在汽油中不加铅就是一种风险管理。首先经过大量研究,证明低水平铅暴露对正在发育的神经系统有害。然后,经过测算证实在汽油中不加铅的好处大于所要付出的成本。最后,制定淘汰含铅汽油的计划,在新车上推行不使用含铅汽油的发动机,并逐步淘汰旧车。

(顾新生　译)

第二部分

常见化学品与辐射对健康的不良影响

第1章

酒 精

名 称：	乙醇（酒精）
用 途：	溶剂、含酒精饮料
来 源：	家里、工业、药剂、含酒精饮料
推荐限制量：	没有必要摄入
体内吸收：	容易被肠吸收，食物能够减缓吸收过程
易感人群：	胎儿（胎儿酒精中毒综合征，FASD）
毒性及症状：	正在发育的神经系统对低剂量的酒精暴露非常敏感；儿童智商降低，学习障碍与行为异常；成人记忆力减退，醉酒，罹患肝病与癌症
法律规范：	政府部门建议妇女在怀孕期间不要饮酒；机动车驾驶员血液中的酒精含量由地方政府监管
一般常识：	使用历史悠久，在全球范围内使用；世界上每1 000名婴儿中有3个患有胎儿酒精综合征
环境影响：	自行消解
健康与安全性建议：	怀孕期间不要接触酒精；不要酒后驾驶机动车；其他情况下限量接触

酒精的简介与历史

我们对酒精的又爱又恨始于 10 000 多年前偶然发酵产生的啤酒。发酵是酵母菌、真菌或细菌等微生物在无氧的情况下分解复杂大分子而产生能量的过程。发酵常会产生令人不快的酸类，但也会产生有用的东西，如酸奶、奶酪、泡菜和红茶。在发酵过程中，有几种酵母菌在从糖类获取能量的过程中会产生酒精和二氧化碳。啤酒出现之后不久就有了葡萄酒。大约在公元前 3000 年前，就有关于葡萄园耕种的记载。古巴比伦的统治者汉穆拉比在公元前 2000 年的法规中制定了与葡萄酒买卖相关的条款。希腊酒神狄奥尼索斯的追随者们在公元前 1500 年讲授葡萄树的耕种方法。在罗马帝国时代，酒的保存与饮用采用的是含铅器皿。因为铅的口味偏甜，它甚至被直接加入酒中。铅与酒的不幸结合加速了罗马帝国的灭亡。

有关啤酒的故事

1722 年，黑啤酒首先在英国伦敦酿成，供应给搬运工和重体力劳动者。18 世纪后期，一个爱尔兰酿酒商吉尼斯（Guinness）优化了制作工艺，酿成了到现在还以他名字命名的啤酒。

常见的发酵原料及产品

谷类→啤酒和威士忌酒（一种烈性酒）

蜂蜜→蜂蜜酒

葡萄→葡萄酒和白兰地酒

根茎类蔬菜→伏特加酒

甘蔗→朗姆酒

酒精的英文 Alcohol 来源于阿拉伯语 al-kuhul，原指一种含金属锑、用于眼部化妆的白色粉末。16 世纪的炼金术士开始把酒精看作蒸馏物中的精华，也就是酒中的精华。18 世纪中期以后，人们对于酒精的认识才与现代相近，即酒精是经发酵而成、令人产生迷醉感觉的成分，常见于各种日常饮料之中。然而直到 20 世纪 70 年代早期，我们才认识到怀孕期间摄入酒精会严重影响正在发育的胎儿，尽管对孕妇没有明显的伤害。

酒精是一种使用广泛的优质溶剂。从汽油到药物，很多产品都含有酒精，其中使用得最为普遍的是含酒精饮料。工业上，人们利用乙醛或石油冶炼副产品的化学反应生产酒精，而最近则利用玉米或甘蔗等植物生产酒精。在美国，每年用作燃料的玉米酒精的产量已经从 1980 年的 1.75 亿加仑增长到 2008 年的 93 亿加仑（1 加仑 =3.785 升）。据估计，世界上玉米酒精的产量已超过 160 亿加仑。利用粮食生产酒精燃料引发了全球粮食价格的上涨。

酒精的生物学特性

酒精容易被胃和肠吸收。从喝下酒到血液中的酒精浓度达到最高值，大约需要 30 分钟。当胃里有食物时，酒精的吸收会变慢，酒精到达小肠后吸收变得很快。挥发的酒精通过呼吸被吸入，进而被肺吸收。工业上挥发的酒精有引发重大灾害的可能。

经摄入和吸收后，大部分酒精分布到体内水分中。跟大多数溶剂和麻醉药一样，一些酒精也会分布到脂肪中。酒精可通过尿液和呼吸排出体外，呼出的酒精浓度直接与血液中的酒精浓度相关。体内的大部分酒精在肝脏内代谢。酒精脱氢酶（ADH）专门负责把酒精代谢成乙醛。乙醛是有毒的，体内乙醛水平升高会导致脸红、头痛、恶心和呕吐。乙醛在另一种酶——乙醛脱氢酶（ALDH）的催化下，很快进一步被代谢成毒性稍低的代谢产物乙酸（图 4.1）。

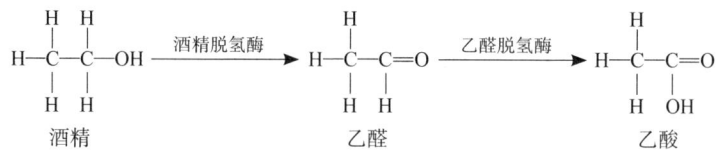

图 4.1　酒精的代谢

不同的人，其体内所含的乙醛脱氢酶的数量和类型并不相同，这影响着他们代谢具有毒性的乙醛的能力。例如，大约 50% 的亚裔在编码乙醛脱氢酶的基因上有一个碱基变化，这个变化导致所产生的乙醛脱氢酶缺少活性。安塔布司（双硫仑，戒酒硫）是一种普通的戒酒药，它可以抑制乙醛脱氢酶，引起血液中乙醛浓度升高，随后产生的毒副作用遏制了持续饮酒的渴望。双硫仑原先是一种用于橡胶业的化学品。在一次意外的情况下，暴露于双硫仑的工人们喝了含酒精饮料后出现不适症状，由此发现了双硫仑的作用。

大多数药物或化学品的代谢与其在血液中的浓度成正比。这使得我们可以计算其代谢率或半衰期。然而，酒精却非如此。酒精的代谢率不随时间的变化而变化，也不随血液中浓度的增加而增加。我们也知道代谢与体重成正比，因此体重越重，代谢率越高，但平均来讲，酒精的代谢率是每小时每千克体重 120 毫克（120 mg/kg/h）或者是 3 小时 30 毫升左右。

血液中的酒精易于检测，其结果以毫克酒精每毫升血液表示。目前法律上以具体的血液酒精浓度值（BAC）来控制酒后驾驶机动车的行为。美国大多数的州采用的浓度值是 0.08 或 0.1。血液酒精浓度值 0.08 相当于每 100 毫升血液中含 80 毫克酒精，呼出的酒精量大约是

BAC 的 0.05%*。

另一个影响血液中酒精浓度与酒精在体内作用的因素是性别。如饮酒的量一致，则女性血液中的酒精浓度高于男性。首先，女性的体格小，根据剂量的计算公式"经口摄入剂量＝消费物质的量（毫克）/体重（千克）"，可知女性摄入酒精的剂量较高。其次，酒精在女性肠道内代谢得比男性少，因此吸收到体内的酒精较多，其血液中酒精的浓度也高。最后，女性体内脂肪量与体重的比率较高，体液量与体重的比率较低。一个中等体重的普通男性（约为 70～75 千克）在一个小时内喝四份酒**，其血液酒精浓度值才能达到 0.08，而一个重约 60 至 65 千克的普通女性只需在一小时内喝三份酒，其血液酒精浓度值就能达到 0.08。当然，血液酒精浓度值要达到 0.08，所需饮用的具体酒量依赖于很多因素，其中包括饮料中的酒精含量。

我们还不完全清楚酒精如何伤害中枢神经系统。研究者一度认为酒精跟其他麻醉剂一样，通过溶解细胞膜，干扰各种蛋白的正常功能。最近，研究者注意到一些特殊的受体***，如谷氨酸受体（兴奋型）和 γ－氨基丁酸受体（抑制型）。酒精能够干扰这些受体的正常生理功能。尽管进行了集中而细致的研究，研究者仍不清楚酒精对胎儿的伤害机制。

酒精对健康的影响

酒精是一种很容易获得的有毒化学品，能产生愉悦的感觉，也能带来灾祸，引发痛苦。酒精对我们的社会产生了巨大的影响。酒精导

---

* 按照中华人民共和国国家标准 GB 19522—2004，国内采用的血液酒精浓度值为：0.02 ≤ BAC<0.08（饮酒驾驶）；BAC ≥ 0.08（醉酒驾驶）。
** "一份酒"一般指含有 15 毫升酒精的饮料。相当于一瓶 360 毫升的啤酒，或一杯 150 毫升的葡萄酒，或 45 毫升酒精含量为 40% 的蒸馏酒精。
*** 受体是一种能引起细胞功能变化的生物大分子，可以与有生物活性的化学信号物质（配体）结合，从而激活或启动一系列生物化学反应。

致了每年十万例早产儿死亡，带来超过 2 750 亿美元的经济损失，包括医疗资源的消耗、工人生产力的丧失、车祸、犯罪等代价。酒精对人的不良影响主要来自两个方面：1）孕妇摄入的酒精对正在发育的胎儿的影响；2）成人因过度饮酒而对肝脏和其他器官造成伤害。

儿　　童

尽管酒精使用历史悠久，但直到 20 世纪 70 年代，它对正在发育的胎儿的影响才被发现。胎儿酒精综合征（FASD）的产生是妇女在怀孕期间摄入酒精的结果。胎儿酒精综合征引发的是永久性的学习障碍以及身体发育不良。约有 1% 的美国人受其影响。胎儿酒精综合征可通过面部，特别是口与眼部特征的变化，进行识别（图 4.2）。另一种与酒精不良影响相关的是胎儿酒精效应（FAE），患儿出生时即出现学习和记忆障碍，但无明显的体格异常。这种与胎儿酒精接触相关的缺陷不能称之为胎儿酒精综合征，后者指的是酒精对儿童发育的一系列影响。另外，孕期饮酒还会增加死产和自然流产的发生。

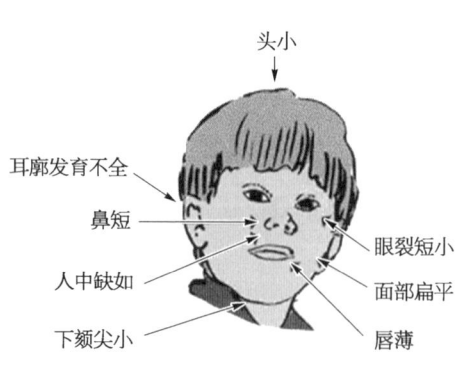

图 4.2　出生前接触酒精的毒副作用

在美国，据估计共有 4 000～12 000 名婴儿患有胎儿酒精综合征，36 000 名儿童患有与酒精相关的神经发育障碍（ARND）。在全世界，每 1 000 名婴儿中有 3 个患有胎儿酒精综合征。世界上各种因素引发的智力障碍病例中，由孕期饮酒而造成的病例数量最大。美国最近的调查表明，14%～22.5% 的妇女声称在孕期饮酒，而更需要注意的是在胎儿最易受到伤害的怀孕头几周中，妇女常常没有意识到自己已经怀孕。令人扼腕的是，酒精对胎儿的不良影响完全可以预防；酒精对胎儿的这种影响将会终身相伴，它剥夺了患者发挥他们全部遗传潜力的机会。

成　　人

除了对发育中的胎儿有影响外，对某些人来说，酒精会产生急性效应，而酒精的长期摄入对肝脏和其他器官也存在危害。在美国，超过 200 万的人患有与酒精有关的肝脏疾病*。酒精对肝脏的影响与摄入量相关。摄入量越大，引发的后果越严重。一开始，酒精代谢会造成脂肪在肝脏中蓄积。一些酒精摄入过多者的肝脏中会产生炎症（酒精性肝炎）。酒精在肝脏中产生的代谢物对肝细胞有毒性作用。如果继续摄入酒精，肝功能就会下降，而后肝脏会出现硬化或受损的现象。持续性的酒精摄入可能引发死亡。停止酒精摄入后，肝功能可以得到改善，但是已造成的肝损伤不可修复。

> 该指责的不是喝酒本身，而是喝酒过度。
> ——约翰·塞尔登（1584—1654），《闲谈录》，1689 年

酒精是一种有毒溶剂，却因为广告密集、容易制造、容易买到、能够刺激神经而广为各个年龄层的人所消费。我们正设法解决酒精带来的健康问题。在美国，饮酒的法定年龄是 21 岁，但低于该法定年

---

* 在中国，地方性的流行病学调查显示，大约 6%～8% 的人患有与酒精相关的肝脏疾病。

龄、违法饮用含酒精饮料的年轻人屡见不鲜。在欧洲和世界上的其他地方，法定饮酒年龄一般是18岁，有的是16岁*。

饮酒的急性作用是对神经系统产生舒缓的作用，如放松、减少拘束感，很多人想要这种效果。摄入更多的酒精会导致困倦以及运动反应时间**延长，这会影响驾驶机动车与处理复杂工作的能力。持续的酒精摄入会引起酒醉，随之而来的是难以控制的情绪波动和情绪反应，有时甚至会是暴力。过量酒精的摄入会引发暴力行为、虐待家人、犯罪、车祸、工作场所和家庭事故、溺水、自杀以及意外死亡。大量酒精的快速摄入，可能会引发窒息、昏迷，甚至死亡。饮酒者皮肤附近的血管会发生扩张，给饮酒者以虚假的温暖感觉。与流行观点相左的是，酒后男性和女性的性功能不增反降。

饮酒的慢性作用包括酒精中毒、肝病、癌症、脑功能受损、心血管疾病、旷工、丧失工作能力、家庭不和、营养不良。酒精的慢性摄入虽会引起对酒精的耐受，但摄入的酒精仍会影响技能的发挥，如驾驶车辆的能力。耐受可能会使一个人的酒精血液浓度极高，但身体却没有明显征兆，然而耐受高酒精浓度的能力并不会改变因急性酒精摄入致死所需的酒精浓度。

慢性饮酒过度会引起生理依赖或酒精中毒。长期饮酒的话，身体对酒精的需求会逐步增加，人每天一早就得喝酒，以维持血液酒精浓度，以避免脱瘾作用的发生。酒精中毒会影响多个器官系统，并会造成营养不良。酒精中毒的治疗必须处理脱瘾症状以及与营养不良相关的维生素缺乏的问题。

---

* 根据《中华人民共和国未成年人保护法》（2020年修订版）第五十九条的规定，经营者不可向未成年人出售烟酒，且应当在显著位置设置不向未成年人出售烟酒的标志；对难以判明是否已成年的，应当要求其出示身份证件。

** 运动反应时间指从刺激出现到做出动作反应所需的最短时间。

> **酒精脱瘾症状**
>
> - 发抖
> - 易怒
> - 心动过速
> - 癫痫
> - 恶心
> - 焦虑
> - 血压升高
> - 产生幻觉

酒精对多个器官造成影响，其中肝脏是最常受到影响的器官。起初，脂肪在肝脏中积累。随着乙醛浓度的增加，肝细胞受损，随即出现肝硬化或者肝损伤。这些发生在肝脏上的变化，降低了肝脏对酒精和其他药物的代谢能力，甚至会增强某些药物的毒性，比如止痛药泰诺（对乙酰氨基酚）。

国际癌症研究机构（International Agency for Research on Cancer, IARC）指出，"酒精饮料是致癌物（第一类致癌物）。酒精与口腔、咽喉、食道、肝、结直肠、乳房恶性肿瘤的发生存在因果关系"。酒精与其他器官癌症发生率的增加也有关系。酒精与吸烟有协同作用，既饮酒又吸烟的人患癌的风险更大。越来越多的证据表明酒精摄入会增加妇女患乳癌的风险。

建 议 与 忠 告

减少酒精暴露，说起来容易，做起来却很难。最重要的是，正打算怀孕或者已有身孕的妇女不该喝酒。男性应当支持与鼓励女性在怀孕期间禁酒。对许多喝酒的人来说，学会控制饮酒极为重要。食物能够减缓酒精的吸收，因此喝酒时要吃些东西，不要空腹喝酒。各种饮料中的酒精浓度相差很大，酒精含量高的饮料要尽可能喝得少些。酒精与车祸的发生以及其他祸事也有关联，控制喝酒的量与酒后的行为至关重要。

> 如今你必生一子。你当谨慎，清酒、浓酒不可喝，一切不洁之物也不可吃。
>
> ——士师记 13：3—4

另一方面，政府管理机构也应通过立法与制定政策降低酒精对健康和社会的不利影响。1981 年，美国卫生局局长建议妇女在怀孕期间不要饮用含酒饮料。1988 年，美国政府规定所有出售的酒精饮料必须贴上警示标签。1990 年，美国农业部、卫生与公众服务部联合推出的《美国居民膳食指南》（每五年更新一次）中明确指出，有怀孕打算或者已有身孕的妇女不该饮酒。1998 年，美国 19 个州规定酒精饮料销售处必须张贴健康警示牌。

（顾新生　译）

第 5 章

咖啡因

名称：	咖啡因
用途：	世界上使用最广泛的兴奋剂
来源：	咖啡、茶、可乐以及其他软饮料，巧克力、兴奋片剂、止痛药
推荐限制量：	FDA 建议孕妇"尽量不吃或少吃含咖啡因的食物与药物"
体内吸收：	入口后快速吸收
易感人群：	胎儿、儿童、部分成人
毒性及症状：	高剂量会产生焦虑和震颤；戒除或脱瘾会引起头痛
法律规范：	公认安全（generally recognized as safe, GRAS）
环境影响：	对排放到环境中的生活废水造成污染
健康与安全性建议：	谨慎摄入

咖啡因简介与历史

> 如果基督教是酒，伊斯兰教是咖啡，那么佛教肯定是茶。
> ——艾伦·沃茨《禅之道》，1957

咖啡因是一种可以在很多植物中找到的天然化学物质。咖啡因拥有悠久而辉煌的历史，且对我们的社会产生了巨大影响。与饱受诟病的酒精和尼古丁相比，它深受人们的喜爱，是世界上最受欢迎、消费人群最广的兴奋物质。在许多产品中都可以找到咖啡因的踪影，而咖啡因产品的销售与使用并无相应的法律规范。经济不景气之时，咖啡却异军突起，成为世界上最大的经济作物。据估计，2006—2007年间，咖啡产量超过70亿千克，相当于超过1万亿杯咖啡，其中咖啡因的总含量需要以吨来计算（不包括可乐、茶以及巧克力中所含的咖啡因）。我们的大脑和钱包都对咖啡上瘾了。

历史上，咖啡因在贸易与政治中起着重要的作用，迄今咖啡的出口仍是不少国家国际贸易的重要组成部分。咖啡因对健康的影响已经激起很多科学家的兴趣，成为科学论文、会议、图书和文章的主题。将咖啡因的历史与其对健康的影响结合得最好的图书是2001年出版、贝内特·艾伦·温伯格（Bennett Alan Weinberg）和邦妮·比勒（Bonnie K. Bealer）撰写的《咖啡因世界——世界上最普通兴奋剂的科学与文化》。这本书精彩描绘了从远古到现今咖啡因与社会的相互作用及其对健康的影响。杰克·詹姆斯（Jack E. James）撰写的《咖啡因与健康》出版于1991年，全书通篇讲述了咖啡因对健康的影响。

许多植物中都含有咖啡因，有些人因此而推断，早在石器时代，人类就通过咀嚼含有咖啡因的植物叶子和果实，获得兴奋刺激的感觉。尽管这只是推论，但毋庸置疑的是，人类对咖啡因的消费已有很长的历史（表5.1）。

咖啡的历史丰富而有趣。关于咖啡豆的由来，有一个流传甚广的民间故事：一个埃塞俄比亚牧羊人发现，羊在食用野果后兴奋不已。于是他试吃了这种果子，产生了精神上的愉悦，便将其带回家与

表 5.1　咖啡因的消费史

年　代	类　型	事　件
3000 B.C.	茶	茶在中国被发现或从印度引入
350 B.C.	茶	在中国有了饮茶的文字记载
400 B.C.	巧克力	墨西哥奥尔梅克人制成巧克力饮料
250 A.D.	巧克力	墨西哥玛雅人种植可可树
450	茶	土耳其商人开始茶叶贸易，丝绸之路诞生
800	茶	日本引入茶叶
约 850	咖啡	咖啡豆被发现
约 1100	咖啡	第一株咖啡树与第一次烘焙咖啡豆
1450	茶	日本茶道诞生并流传开来
1475	咖啡	世界上第一家咖啡店在君士坦丁堡（今伊斯坦布尔）开张
1528	巧克力	西班牙殖民者埃尔南·科尔特斯将可可带到西班牙
17 世纪	咖啡	咖啡进入欧洲，并很快流入美洲
17 世纪	巧克力	巧克力饮料进入欧洲
1610	茶	荷兰人把茶叶带到了欧洲
1657	巧克力	第一家英式巧克力商铺开张
18 世纪	咖啡	咖啡馆开遍欧洲
1723	咖啡	第一株咖啡树在美洲种植
1773	茶	波士顿倾茶事件，反对英国东印度公司垄断茶叶贸易
1776	茶	英国运送首批鸦片到中国，用以支付茶叶货款
1822	咖啡	在法国首台 Espresso 浓缩咖啡机问世
1828	巧克力	用于从可可豆中抽取可可油的螺旋式压榨器在荷兰诞生

续表

年代	类型	事件
1835	茶	第一个茶叶种植园在印度阿萨姆开设
19世纪40年代	巧克力	发明了固体巧克力
1908	茶	在纽约发明了袋泡茶
1938	咖啡	雀巢公司发明速溶咖啡
1971	咖啡	星巴克在华盛顿州西雅图开设第一家店

他人分享，果子的神奇效果由此传开。早在12世纪前叶，栽种咖啡树和烘焙咖啡豆就已形成气候。麦加、开罗、君士坦丁堡（今伊斯坦布尔）是第一批咖啡店的诞生地。17世纪，咖啡传到欧洲，并很快传遍了美洲。到了18世纪，咖啡店已经遍布欧洲，而且咖啡迅速成为欧洲文化的一部分。1723年，咖啡树被引种到美洲。19世纪早期，第一台Espresso浓缩咖啡机在法国问世，而在20世纪早期，速溶咖啡诞生。1971年，第一家星巴克咖啡店在华盛顿州的西雅图开张，现在世界上已有成千上万家星巴克咖啡店。

咖　啡

如地狱般乌黑，如死亡般强烈，如爱情般甜蜜。

——土耳其谚语

咖啡使政治家们变得睿智，他们半张着眼睛，看穿所有事物。

——亚历山大·蒲柏（1688—1744），英国讽刺诗人，《卷发遇劫记》，1712

早晨喝一杯咖啡，让人神清气爽。即便下午和夜晚喝茶，也

> 无法再现早晨喝咖啡所能产生的愉悦感。
> ——老奥利弗·温德尔·霍姆斯（1809—1894），
> 美国作家、内科医生，《越过茶杯》第一章，1891
>
> 常喝咖啡的人，一旦发现咖啡不再令他们愉快时，就会转向麻醉药品，最常见的是鸦片和酒精。
> ——托马斯·戴维森·克罗瑟斯，
> 《源于其他药物的慢性吗啡中毒与麻醉药癖》，1902

茶是最古老的含咖啡因的饮料。历史有记载的饮茶始于公元前2700年中国古代伟大的统治者神农氏。在中国的历史文献中，多处提到茶及其益处。最早关于饮茶的文字记载出现在公元前350年的中国。当时，佛教僧人通过饮茶可以在长时间的冥想中保持清醒。尽管茶与中国渊源深远，但有些人认为茶起源于北印度。在5世纪，茶是丝绸之路的一项重要贸易商品。大约在公元800年，茶传到日本。在日本，饮茶（特别是抹茶）逐渐演变成为一种繁复的仪式（茶道）。1610年，荷兰人把茶带到了欧洲。1773年，因英国人垄断了茶叶贸易而爆发了波士顿倾茶事件。几年以后，英国把鸦片运到中国，用以支付茶叶货款，这最终导致了鸦片战争的爆发以及英国对香港的控制。1908年，袋泡茶被无意间发明。美国一茶商为扩大销售，用一种小丝袋装茶叶作为样品寄给买主。有一位买主收到样品后连丝袋一同放在杯子里浸泡，世界上第一批袋泡茶就这样产生了！如今，我们可以品尝到来自世界各地、各种口味的茶。

> **茶**
>
> 拉丁语里没有"茶"这个词吗？我敢发誓，如果我早知道的

> 话，我早就不理这个俗物了。
>
> ——希拉瑞·贝克洛克（1870—1953），英国作家，《论虚无》，1908
>
> 茶意味着一千种需求，文明的精致和奢华来源于此，这个说法很不错。
>
> ——艾格尼丝·雷普利尔（1858—1950），美国作家、社会批评家，《茶的随想！》第二章，1932
>
> 茶虽然遭到神经大条之人的嘲笑，但却一直备受知识分子的青睐。
>
> ——托马斯·德·昆西（1785—1859），英国作家，《一个英国鸦片吸食者的自白》，1822

巧克力中的咖啡因比咖啡和茶中的少得多，人们吃巧克力不是为了里面的咖啡因，而是它的味道。考古学证据表明，墨西哥的奥尔梅克人在公元前 400 年或更早一些时候，将采集来的可可豆制成了饮料。到了公元 250 年，墨西哥玛雅人开始种植可可树。阿兹特克人将可可豆当作流通货币，并认为可可饮料是"神的饮料"。可可树的学名是"*Theobroma cacao*"。"Theobroma"在希腊语中的意思是"神的食物"。巧克力中的可可碱（theobromine）是一种重要的咖啡因来源，其名称也来源于"Theobroma"。1528 年，西班牙殖民者埃尔南·科尔特斯（Hernando Cortés）把可可引入西班牙，但一直处于保密状态。直到 17 世纪，可可才在欧洲流传开来。可可在欧洲极为风靡，当时罗马教皇甚至宣布饮用巧克力饮料不算不守斋戒。1657 年，第一家英式巧克力商铺开张。1828 年，浓缩咖啡机发明后不久，用于从可可豆中抽取可可油的螺旋式压榨器在荷兰问世。19 世纪 40 年代，固体巧克力诞牛，并很快成为包括士兵在内几乎所有人的日常食品。

不同食品中咖啡因的含量可能有很大的不同（表5.2）。在一杯咖啡中，咖啡因的含量跟咖啡豆的类型、烘焙、炮制的方法以及杯子的大小有关。茶中的咖啡因含量要比咖啡中的高，但从咖啡中提取出的咖啡因比从茶中提取出的咖啡因提神效果更好。如果你想要让茶水中的咖啡因更多，你只需把茶泡得更久一些。就含量而言，可可中的咖啡因最少，但可可中含有与咖啡因类似的化合物可可碱。许多可乐或是苏打水之类的饮料以及一些功能饮料中均含有咖啡因，其中有一些饮料以高浓度咖啡因而广为人知。咖啡因药片在一般的店里也可以买到，而许多止痛药中也含有咖啡因。

表 5.2　常见含咖啡因的产品及其咖啡因的含量

品　　种	咖啡因含量（毫克）	产品的大小
咖啡	50～150	225 毫升
茶	20～100	225 毫升
可乐饮料	20～100	225 毫升
能量饮料	120～300	350 毫升
巧克力（可可）	1～35	28 克

咖啡因会对神经系统产生直接的影响，在我们摄入咖啡因时，我们应当做一个"有心人"。我们可以时常问自己这样的问题：我曾经摄入过量的咖啡因吗？我是怎么知道过量的呢？如果你对第一个问题的回答是"是"，那么你有可能成为一名毒理学家。如果你已经感受到过量咖啡因带来的焦虑和不安，那么你已经经历了神经毒理学中的神经系统反应，你有可能成为神经毒理学家。与咖啡因的神经系统效应相关的另外一个问题是，你停止喝咖啡后会发生什么？你会头痛吗？如

果回答是"是",那么说明你对咖啡因有依赖性。当你伸手去拿第二杯咖啡的时候,回想一下,过去了多少个小时?我们中的许多人有过这样的经历:血液中咖啡因的浓度降至过低时,我们会有再喝一杯咖啡、茶或一罐可乐的冲动。正是咖啡因的这种生理学作用使得咖啡因成为世界上消费最广的兴奋剂,并让很多跨国公司赚取了大笔的钱财。

咖啡因的生物学特性

咖啡因是一种天然化合物,它提取自植物的果实(如咖啡豆、可乐果和可可豆)或植物的叶子(茶叶)。19世纪初,在物理与化学学科迅速发展之际,含咖啡因的物质开始在世界范围广泛使用。1819年,一名年轻的德国医生和化学家弗里德里希·费迪南·龙格(Friedlieb Ferdinand Runge)成功从咖啡豆中分离出了咖啡因。1827年,茶叶中的活性成分也被成功分离,这种成分开始被称作"thein",但后来发现它与咖啡中的咖啡因一致。

纯化的咖啡因是一种微苦的白色晶体状粉末。虽然咖啡因不易溶于水,但从植物中提取咖啡因时需用热水。提取的时间越长,产量就越高。植物中咖啡因的作用可能是以苦味和轻微的神经系统效应来防止植物被食用,但对人类而言,却产生鼓励食用的相反效果。

咖啡因的化学名称是1,3,7-三甲基黄嘌呤(图5.1),是一种黄嘌呤衍生物(图5.2)。咖啡因的基本化学结构与DNA中的嘌呤结构(图5.2)相似。这种结构上的相似性引发了人们的猜想——咖啡因可能会通过与DNA或RNA相互作用而致癌,但目前尚无明确证据表明咖啡因会导致突变或致癌。

与甲基黄嘌呤相关的物质还有茶碱(1,3-二甲基黄嘌呤)、可可碱(3,7-二甲基黄嘌呤)、副黄嘌呤(1,7-二甲基黄嘌呤)。可可碱

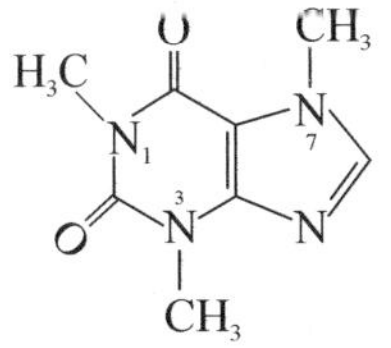

图 5.1 咖啡因（1，3，7-三甲基黄嘌呤）

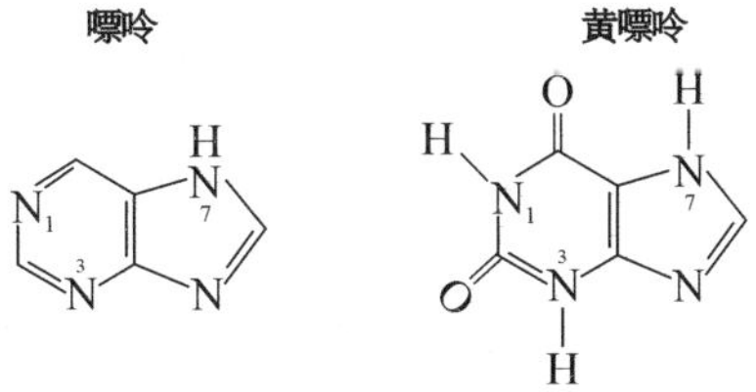

图 5.2 嘌呤和黄嘌呤的化学结构

是巧克力的主要成分。这些咖啡因的衍生物极为重要，它们不但是咖啡因的常见代谢产物，而且具有药理学活性（会对人体产生影响）。

咖啡因经口摄入后在肠内完全吸收，并在体内水分中分布，为此，血液、尿液或乳汁中都会含有相同浓度的咖啡因。咖啡因的代谢存在个体差异，但一般情况下喝下一杯咖啡 30 分钟后，咖啡因在血液中的浓度达到峰值水平，4～5 个小时后，峰值水平会下降一半，这就是所谓的"半衰期"。如果你是一个吸烟者，咖啡因在你体内的代谢速度更快，半衰期大约为 3 小时。怀孕期间，咖啡因的半衰期增至 8～10 个小时。新生儿无法代谢咖啡因，唯一的排出途径是尿液，这意味着在新生儿体内咖啡因的半衰期需以天而不是以小时来度量。咖啡因的半衰期相对较短，这也就解释了人为何需要不断摄入咖啡因。茶碱的半衰期更长，约是咖啡因的两倍，因而常被用来治病，它可使药物更长时间地发挥作用。

咖啡因主要在肝脏中进行代谢，去掉一个或者二个甲基后，生成二甲基或单甲基黄嘌呤。咖啡因与二甲基黄嘌呤具有相似的药理学及毒理学效应，其主要作用包括引发中枢神经系统兴奋与轻微的心肌兴奋、支气管肌肉松弛以及利尿作用。甲基黄嘌呤还具有其他效应，包括对平滑肌和心血管系统的作用，对平滑肌最明显的作用是松弛肺部的支气管。

咖啡因可以通过许多途径发挥作用，但在日常摄入所产生的体内浓度下，最可能的作用是使腺苷受体失去活性。腺苷是一种具有镇静作用的神经递质。咖啡因阻断了腺苷与本该由其激活的受体之间的结合，阻碍腺苷产生镇静作用，从而产生兴奋作用（图5.3）。另外一个证据是由于腺苷受体受阻，神经系统的细胞增加了腺苷受体的数量。

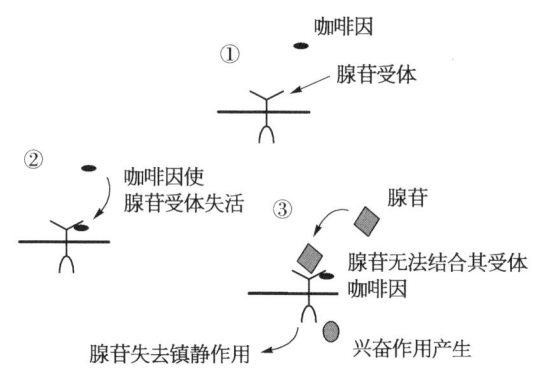

图5.3 咖啡因的作用机制

咖啡因和茶碱对中枢神经系统的作用最为活跃，可可碱相对较弱。咖啡因和茶碱还会刺激呼吸中枢，因而可用于治疗致使婴儿猝死的呼吸暂停（睡眠窒息）症。咖啡因和茶碱还可松弛支气管的平滑肌。茶碱可用来治疗轻微的哮喘。

从未喝过咖啡的人可以察觉出喝下一杯浓咖啡后心率发生的变化。大多数喝咖啡的人已经对咖啡因的心血管效应产生了耐受，但饮用量增加到一定水平后，也会出现心率加快的反应。

咖啡因对健康的影响

大部分人对咖啡因兴奋作用的体验是警觉性和精力的提高，或许注意力也会提高。大多数人最喜欢的是它能够使人保持清醒。长期消费咖啡因似乎并不会降低人们对咖啡因的渴望。咖啡因的长期消费不会使人对其兴奋作用产生耐受。这一点对咖啡因工业来说非常重要，因为一旦我们对咖啡因产生耐受，我们就会停止对它的消费。

有关咖啡因的另一个重点是，即便反复消费，每个人血液里的咖啡因半衰期也不会因此而改变。如果咖啡因的半衰期缩短、代谢加快，我们就必须消费更多的咖啡因，以便维持血液中咖啡因的浓度。

大部分咖啡因消费者都体验过咖啡因的不良反应。摄入太多的咖啡因会引起的不良反应包括心神不宁、紧张、轻微震颤和抖动，甚至于产生焦虑与恐惧。经常消费咖啡因的人很快就能学会如何控制他们的咖啡因消费量，以确保产生轻微的兴奋感觉又不至于产生令人不适的神经毒性反应。所幸的是，咖啡因的半衰期较短，任何副作用都会很快消退。咖啡因对睡眠的影响因人而异。有些人晚上喝咖啡仍可以睡得很香，但有些人晚上喝咖啡就睡不好。对个人而言，了解自身对咖啡因的反应尤为重要。

许多人在停止消费咖啡因之后，会出现戒断反应。最常见的戒断反应是头痛，其他反应包括疲劳和易怒，重新消费咖啡因后，可减轻症状。这是典型的药物依赖性症状。每个人都有必要认识到自身对咖啡因戒断症状的忍受限度。

甲基黄嘌呤、咖啡因、茶碱或可可碱的毒性，最常导致心血管方面的症状。敏感人群会出现心跳加快、心律失常、呼吸加快等症状。关于可可碱所导致的心血管效应最好的例证是给狗吃巧克力。每100克牛奶巧克力大约含150毫克可可碱，而每100克巧克力浆含1 400毫克可可碱。可可碱对狗的致死剂量是100～150毫克/千克体重。另外，可可碱在狗体内的半衰期大约是17小时。对一条小狗而言，无需食用过多的巧克力，就可能产生严重的毒性反应。例如，摄入30克巧克力浆就可能导致一条重约 10 千克的狗死亡。

咖啡因对胎儿存在潜在影响。首先，咖啡因和它的代谢产物分布于体内的水分中，这意味着包围胎儿的液体内咖啡因及其代谢产物的含量与孕妇血液中的水平相差无几。也就是说胎儿在咖啡因里游泳，在咖啡因里呼吸。第二，在怀孕的中、后期，咖啡因在孕妇体内的代谢率下降，半衰期升高到正常值的两倍，即 8～10 小时。孕妇摄入咖啡因后，体内血液中的咖啡因浓度与婴儿的暴露量将更高，且维持的时间也将更长。第三，咖啡因作用于神经系统，且会对腺苷受体产生影响。阻断腺苷受体的物质对正在发育的胎儿脑部的影响尚不清楚，但已有一些人类和动物的研究数据表明，高浓度的咖啡因会对婴儿产生不良影响。为此，美国食品和药物管理局建议怀孕妇女不要或尽量少摄入咖啡因。

人们可以从经验中了解到，应该摄入多少咖啡因来避免因摄入过量而造成的不良反应。经常摄入咖啡因的人一旦突然减少咖啡因的摄入，就会引发头痛。许多人依赖于咖啡因来维持一种舒服的无痛状态。关于咖啡因引起头痛的机制尚无定论。一种可能是咖啡因引起大脑血管收缩，停止摄入咖啡因一段时间后，血管扩张，从而引起头痛。

建 议 与 忠 告

许多人一生都在摄入咖啡因。通过亲身体验，我们了解到摄入多少量可以获得理想的效果，又可避免糟糕的后果。减少暴露的第一步是意识到暴露的存在及其引发的反应。减少对咖啡因的暴露只需减少食用含有咖啡因的食品、药品与饮料，但事实上有 200 多种食品、药品、饮料含有咖啡因，除了常见的茶、咖啡、巧克力、可可等，更多还需要我们通过阅读产品标签加以识别。其次，我们每个人应当认识到咖啡因的剂量-效应关系，从而相应地限制自身对它的消费。

最后，我们应该对咖啡因的本性有更多的认识。咖啡因是一种与生俱来的"摇钱树"。首先，它会对中枢神经系统产生兴奋作用。第二，消费太多会导致令人不快的反应，但人们可以自我调节，避免过度摄入。第三，长期消费者不能停止对它的消费，否则会产生头痛等戒断反应。第四，它在体内的半衰期短，会让人产生不断摄入的欲望。第五，人们不会因为长期消费而对它的兴奋作用产生耐受，因而对它的渴望不会停止。最后，它是一种具有悠久使用史的天然物质，美国食品和药物管理局把咖啡因归类为"公认安全（GRAS）"，也就是说一般食物与饮料中的咖啡因含量并无危险性。了解了这些知识点之后，你便能明白咖啡因的"多面性"，也能在生活中扬长避短、有节有度地享用咖啡因。

（顾新生　译）

第 6 章

尼古丁

名称：	尼古丁
用途：	杀虫剂、烟草
来源：	烟草
推荐限制量：	没有必要摄入
体内吸收：	肺、皮肤、胃（因为尼古丁是一种强碱，所以在胃里吸收较差）、肠（较好）
易感人群：	胎儿、儿童
毒性及症状：	产生依赖性；急性效应：恶心、呕吐、流涎、腹泻、晕眩、意识模糊和虚弱
法律规范：	参考剂量无，半致死剂量为 10 毫克 / 千克
一般常识：	使用历史很长，使用者容易产生依赖性
环境影响：	发展中国家的需求不断增加
健康与安全性建议：	不接触

尼古丁的简介与历史

尼古丁是一种效力很强的药物，具有漫长的使用历史，对社会产生了巨大的影响。从毒理学的观点来看，尼古丁是一种存在于烟草之中的天然杀虫剂，也是一种对神经系统有多种作用的强力药物。

1828 年，人们才从烟叶（*Nicotiana tabacum*）中成功分离出尼古丁，但尼古丁的强力作用早已广为人知。烟草是美洲的本土植物，2 000 多年前烟草就被用于治病、疗伤和提神。根据加利福尼亚土著部落的传说，他们把烟草的起源追溯至最先居住在这片土地上的神仙。这些仙人把烟草送给后人治病。土著医师和巫师借由烟草获得上天的指引，并将烟草融入神秘仪式与治疗仪式。烟草被当时的土著人视作上天的恩赐、力量的源泉，不可如今天这般随意享用。正如印第安作家朱利安·朗所言，在烟草包装上的警示语应该是"本产品的使用仅限于祈祷或宗教活动，或反映创世纪的社会活动"。

关于烟草如何传入欧洲有很多种理论，但可以确定的是，最早是克里斯多夫·哥伦布和他的船员尝试了这种"野草"，并为它的神奇效果而倾倒。烟草被引入欧洲之后，烟斗和雪茄烟迅速流传开来。一些人认为它是一种强效药物，甚至可以治疗瘟疫；另一些人则把它看作是一种邪恶和肮脏的习惯。

> 我们发现一个男人划着独木舟，从圣玛丽亚去往费尔南多。他带了一些晒干的叶子，它们被视为珍宝。在圣萨尔瓦多的时候，我曾收到过一些这样的叶子。
> ——克里斯多夫·哥伦布的日志，1492 年 10 月 15 日

烟草的使用习惯直接与尼古丁的生物效应有关。16世纪的人们不明白尼古丁复杂的生理学作用机制，尽情享受着尼古丁带来的兴奋感和轻松感。这些讨人喜欢的作用加强了人们对尼古丁的渴望，同时为了防止因血液中尼古丁含量减少而带来的不快感觉，人们不自觉地摄入更多的尼古丁。

烟草和尼古丁对社会的影响很早出现并延续至今。17世纪早期，北美洲的殖民地就已经把烟草当作一种重要的经济作物种植并出口到欧洲。一些历史学家认为，没有从这个有毒作物赚来的钱财，就没有殖民地的繁荣。烟草的种植要求很高，当时主要集中在南方，种植园对工人的需求与日俱增。到了18世纪，烟草种植园园主开始进口非洲奴隶在种植园劳作。烟草对地方经济十分重要，而政府可以对人民的这一习惯征税，为此烟草对政府也极其重要。烟草的生理学作用很大程度上与尼古丁相关。尼古丁使得烟草消费成为一种威力巨大的习惯，并以无数种方式对社会产生影响。直到最近，社会才开始审视烟草消费所带来的真正损失。

起初，烟草消费仅限于咀嚼、用烟斗抽以及制成雪茄。1614年，西班牙塞维利亚的乞丐们发明了香烟。他们收集了雪茄烟的残渣，把烟渣卷进了小纸片。此后，香烟逐渐走俏，但生产起来较为昂贵。直到1880年，卷烟机的问世大幅缩减了生产成本。这一发明催生了廉价香烟，也使重要的烟草公司先后成立。在沃尔特·雷利爵士的推动下，烟斗烟在英国流行开来。他于1618年10月28日被斩首，在行刑之前，他仍要求抽最后一烟斗的烟。

烟草所引发的不良反应至今还没有被全部认识到。截至1890年，美国已有26个州通过法律禁止对青少年销售香烟。然而，烟草消费仍然稳步上升，这是受世界大战以及烟草公司猛烈的市场营销刺激所致。1964年，美国卫生局局长发布的一份报告指出，吸烟与肺癌和心脏疾病存在关联，政策制定者们开始认识到吸烟所需付出的真正代价，并开始设法减少烟的消费。直到 1994 年，FDA 才正式认定尼古丁是一种会产生依赖的药物。这一认定迫使烟草公司为与烟草相关的疾病支付了几十亿美元的医保费用。而当北美和欧洲的烟草消费开始减少的时候，世界上许多地方的烟草消费还在持续增加，他们还没有充分意识到个人和社会所需付出的代价。

个人消费并不是尼古丁唯一的用武之地。1763 年，尼古丁首次用于杀灭昆虫。尼古丁对神经系统的强大作用，可用来杀死或吓走昆虫。人们用蒸汽或溶剂处理烟叶后，把尼古丁提取出来，然后将它喷洒到植物上，接触到植物的昆虫会将它吸收入体内。

尼古丁的生物学特性

尼古丁易经皮肤和肺吸收，但因为它是一种强碱（图 6.1），在胃的酸性环境中吸收较差。尼古丁从肺输送到脑只需 7 秒左右，因此一口接一口地吸烟会使后吸入的尼古丁增强前一口吸入尼古丁所产生的效应。尼古丁的正面作用是兴奋感与轻松感之间的微妙平衡。例如，在剂量不同的情况下，它可以提高或降低心率。初次接触尼古丁的人最明显的一个反应是恶心和呕吐。出现这样的反应是因为中枢神经系统和周围神经系统*受到刺激，触发了呕吐反应。其中的机制在于尼古丁作用于乙酰胆碱样受体，有时也称为尼古丁受体。

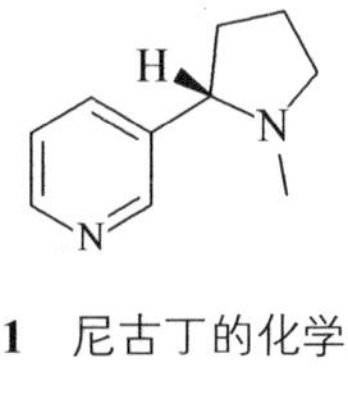

图 6.1 尼古丁的化学结构

---

* 神经系统分为中枢神经系统和周围神经系统两大部分。中枢部分包括脑和脊髓，周围部分包括 12 对脑神经和 31 对脊神经。周围神经分布于全身，把脑和脊髓与全身其他器官联系起来，使中枢神经系统既能感受内外环境的变化，又能调节体内各项机能。

尼古丁在肝脏、肺和肾脏中代谢，其半衰期较短，约为2小时，这使得使用者在很短的时间里就产生再次接触尼古丁的渴望，以期使血液中的尼古丁水平回升。尼古丁在人体内进行初级代谢后的主要产物是可铁宁，其半衰期比尼古丁长得多。尼古丁和它的代谢产物容易经尿液排出体外。因为可铁宁的半衰期比尼古丁长，保险公司一般通过检验尿样或血样中的可铁宁，确认某些人是否抽烟。血液中的尼古丁也会进入乳汁中，重度吸烟者每升乳汁中的尼古丁含量可达0.5毫克。考虑到婴儿体形较小，这一浓度对他们来说已是很大的剂量。

尼古丁经皮肤吸收这一特性及其引发的不良反应使它成为一种有效的杀虫剂。儿童在接触了尼古丁杀虫剂或者烟草制品之后容易产生尼古丁中毒。不过接触烟草也会导致成人中毒，比如饱受烟草萎黄病（GTS）折磨的烟草收割工人。这些工人在处理湿烟叶时，通过皮肤吸收了尼古丁，继而出现恶心、呕吐、虚弱、眩晕、头痛等症状，接触量大的话，还有可能出现心率和血压降低。这些都是尼古丁中毒的典型症状。另外，使用烟草产品的工人较少患烟草萎黄病，因为他们对尼古丁效应产生了耐受。对工人进行关于尼古丁经皮肤吸收的适当教育和使用防护服可降低烟草萎黄病的发生率。

尼古丁对健康的影响

尼古丁是一种具有高毒性的药物，对成人而言60毫克即可致死。一根香烟平均含有8~9毫克尼古丁；因此一包香烟含有的尼古丁足以杀死一个成人，更不要说是一个儿童。一个吸烟者可以从一根烟中摄入大约1毫克的尼古丁，具体摄入量因吸烟技术的不同而略有差异。尼古丁的作用是复杂的，但都会引起与乙酰胆碱有关的中毒。尼古中毒的急性作用包括恶心、呕吐、流涎、腹泻、眩晕、意识模糊和虚弱。接触高浓度的尼古丁会引起血压的降低、呼吸困难、脉搏紊乱、抽搐、呼吸衰竭以及死亡。

尼古丁可能是普通人最容易获取、最容易让人上瘾的药物。通过吸烟产生的尼古丁效应极具强制性，会令人不可克制地再度寻求尼古丁刺激，有的使用者将这种效应与可卡因、安非他命相提并论。经常吸烟的人通过消费尼古丁既为获得兴奋感，又为避免出现戒断症状。尼古丁的戒断症状包括易怒、焦虑、心神不宁、缺乏耐心、食欲大增和体重增加。尼古丁贴片利用了尼古丁能够透过皮肤进入血液的特点，用于稳定血液中的尼古丁浓度，减少吸烟的欲望。尼古丁口香糖和尼古丁饮料也常成为吸烟的替代品。

尼古丁会影响发育中的胎儿。怀孕期间长期摄入尼古丁，易导致婴儿体重减轻、注意力不足及其他认知方面的问题。尼古丁受体在发育早期就存在于人体，但在发育期间尼古丁对胎儿具体有何影响尚不清楚。

> 吸烟是一种习惯，看起来可恶，闻起来可恨，对脑子有害，对肺有危险，而且臭气熏天的黑色烟雾最像无底洞里阴森可怖的冥界之烟。
> ——英国詹姆斯一世，《对烟草的强烈抗议》，1604

尼古丁的上瘾性使人们不停地吸烟，而香烟中许多其他化合物也在吸烟时进入体内，引起呼吸疾病、心血管疾病和肺癌。二手烟的危险性已经广为人知，对室内吸烟的限制也越来越严格。美国一些州的法律禁止在建筑物门口吸烟，也有一些州规定儿童在车内之时禁止抽烟*。截至2018年,已有169个国家签署了《世界卫生组织烟草控制框架公约》(FCTC)。

建议与忠告

尼古丁是一种作用很强的药物,经常使用会高度上瘾,而与吸烟相伴随的健康问题,主要是由尼古丁的上瘾特性所致,最好的忠告就是避免使用,不要有开头。不幸的是,尽管健康问题和社会代价是显而易见的,每年仍会有成千上万的年轻人开始吸烟。此外,所有含尼古丁的制品必须小心处理,不要让儿童接触到。应当避免吸二手烟,特别是儿童。为了减少二手烟的暴露,法律限制或者规定吸烟区等方法应当得到鼓励。

(顾新生 译)

---

* 中华人民共和国卫生部自2011年5月1日起施行《公共场所卫生管理条例实施细则》。其中的第十八条涉及了吸烟管理:室内公共场所禁止吸烟。公共场所经营者应当设置醒目的禁止吸烟警示语和标志。室外公共场所设置的吸烟区不得位于行人必经的通道上。公共场所不得设置自动售烟机。公共场所经营者应当开展吸烟危害健康的宣传,并配备专(兼)职人员对吸烟者进行劝阻。此外,国内一些地方禁止在公共场所吸烟的规定出台得更早,如北京。

第 7 章

大 麻

名称:	大麻
用途:	叶、烟或咀嚼物中的药物
来源:	有许多品种
推荐限制量:	没有必要摄入
体内吸收:	经肺快速进入大脑（以秒计）；经皮肤、胃，吸收慢得多（30 分钟以上）
敏感人群:	胎儿、儿童
毒性及症状:	产生依赖；急性反应：恶心、呕吐、流涎、腹泻、头晕、精神错乱、虚弱
法律规范*:	联邦与州法规 • 联邦，归类为《管制物质法案》药物，滥用可能性高，无医疗用途。 • 许多国家已将大麻合法化，并公开允许销售四氢大麻酚（THC）和各种大麻二酚（CBD）产品
一般常识:	使用历史悠久；使用最广泛的药物，典型植物中含有 100 多种化学品
环境影响:	需求增长
健康与安全性建议:	慎用，备孕时不用

---

* 中国按国际法和国内法规对大麻种植和大麻流通与使用进行严格管制。

> 如果我们要与这些化学物质如此亲密地生活在一起，吃喝它们，把它们带进我们的骨髓，我们最好了解它们的性质和威力。
>
> ——雷切尔·卡森，《寂静的春天》作者

大麻制成的十美元钞票

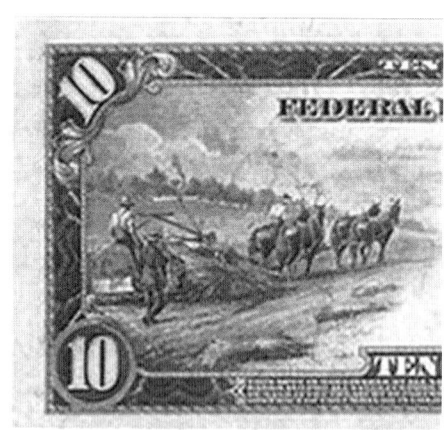

图 7.1 十美元纸币上的"大麻种植"场景（由马库斯·鲍德温雕刻）

1914 年，第一张美联储的钞票在大麻纸上印刷后发行（图 7.1）。正面是奴隶主兼总统安德鲁·杰克逊（Andrew Jackson，1829—1837）的画像，背面是出任多届总统任期内财政部长的安德鲁·梅隆（Andrew Mellon）的签名。梅隆是美国最富有的人之一，也是数家银行和石油公司的负责人，其中包括标准石油公司（Standard Oil），现在是埃克森美孚（Exxon Mobile），世界上最大的石油公司之一。他也是哈里·安斯林格的叔叔，后者是 1931—1961 年联邦麻醉品局的第一任领导人。安斯林格反对大麻，赞成大麻禁令，是"大麻疯传"运动的伟大啦啦队队长，也是大麻禁令的主要责任人。钞票背面左半部分描绘了一个大麻种植的场景（宾夕法尼亚州约克郡曼彻斯特镇），以及早期工业场景，烟雾污染从烟囱中涌出。大麻在当时是一种重要商品。

大 麻 简 介

大麻植物,通常被称为大麻,它的出现是一个真正的奇迹,一个自然的奇迹,它很难受控制或监管。大麻有一个令人着迷的作用,人类必须尝试如何监管这种娱乐消遣性物质的使用。大约1万年前大麻植物被用作做绳索和布料,从而成为人类有意培育的第一批植物之一。中国人大约在公元前2700年将其用于消遣。大麻作为一种药物和能改变人精神的植物,其使用给宗教和政府官员带来了广泛的利益,统治者和普通民众对大麻的接受程度因地理位置和文化差异而有很大不同。

大 麻 历 史

在网络上搜索"大麻"一词,可以看到很多关于其使用和滥用的信息。

公元前8000年	用于制作布料和绳索。
公元前2700年	中国神农氏第一个用于医学或仪式目的。
1484年	教皇英诺森八世将大麻列为撒旦弥撒的邪恶圣礼,并颁布了一项关于把大麻用作药物的禁令。
1563年	伊丽莎白女王一世下令拥有60英亩或以上土地的所有者种植大麻,否则将面临罚款。
16世纪	整个新大陆被强制种植大麻,所有家庭要种植一茶匙的大麻种子。
	在备战过程中,通过强制性种植法,殖民者增加了大麻的生产,用于造纸和制衣。
1911年	美国多个州禁止大麻,从而挑起了毒品战争。

续 表

1914年	大麻纸印制的十美元钞票上有大麻收割的场景。
1937年	美国颁布《大麻税法》，在联邦层面禁止大麻。
1970年	美国颁布《管制物质法案》。大麻被列为附表一中的药物，很有可能被滥用，而且没有公认的医疗用途，因此被全面禁止使用。
1972年	理查德·尼克松总统反对大麻非刑事化政策。
1973年	美国俄勒冈州成为视大麻为非刑事化品种的第一个州，随后多个州跟进。
1977年	吉米·卡特总统批准联邦立法，使大麻合法化，宣布"对持有毒品的惩罚不应比使用毒品本身带来更大的伤害。"
1980年	总统候选人罗纳德·里根警告说，"主要的医学研究正在得出结论，大麻……可能是美国最危险的毒品。"
1996年	美国加利福尼亚州成为第一个经选民提案215批准将医用大麻合法化的州。
2012年	美国科罗拉多州和华盛顿州成为第一批将消遣性使用大麻合法化的两个州，许多州开始效仿。
2018年	美国2018年农业法案在全国范围内使得低THC大麻合法化，并有效地将大麻的衍生物大麻二酚（CBD）从《管制物质法案》管制中摆脱出来。

作 用 机 理

大麻中主要的神经活性化合物是四氢大麻酚（THC）（图7.2），它是由大麻产生的100多种大麻素之一，大麻植物中的含量在3%～20%。有证据表明，THC可以减少抗癌药物化疗期间的恶心和呕吐，改善艾滋病病毒携带者/艾滋病患者的食欲，或治疗慢性疼痛和肌肉痉挛。也有人提出可用于其他疾病的治疗，但相关研究有限，因为许多国家对其实行限制措施。

全世界有1亿人在使用大麻作为消遣物。美国联邦政府根据《物

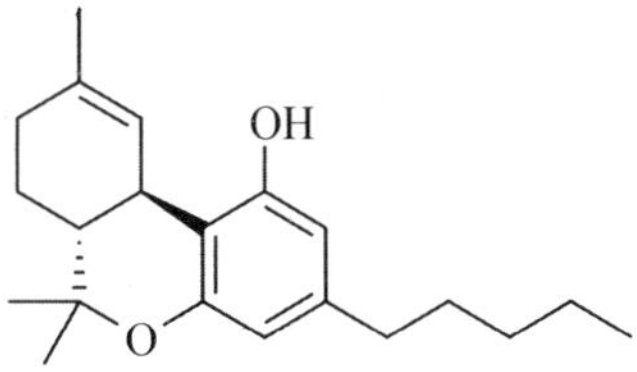

图 7.2 四氢大麻酚

质管制法案》将 THC 列于美国联邦法律的附表一，理由是"没有可接受的医疗用途"和"缺乏可接受的安全性"。然而，屈大麻酚，一种 THC 的药物制剂，已经被 FDA 批准为艾滋病患者的食欲兴奋剂和化疗患者的止吐药。合法大麻和非法大麻之间的争论已经持续了几个世纪。

THC 没有致死剂量。给予狗和猴子 9 000 毫克/千克体重 THC，没有致命的影响。THC 和其他大麻酚的作用机制依赖于大麻酚受体 CB1 和 CB2。这两种受体都是被 THC 和 CBD 激动，这意味着 THC 和 CBD 激发了受体的活性。CB2 主要在免疫系统的细胞中表达。实际上，THC 以及整个类似化合物家族的作用机制是复杂的，还没有得到很好揭示。THC 主要由肝细胞色素 P450 酶代谢。大约有 100 种代谢物被鉴定为仍具有精神活性。THC 主要通过粪便（约 50%）和尿液排出。

大 麻 消 费

大麻通常通过吸入（吸烟或挥发性气体）或摄入（食物或饮料）的方式来消费。所有消费都需要加热植物四氢大麻酚酸（THCA），它是四氢大麻酚（THC）的前体。重要的是要考虑不同的消费方式及其对 THC 吸收和神经活动体验的影响。

大麻或 THC 的急性效应最好通过吸入大麻叶烟来体验。在这种情况下，大麻效应通过 CB1 和 CB2 受体直接输送到大脑。吸入者很快就会收到一个"冲"或"高"的感觉。大麻也可以加入饼干或布朗尼（一种糕点）而被摄入。大麻通过肠道的吸收进入体内的过程较慢，因此产生一个更为渐进的"兴奋"，随后又花更多的时间平复下来。无论考虑什么消费性质，都必须记住，各种消费品中的THC或CBD的含量有很大的差异。

对健康的影响

因大麻品种的不同，大麻制品的效果有很大的差异。对大麻的药用研究由于始终存在法律问题而受到阻碍。尽管如此，一些研究表明，大麻可以改善食欲，减少恶心和呕吐，治疗慢性疼痛，减轻肌肉痉挛。美国内超过30个州可开含有大麻药物的处方，如屈大麻酚和萘比隆。这大大增加了它的医疗用途。

大麻的不良反应是多方面的，而且往往是由宗教或一些偏见等方面引起的。许多与大麻有关的医疗问题也可能是患者多次接触毒品的结果。

监 管 标 准

大麻通常是非法的，医生处方除外，但其处理规则没有强制性。在世界很大一部分地区，大麻仍是非法的。在美国，联邦法规与州法规之间存在着矛盾。

建 议 和 结 论

最重要的行动在于使大麻合法化之前，进行必要的研究，以评估其有益和有害的健康影响。

（李雯娟　译　顾新生　校）

第 8 章

杀虫剂

名称：	杀虫剂
用途：	杀灭昆虫
来源：	化学合成、植物
推荐限制量：	没有必要摄入
体内吸收：	胃肠道、呼吸系统（肺）、皮肤
易感人群：	胎儿、儿童、老人
毒性及症状：	神经系统，症状不定
法律规范：	EPA 发布的参考剂量
一般常识：	每年用于农业、高尔夫球场、绿化、社区的杀虫剂大约有 5 万吨
环境影响：	在全世界范围内使用，部分长期存留于环境中
健康与安全性建议：	尽量减少使用，避免儿童接触，可考虑采用有害生物综合治理*（Integrated Pest Management, IPM）等方法

---

* 有害生物综合治理（IPM）是一个选择和使用技术控制有害生物的决策支持系统。在治理过程中，需要在成本效益分析的基础上，决定使用单一的控制技术，还是统一协调地应用多种技术，它充分考虑了生产者、社会和环境的利益及对他们的影响。在协调决策和行动过程中，它运用最合适的控制有害生物的方法和策略来达到管理有害生物的目标。

名称：	除草剂
用途：	去除植物
来源：	化学合成、工业制造
推荐限制量：	没有必要摄入
体内吸收：	胃肠道、呼吸系统（肺）、皮肤
易感人群：	胎儿、儿童、老人
毒性及症状：	毒性和症状随化学物质的不同而不同
法律规范：	EPA发布的参考剂量
一般常识：	使用历史很长，常与转基因植物一起使用
环境影响：	在全世界范围内使用，对环境造成污染
健康与安全性建议：	尽量减少使用，避免儿童接触，可考虑采用有害生物综合治理等方法

杀虫剂的简介与历史

许多植物和动物在长期进化过程中形成了天然抵御虫害的能力。例如之前提到的咖啡因和尼古丁都是植物中天然产生、用来抵抗害虫的物质。到了20世纪，为了杀灭细菌、真菌、植物、昆虫等，大批致死性合成杀虫剂诞生。杀虫剂的发展和应用是个庞大而又复杂的课题，涉及化学、生物等学科，环境的可持续发展以及政府的监管与治理。

合成杀虫剂主要有两大类，即杀虫剂与除草剂。其他主要的杀虫剂化合物包括灭真菌剂、灭鼠剂以及抗微生物剂。硫磺属于第一类杀虫剂，公元前1000年已经被中国人用来控制细菌和真菌生长。硫磺在今天仍然广泛使用。例如，在酿酒业中，人们利用硫磺控制酒桶中的细菌生长，或将它加在酒里消除不必要的酵母菌。中国人在使用含砷化合物控制昆虫方面也是先驱。砷很早就被用作杀虫剂、除草剂以及药物。19世纪晚期，三氧化砷被用作除草剂。第二次世界大战后，合成杀虫剂还没有发展起来的时候，砷化铅就已被用作杀虫剂，主要用于果园。人们对杀虫剂安全性的顾虑，首先来自水果上残留的砷化铅，而当时没有意识到的是它对土壤的污染，至今一些果园的土壤中仍残留着铅和砷。

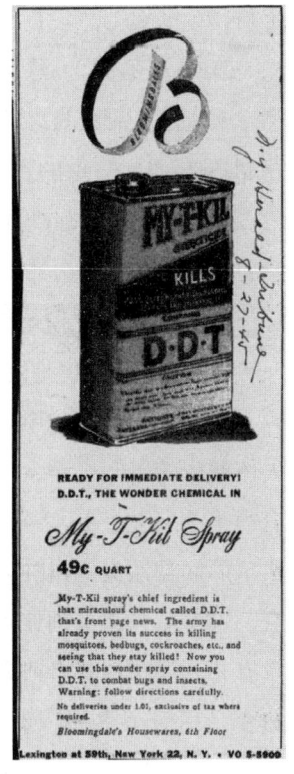

植物中也有一些很重要的天然杀虫剂。17世纪晚期，从烟叶中提取出来的尼古丁被认为是一种很强的杀虫剂。另一种天然杀虫剂是从菊花提取而来的除虫菊酯。马钱子中的马钱子碱被用来灭鼠。鱼藤酮是另一种提取自植物的重要杀虫剂。鱼藤酮存在于东南亚的一种攀爬植物中，这种植物的提取液杀虫效果极佳，但难以大量提取和生产，直到合成化学出现，对害虫的生物学特性有所了解之后，鱼藤酮才广泛用作杀虫剂。

20世纪30年代，合成化学迅猛地发展起来，40年代早期已有大量杀虫剂问世，比如有机氯杀虫剂滴滴涕（DDT）。1937年，德国化学家合成了有机磷杀虫剂。这些强大化合物最初的研制目的是为化学战争做准备，在二战期间一直未被公开，二战结束后，科学家进行了进一步研究，将它们用作杀虫剂，这才有了今天我们所熟知的化学品。

随着杀虫剂的发展，人们也在努力开发一种新型除草剂，既能够用于提高作物产量，又有可能用作战争毒剂。1946年，第一款有机氯除草剂开始在超市出售，用于消除阔叶植物。这类化合物含有可以干扰植物生长的 2，4-D（2，4-二氯苯氧乙酸）和 2，4，5-T（2，4，5-三氯苯氧乙酸）。除草剂主要用于农业，在战争时曾被用来清除草丛，不让敌人有藏身之处，比如越南战争时就曾用来扫除丛林的遮蔽。在制造 2，4，5-T 的过程中，会产生毒性极强且永久驻留的二噁英（TCDD）。跟其他有机氯化合物（如滴滴涕）相同的是，二噁英会在脂肪中蓄积，并长久滞留。如今人们已经确定二噁英是一种致癌物质，且会对生殖和免疫系统造成损害。美国环境保护局已经禁止使用 2，4，5-T，但 2，4-D 仍是使用最为广泛的除草剂之一。

杀虫剂被广泛应用之后，人们也开始认识到杀虫剂残留对环境与人体健康的不利影响，而儿童的敏感性使得减少杀虫剂使用这一任务变得更为紧迫。1947 年，美国通过了《关于杀虫剂、杀真菌剂和灭鼠剂的联邦法案（FIFRA）》，要求美国农业部对杀虫剂的标签进行监管。这是监管杀虫剂使用的第一次尝试。不过可惜的是，这项法案并没有充分保护消费者或者工人的利益。之后，美国食品安全部负责保障食品不受杀虫剂污染。1962 年，雷切尔·卡森撰写的《寂静的春天》一书探讨了滥用杀虫剂所造成的严重后果，使人们在化学品对人体健康和环境的影响这一问题上有了认识上的飞跃。1972 年成立的美国环境保护局要求公司在使用杀虫剂之前，必须经过相关测试，评估杀虫剂的危害和效益，并在此基础上实施杀虫剂登记许可制度。1996 年，议会通过了《食品质量保护法案》，其中要求对儿童以及对杀虫剂和其他化学品特别敏感的其他人群，必须给予特别的考量，在评估对儿童的风险时必须增加一个安全系数。与此同时，在减少杀虫剂暴露这方面，民间力量也相当活跃，一些社区正在试图禁止在草坪及其他园艺方面使用杀虫剂，并禁止在路边为控制植物生长而使用除草剂喷雾。

尽管政府不断地加强对杀虫剂的监管，但杀虫剂的用量和在杀虫剂上花费的金钱数量都证明了我们对杀虫剂的依赖。据美国环境保护局报道，美国在2001年约使用了222万吨杀虫剂，相当于每人使用2千克。2001年，农业生产使用了30万吨左右的杀虫剂有效成分，另有4.6万吨被家庭、政府以及园艺相关的工业使用；36万吨用于木料防腐，118万吨用于消毒灭菌。仅杀虫剂的支出就达到110.9亿美元，其中74亿美元被用于农业生产。

杀虫剂的生物学特性

食物、饮水、家用杀虫剂或职业暴露都可能接触到杀虫剂。杀虫剂之所以会对昆虫具有致死性，其中反映了毒理学的两个原理：剂量-效应原理和个体敏感性原理。昆虫的个头很小，对它们来说，少量的接触就意味着接受了大剂量的暴露，同样剂量的杀虫剂对个头大些的动物，危害相对小些，因为单位体重的暴露量很小。这也是儿童比成人对杀虫剂更易感的原因。另外，杀虫剂具有神经毒性，而儿童的神经系统正处于发育阶段，这是儿童更加易感的另一个原因。表8.1反映了体重与剂量之间的关系，列出了要达到同等的剂量，成人、儿童和昆虫所需接触的化学品数量。还有一点值得注意的是，除了单次暴露可能致死，小剂量重复接触杀虫剂也可能导致不良的健康效应。

表8.1　体重、杀虫剂的量和剂量的比较

体重		剂量要达到10毫克/千克所需化学品的数量
成人	70千克	700毫克
儿童	10千克	100毫克
昆虫	1毫克	0.000 01毫克

世界上没有完美的杀虫剂。杀虫剂通过干扰生命体的基本生物功能发挥作用，而不同生物的生物学机制与神经系统结构存在共通之处，所以设计出一种仅用于杀灭一个种属生物的杀虫剂几无可能。杀灭一种害虫的时候，也会连累其他生物。有时候这些生物是我们希望杀死的，有些是我们不希望杀死的，我们永远不知道哪些生物会被杀死。此外，很多杀虫剂通过损害神经系统发挥作用，而昆虫的中枢和周围神经系统与哺乳动物相当类似，也就是说，只要接触足够的剂量，杀虫剂也会影响人类的健康。理想的杀虫剂应该对一种生物有高度的特异性，能够快速起效，快速降解，并且当排放到环境中时已是无毒的物质。所幸近来开发的新型杀虫剂已经具有较高的特异性，且在环境中不会持久留存。

杀 虫 剂

下面，我们将详细讨论几类最突出的杀虫剂，如有机氯、拟除虫菊酯、有机磷以及氨基甲酸酯类。人们曾把有机氯杀虫剂视作理想的杀虫剂，因为它们非常稳定，药效持久，在环境中降解缓慢，对于哺乳动物似乎危害很小。不幸的是，之后人们发现它的持久蓄积性和脂溶性，对于环境和哺乳动物相当不利。这类化合物的持久蓄积性和脂溶性使它们进入了食物链，它们会在大型动物和人类脂肪中蓄积，会通过哺乳而进入下一代体内。它们具有神经毒性，会对一些离子通道产生干扰，影响钠、钾离子进出神经细胞。这类化合物在世界范围内的运输和使用导致全球野生动物遭受到污染。在北极和南极，这些地方从未使用过杀虫剂，居然也发现了微量杀虫剂的污染。DDT是一种重要的有机氯杀虫剂，一些捕食性鸟类数量的下降，与这类化合物有很大关系。DDT使得鸟蛋体积缩小，蛋壳变薄，后代死亡。像DDT这类杀虫剂，在北美和欧洲基本已被禁用*，但在发展中国家仍然生产和使用。

有机磷和氨基甲酸酯的化学结构不同，但其作用机制极为相似，在这里我们将它们归为一类。20世纪40年代，有机磷杀虫剂最初作为生物战争毒剂（神经毒气）而被发明。它的很多衍生物，诸如沙林、梭曼和（S-(2-二异丙基氨乙基)-甲基硫代膦酸乙酯），在很多国家仍有贮存，如何处置它们成了很大的难题。科研人员开发了很多种有机磷杀虫剂，希望找到一种只针对一种昆虫且对哺乳动物危害较小的杀虫剂。当"毒死蜱"因为更具特异性而被用以代替DDT的时候，人们以为找到了理想的有机磷杀虫剂。但人们习惯了急性毒性较弱的DDT，对毒性更强的"毒死蜱"没有充分认识，仍有很多人因此而死亡。有机磷和氨基甲酸酯能够影响昆虫和人体内一种重要的神经递质——乙酰胆碱。乙酰胆碱对于神经细胞间的沟通至关重要，但当它启动细胞间通信之后，应当及时消除，此时需要乙酰胆碱酯酶介入分解乙酰胆碱，而此类杀虫剂（又被称为胆碱酯酶抑制剂）可以阻断乙酰胆碱酯酶，令乙酰胆碱持续堆积，从而引起昆虫的死亡。这些杀虫剂对人类呈现出了显著的健康危害，研究者们正在继续研发对人类毒性较小的新型杀虫剂。

拟除虫菊酯是一种比较新型的杀虫剂，它来源于菊花中发现的天然物质"除虫菊粉"。天然的除虫菊粉早在19世纪就已投入商业应用，合成的拟除虫菊酯直到20世纪80年代才被开发出来。拟除虫菊酯也是针对神经系统发挥作用，它会影响神经细胞钠离子通道的活动，导致神经细胞对神经递质高度敏感。天然的除虫菊粉在阳光下极易分解，

---

* 1983年，我国禁止将DDT用作农药。DDT在中国有两个主要用途：一是防污漆，二是防疟疾。另外，还作为生产三氯杀螨醇的原料。2009年4月16日，中国环境保护部会同发展改革委等10个相关管理部门联合发布公告，决定自2009年5月17日起，禁止在我国境内生产、流通、使用和进出口滴滴涕（DDT）、氯丹、灭蚁灵及六氯苯（DDT用于疟疾防治除外）。

而合成的拟除虫菊酯在环境中的蓄积性更为持久。

除 草 剂

除草剂广泛用于提高作物的产量，是农药中发展最快的一类。除草剂中最臭名昭著的一种是氯苯氧基化合物，其中包括2,4-D和2,4,5-T以及它的污染物二噁英。人们对这类化学物质的作用机制所知甚少，但是它们似乎与植物生长激素相互作用。随着氯苯氧基化合物生产工艺的改进，以及2,4,5-T产品遭到禁用，环境中的相关污染逐渐减少。

"百草枯"及其相关化学物质"敌草快"对哺乳动物存在毒性。在职业或者意外接触中，它们可以通过消化道、皮肤或呼吸系统进入体内，导致严重的疾病甚至死亡。虽然它们在美国很少使用，但是在发展中国家使用量还是很大*。"百草枯"曾用于大麻种植除草项目中，但因为"百草枯"污染了大麻，导致很多吸食大麻的人死亡，因此没有继续使用下去。此外，广泛应用的还有"草不绿""草甘膦"以及"阿特拉津"等除草剂。

除草剂是农业生产不可或缺的一种化学品。不过，大多数除草剂没有特异性，也就是说，它可能会杀死农作物。除草剂的生产者正在努力解决这个问题，目前他们通过生物技术改造作物的基因，使其对除草剂产生抵抗性。例如，孟山都公司（Monsanto）生产出了草甘膦除草剂（毒滴混剂），同时也生产出了能够抵御毒滴混剂的转基因大豆。这样，只要农民种植的是可抵御毒滴混剂的转基因大豆，即便使用毒滴混剂，也不必担心除草剂会杀死大豆。如今美国大规模种植这

---

* 作为高效除草剂，百草枯进入中国市场已有30余年。2012年4月24日，农业部、工信部、国家质检总局联合公告，决定对百草枯采取限制性管理措施，并于2016年禁止百草枯水剂的生产和销售。

种转基因大豆，但它带来的后果一直颇受争议。

杀真菌剂、灭鼠剂、灭螺剂

早期的杀真菌剂是硫、硫酸铜以及汞类化合物。现在的杀真菌剂不仅用于治疗人类的真菌疾病，也用于农业方面。植物真菌的控制非常重要，因为它们不仅会伤害植物，还会释放化学毒素，产生更大的毒性。比如黄曲霉素常污染坚果（如花生）和谷物（如玉米）。这种真菌产生的黄曲霉毒素会导致肝脏疾病甚至肝癌。另外，还有一种天然谷物真菌产生的麦角生物碱，会使人产生幻觉。

化学杀菌剂六氯苯在20世纪40至50年代被广泛用来保护谷物种子不被真菌腐蚀。汞剂也有这样的用途。所有这些化学物质都会危害人类，尤其当人误食了受污染的谷物。实际上要减少这类化学品危害的方法有很多，可以在收割庄稼后进行适当的储存，也可以改变环境条件，比如控制温度与湿度来减少杀菌剂的使用。

灭鼠剂主要用于杀死小型哺乳动物，比如老鼠。有些灭鼠剂是抗凝剂，可以抑制血液凝固。第一款抗凝灭鼠剂是杀鼠灵，它的主要成分是香豆素，提取自甜苜蓿。其他灭鼠剂包括氟乙酸、磷化锌（剧毒）以及硫脲类化合物。使用化学灭鼠剂的替代方法是捕猎。

灭螺剂通常用来控制蛞蝓和蜗牛的数量。灭螺剂的作用机制是其中的有效成分聚乙醛能够干扰软体动物的消化系统从而致其死亡。这类产品通常为彩色颗粒状，会使儿童误食中毒，还会吸引其他野生动物，比如狗、猫以及鸟类吞食。有些生产者在其中添加了苦味剂，希望借此让儿童和其他动物远离它们。使用灭螺剂的替代方法包括捕猎、屏蔽、减小花园对蛞蝓的吸引力。另外，蛞蝓饵以磷酸铁为有效成分，毒性也相对较小。

杀虫剂对健康的影响

与杀虫剂使用相关的三个最重要的健康问题是：1）工人安全性；2）对儿童的影响；3）对其他生物和环境的不良效应。此外，我们还应当牢记一些基本的毒理学原理：高剂量急性暴露与低剂量长期暴露的区别，以及对健康的潜在危害与暴露途径之间的关联。

在大型农业设施内使用杀虫剂需要专门的培训，以保证农业工人和采摘者受到的暴露量最小。克百威（N-甲基氨基甲酸酯）是一种广谱杀虫剂，被广泛用于大米、苜蓿草、葡萄、棉花、土豆、黄豆等作物的种植。克百威杀虫剂通过抑制乙酰胆碱酯酶，引发神经递质乙酰胆碱的堆积，浓度升高的乙酰胆碱能够引起昆虫震颤、麻痹以及死亡，并且鸟类和人类会产生类似的效应。根据 EPA 的规定，克百威施用 48 小时以后工人才可以进入田地。然而，1998 年，在加利福尼亚棉花地里工作的 34 名工人，在杀虫剂喷洒时就进入棉花地除草，几小时后，就有工人出现呕吐、头痛、眼睛刺激、肌肉无力、流口水以及心率降低等症状。更为不幸的是，有几名工人回家后并没有清洗受污染的衣物和鞋子，继续让自己和家人暴露在杀虫剂的威胁中。鉴于克百威的毒性，2008 年 EPA 禁用了克百威。

杀虫剂对儿童可能产生的不良影响更是不容小觑，其中最可能引发严重后果的是儿童的食物中混入了杀虫剂。与成人相比，儿童体重轻，个头小，有一些与成人不一样的饮食习惯，因而可能面临更大的危险；儿童食用、呼吸得更多，他们的身体和器官生长得很快，这也是他们易感的原因。

杀虫剂暴露会引起一些神经疾患，比如记忆丧失、协调能力丧失、反应速度慢、视力减弱、情绪和行为失控以及运动能力变弱。这些症状通常不易觉察。杀虫剂暴露还会引起哮喘、过敏等症状。杀虫剂的慢性暴露会导致体重减轻、肌肉无力、头疼、焦虑以及一系列其他神经疾患，并且会增加患肿瘤的危险性。另外，杀虫剂中的非有效成分（有时也被称为惰性成分，即除了主成分之外的溶剂、催化剂、强化剂、稀释剂等用途的化学物质）如果被吸入或者通过皮肤吸收都会发挥毒性作用。这些惰性成分不会像有效成分那样得到充分研究，而且很少会在产品标签上明确标出。因此，杀虫剂的使用者可能并不知道他们究竟接触了什么有毒成分。

不同种类的杀虫剂对人类的影响各有不同。有机氯杀虫剂的急性摄入会导致口周失去感觉，对光、声音以及触觉敏感性增高，眩晕、震颤、恶心、呕吐以及恐惧和意识模糊。除了上文提及的DDT，另一个值得重视的有机氯杀虫剂是开蓬（十氯酮）。1975年，美国弗吉尼亚州霍普威尔市大约70多个生产开蓬的工人出现了神经系统失调的典型症状"开蓬颤动"，他们在首次接触开蓬后30天左右发病。之后的测试表明工人的精子计数及活力下降。后来逐渐发现开蓬对环境也有危害，因此不再使用，而以有机磷代替。

有机磷对环境的危害虽小于有机氯，但它仍会带来一系列的问题。首先，有机磷能够通过皮肤吸收，对哺乳动物产生毒性作用。急性有机磷暴露会导致唾液、汗液增多、瞳孔缩小、恶心、呕吐、血压下降、肌肉无力、疲劳等症状。急性暴露（暴露量不大的话）引起的症状可以通过停止接触而逐渐消失，但有些病例出现神经系统的迟发反应*，如腿部和胳膊的肌肉没有力气。为此，美国政府要求在登记注册有机磷杀虫剂时，必须对迟发作用进行更多的研究。当有更安全的杀虫剂

---

* 指机体接触化学物质后，中毒症状缺乏或虽有中毒症状但似已恢复，经过一定的时间间隔才表现出来的毒效应。

问世时，有机磷杀虫剂对人类的危害就会稳步下降。

这些更安全的杀虫剂中，最突出的就是合成拟除虫菊酯。然而，拟除虫菊酯会引起过度兴奋、反应过激、四肢不协调、全身性震颤、惊厥等症状。人体急性暴露通常是通过皮肤接触，如果处置不当，就会在 24 小时之内被机体吸收。这会造成人体的皮肤过敏反应。有些拟除虫菊酯还会导致癌症，对生殖或发育、内分泌系统造成影响。

除草剂是用来除草的，对哺乳动物的危害一般小于杀昆虫剂，因为多数除草剂通过干预植物的激素或酶发挥作用，而这些激素或酶在动物体内并不具备。对人体健康最有威胁的是制造过程中的衍生品，比如 2，4-D 除草剂制造过程中产生的污染物二噁英（TCDD）。部分除草剂会对野生动物有影响。例如，"阿特拉津"对两栖动物有不利影响，在欧盟遭到禁用，但它是美国使用最广泛的除草剂。除草剂不易降解的特点使它可能污染地表水和地下水。人们非常希望能够找到除草剂的代替品。

杀真菌剂会引起很多人类疾病。20 世纪 50 年代，在土耳其有大约 4 000 人因接触六氯苯而中毒。六氯苯可以用来保护谷物种子不被土壤真菌污染。成人尤其是儿童不小心食用种子，会导致皮肤和骨骼疾病的发生。灭鼠剂用于灭鼠，因此对哺乳动物也有毒性（硫脲类化合物除外）。位于食物链顶端的鹰、狼以及其他动物对其非常易感，常因食用被灭鼠剂杀死的动物而中毒，从而打破正常的食物链循环，引发人们对环境的担忧。

建 议 与 忠 告

世界卫生组织估计每年大概有 300 万人因杀虫剂中毒，22 万人死亡，大部分都发生在发展中国家，世界上有很多国家还在使用美国和欧洲已经禁用的杀虫剂*。考虑到这一严峻的局势，积极采取措施减少杀虫剂的暴露实乃刻不容缓的大事。

我们应当审视杀虫剂的所有形式以及我们对其的使用，并考虑杀虫剂的替代品。目前，居家杀虫剂的使用量过大，民众在家里使用杀虫剂的数量甚至超过农场主和杀虫剂专家。儿童暴露于杀虫剂的危险性呈直线上升的趋势，为此减少接触的第一点是在家里尽量不要使用杀虫剂。

另外，控制害虫最好用非化学的方法。有害生物综合治理（IPM）是一种非常好的方法，IPM利用植物的天然防御机制来攻击虫害，能够通过预防、监控、降低毒性等方法明显减少杀虫剂的使用。除了广泛用于农业、景观维护，IPM还可以用于家庭虫害控制。它强调合理的食物垃圾处理、景观设计、植物选择、天然虫害控制以及物理控制，比如采用围捕、屏蔽以及机械驱除等措施。

最后，为了减少杀虫剂的不良影响，人们还需要进行更多的研究，研制杀虫剂替代品，开发出更具特异性、对环境危害最小的杀虫剂。使用杀虫剂的商家、学校、机构和园艺人员应该尽量遵守IPM的原则以减少杀虫剂的使用。现在最大的问题是缺少农业、商业及家庭使用杀虫剂的数据。政府应该根据杀虫剂的使用登记来估算杀虫剂的真实使用量，并协助推动有关杀虫剂健康效应及环境效应的研究。

（崔红梅　译）

---

* 我国于2011年年底前禁用和淘汰了苯线磷等10种替代产品较充足的高毒农药，并对尚没有理想替代产品或禁用后对农业生产和社会影响较大的杀扑磷等12种高毒农药，进一步加强科学论证和影响评价，择机启动禁用程序。

第 9 章

铅

名称：	铅（化学元素符号 Pb）
用途：	电池、旧漆、PVC 稳定剂、焊料、玩具、X 射线屏蔽材料、熔炉，曾用于汽油与杀虫剂
来源：	家庭、油漆、灰尘、玩具、工作场所、民俗疗法
推荐限制量：	没有必要摄入
体内吸收：	小肠吸收（儿童 50%，成年人 10%），经肺吸入
易感人群：	胎儿、儿童、育龄妇女
毒性及症状：	作用于身体发育系统和神经系统，导致智商下降、记忆力和学习障碍、行为问题
法律规范：	饮用水 15 微克/升，空气 0.15 微克/米^3，禁止在油漆和汽油中添加铅 *
一般常识：	使用历史悠久，旧房屋上的含铅油漆是主要问题，废旧冶炼厂周围地区常被污染

* 根据我国的生活饮用水卫生标准（GB 5749—2012，2022），饮用水中的铅含量应当 ≤10 微克/升；根据环境空气质量标准（GB 3095—2012），空气中的铅含量应当不高于 1.0 微克/米^3（季平均）与 0.5 微克/米^3（年平均）。2000 年 1 月 1 日，全国停止生产含铅汽油，7 月 1 日停止使用含铅汽油，全国实现了车用汽油的无铅化。

续 表

环境影响：	全球范围的环境污染物
健康与安全性建议：	避免接触，经常洗手，清洗孩子的手和玩具，淘汰在PVC塑料中的使用，禁止在儿童产品中添加，不使用含铅油漆

铅的简介与历史

在人类广泛使用铅之前，铅在天然土壤和水环境中的含量非常之低，也没有有益的生物效应。然而其低熔点、易延展的物理性质，以及耐腐蚀、易提取的化学性质，使它非常适合古代和现代的各种应用。铅经常和金银一起被开采，这使得它成为这些贵金属冶炼过程中的主要副产品和污染物。最早有文件记载的铅矿可追溯到公元前 6500 年的土耳其。

铅的大量生产始于公元前 3000 年。西班牙和希腊的大型铅矿，导致铅在全球大气中重新分配。铅在罗马帝国得到广泛使用。由于铅易于加工，铅首先在罗马被用于供水管道系统。事实上，英文"plumbing"（水管系统）这个词来自拉丁文"plumbum"，而"plumbum"的意思就是铅。铅的化学元素符号"Pb"也来自"plumbum"。铅的味道微甜，因而被当作"调味品"加入优质罗马葡萄酒之中，并运往全欧洲销售。当时也有报告指出，铅导致严重的腹痛、贫血和痛风。一些历史学家认为，铅中毒加速了罗马帝国的衰落。

在近代，铅作为油漆和汽油添加剂而被大量使用，幼童也会因为喜欢甜味而食用铅。1904 年，人们发现了一起儿童铅中毒事件与含铅油漆有关。1909 年，好几个欧洲国家禁用含铅油漆。涂有含铅油漆的婴儿床曾导致婴儿死亡和其他疾病。1922 年，国际联盟（联合国的前身)禁用含铅油漆,但美国拒绝执行这一规定。1943年的一份报告指出儿童食用含铅油漆片可能会患上神经系统疾病,包括行为、学习和智力障碍。最终,1971年,美国通过了《含铅油漆中毒防治法》,含铅的油漆由此逐渐被淘汰*。在美国,1978年之前建造的房屋内墙和外墙仍可能涂有含铅油漆,1950年之前建造的公寓更有可能涂有含铅油漆,入住前应对其仔细检查。对生活在大城市旧房中的儿童来说,这个问题尤为严重。据疾病控制与预防中心报道,生活在人口超过一百万人的内陆城市的非洲裔美国儿童,35%的血铅水平高于10微克/分升**。20世纪90年代,美国环境保护局要求相关责任人披露即将被出售或出租的住房或公寓是否含铅的信息。此外,对于从事住房或公寓除铅工作的工人必须进行专门的培训。表9.1总结了含铅油漆的使用历史。

表9.1 含铅油漆的使用历史

年 份	事 件
1887	美国的医疗机构诊断出儿童铅中毒
1904	儿童铅中毒被证实为含铅油漆所致
1909	法国、比利时和奥地利禁止使用白铅作为内墙涂料
1914	小儿误食婴儿床的含铅油漆而中毒死亡
1921	美国国家铅业公司承认铅是一种毒药
1922	国际联盟禁止使用白铅作为内墙涂料
1943	研究报告表明,儿童食用含铅油漆片,会出现生理和神经系统的紊乱,以及行为、学习和智力障碍

---

* 目前中国使用的还是含铅油漆,但对不同产品含铅油漆的使用量有一定的限制,如:GB 18581—2009 室内装饰装修材料溶剂型木器涂料中有害物质限量;GB 24613—2009 玩具用涂料中有害物质限量;GB 18581—2020 木器涂料中有害物质限量;GB 24408—2009 建筑用外墙涂料中有害物质限量;GB 18582—2008 内墙涂料中有害物质限量;GB 18582—2020 建筑用墙面涂料中有害物质限量。

** 10微克/分升为1991年美国疾病控制与预防中心(CDC)设定的血铅基准值。现在研究人员已经确认,即使低于10微克/分升的血铅水平也会损害正在发育的大脑,妨碍儿童智力潜能的发挥。

续表

年份	事件
1971	《含铅油漆中毒防治法》获得通过
1978	禁止将含铅油漆用于房屋

把铅加入汽油是20世纪公共卫生方面最重大的败笔之一。这是一个关于大企业、政府和公众相互博弈的故事。1854年，一位德国化学家发现了四乙基铅（TEL）。1921年，美国机械工程师和化学家托马斯·米奇利发现四乙基铅能够减少汽车发动机爆震。1923年，杜邦公司开始大规模生产TEL，随后发生了第一起工人因铅接触而致死的事件。同年在美国某些地区开始销售含铅汽油。1926年，TEL获批在汽油中使用，至1936年，在美国销售的汽油中90%含有铅。1965年，一份报告指出，人类对铅的滥用导致环境中铅的浓度过高，这加强了人们对环境的关注。1972年，美国环境保护局发布关于分阶段淘汰含铅汽油的通知。1979年，赫伯特·尼德曼（Herbert Needleman）等人撰写了一篇具有开创性的论文，阐述了铅对儿童智力发育的影响。1980年，美国科学院的报告指出，含铅汽油是环境铅污染最主要的来源。1976年至1980年，美国人的平均血铅浓度下降了37%，而与此同时含铅汽油的使用率也下降了50%。这表明了含铅汽油和血铅水平之间的关系。随后的研究表明，夏季汽油使用量的增加与血液中铅含量的上升成正比。1986年，淘汰含铅汽油的工作基本完成，但在美国的一些地区，含铅汽油一直被使用到1991年。1996年，世界银行呼吁禁止使用含铅汽油。2000年，欧盟宣布禁止使用含铅汽油。然而，迄今为止我们仍然受到20年代在汽油中添加铅这一决策的影响。据估计，仅在美国，从汽油中释放到大气中的铅就高达700万吨。

现今，因职业铅暴露导致的死亡和伤残人数比20世纪30年代和40年代有所下降，但这样的事件仍有发生。过去，使用含铅颜料的画家经常遭遇病痛的困扰，如腕下垂和足下垂。现在，桥梁和建筑物上含铅油漆的去除工作需接受指导与监管。散热器修理和电池回收仍然是职业性铅暴露的来源。在使用含铅弹药的靶场，军人训练时也可能会因接触铅而致血铅水平升高。职业性接触铅不仅对成年人是潜在的危险，对他们的子女也可能是，因为铅会随衣服而被带回家。

在家中消遣也会接触到铅。铅常见于彩色玻璃、首饰、陶器釉面、绘画颜料、焊料、弹药或钓鱼坠之中。在给家具剥漆或做木工活时也可能接触到铅。铅釉陶如被用来盛放高酸性的食物，铅会从釉中释放出来，极易引发铅中毒。

罐头食品曾因罐头焊接质量差而一度成为主要的铅暴露源。如西红柿这一类的高酸食物会使罐身中的铅析出。饮用水受铅污染的情况主要来自铅焊点或陈旧的含铅装置，有时水管本身就含铅，在传输的过程中会对饮用水造成污染。许多民族的治疗药物中也含有铅，其中一些至今仍在使用。

许多产品中都含有铅，即便是专门为儿童生产的产品，铅含量都超过了50%。由于铅廉价、易用，它会出现在珠宝、配饰上。儿童使用或把玩这些产品时，就会增加对铅的接触。铅还是PVC塑料的稳定剂，因而在百叶窗和学校的午餐盒上也可以找到铅的身影。儿童玩具上有铅颜料，护肤品（如唇膏）中有铅污染，甚至糖果和糖果包装纸上也有铅污染。禁止对儿童出售含铅产品可能是唯一的出路。

铅的生物学特性

铅的吸收、分布生动体现了毒理学的基本原理。有许多原因导致儿童对铅更加敏感。儿童的体形和体重要比成年人小很多,对于同等的暴露,儿童接受的剂量要高得多。对铅的吸收差异也增加了儿童的敏感度。成年人只吸收 5%～10% 经口摄入的铅,而儿童约吸收 50%。此外,营养水平的不同也会让一些儿童吸收更多的铅。儿童本就处于发育期,对钙的需求比成年人大,而铅可以作为钙的替代品被人体吸收,当饮食中的钙含量较低时,就会摄入更多的铅以代替钙。低收入家庭的儿童一般居住在含铅的旧房中,加上不良的饮食状况,他们的发育最容易受到铅的损害。

  铅在身体内好几个部位进行分布,每个部位的半衰期各不相同。当铅进入血液时,它会粘附在红细胞上,铅在血液中的半衰期为 25 天左右。铅很容易进入胎盘,因此正在发育的胎儿和胎儿的神经系统会暴露在铅的影响下。铅也会储存在肌肉中,半衰期为 40 天左右。因为骨骼生长迅速,儿童对钙的需求量很大,这也导致铅被当作钙的替代品积蓄在骨内。对于接受大量铅暴露的儿童,用 X 射线检查就可以见到蓄积在骨内的铅。正常情况下,骨质更新转换的半衰期很长,因此骨铅的半衰期是 20 年左右。一旦骨质更新转换率增加,骨骼中的铅就会流入血液。这种情况常见于孕妇或患有骨质疏松症的老年妇女。事实上,我们的身体一直都在蓄积铅。作为成年人,我们的骨骼和牙齿中含有体内约 95% 的铅。铅在骨骼与牙齿中的半衰期最长,这也使得牙齿中的铅含量,可用来度量儿童时期的铅暴露。

铅对健康的影响

>   一个有用的真理在被广泛接受并实施以前,已存在了多长时间,认识它又要经过多长时间!
>
> ——本杰明·富兰克林,1763

铅是 20 世纪研究得最为深入的有害物质之一。随着研究的深入，毒理学家和其他领域的研究人员意识到即使是微量的铅接触也存在危害。度量铅暴露最常见的生物指标是铅在血液中的含量（血铅水平），以"微克/分升"为单位，即每分升（dL）血液中含有多少微克（μg）的铅。许多监管机构将 40 微克/分升设为成年男性工人的暴露水平警戒线。一旦血铅水平达到或超过这一数值，工人必须离开铅暴露下的环境，相关人员应当查找暴露原因。儿童血铅水平的警戒值正在不断下降（如图 9.1 所示），已有足够的数据表明低于 10 微克/分升的血铅水平也会对健康造成影响。2012 年 5 月，美国疾病控制与预防中心将 5 微克/分升定为参考值，此参考值的确定依据是美国 1 到 5 岁儿童中有 97.5% 的人血铅含量低于此数值。需要注意的是，5 微克/分升只是一个必须采取措施的血铅水平，对于正在发育的儿童而言，实际上并不存在一个安全的铅暴露水平。

神经系统对铅的毒性最为敏感。胎儿和幼童由于大脑和神经系统仍处于发育阶段，特别容易受到铅对神经系统的影响。人在受到大

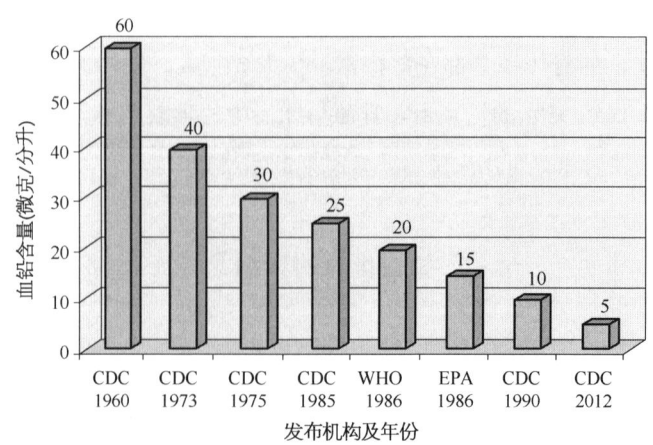

图 9.1 可接受的儿童血铅水平

CDC：美国疾病控制与预防中心；WHO：世界卫生组织；EPA：美国环境保护局

量铅暴露时，头会发胀，罹患脑病，甚至可能死亡。1979年，赫伯特·尼德曼的研究表明，即使少量的铅接触也会影响儿童的在校表现。现在人们普遍接受的事实是，在5至35微克/分升血铅水平范围内，血液中铅含量每增加10微克/分升就会导致智商下降2到4点。对经历过铅暴露的婴儿和幼童的长期研究表明，随着年龄的增长，铅导致注意广度下降、阅读和学习障碍、肄业的可能性也会有所增加。

经历铅暴露后，成人的神经系统受到的影响也很明显。通过测量前臂一端到另一端神经电信号的速度，研究人员可以评估神经损伤。有证据表明成人在血铅浓度大于25微克/分升时认知能力下降。铅暴露还可能造成许多其他损伤。最常见的损伤之一是贫血。红细胞与铅

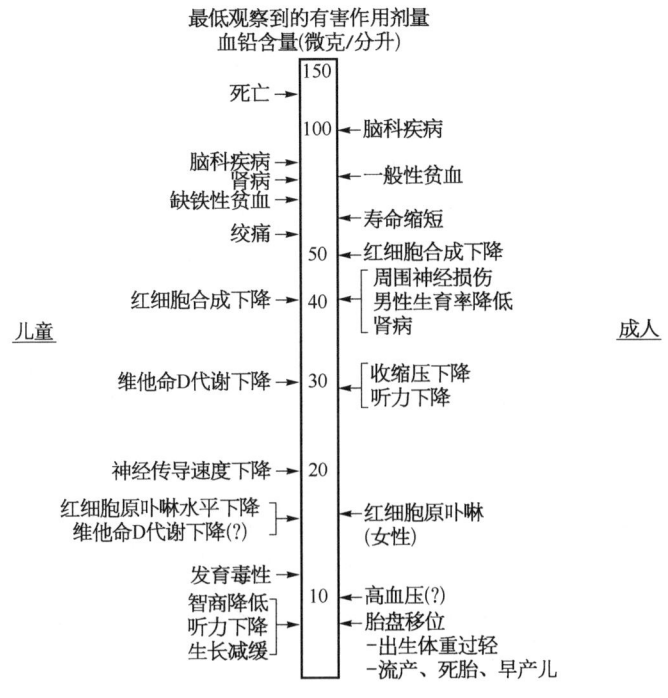

图 9.2 铅的效应（儿童 vs. 成人）

结合之后，红细胞变得脆弱，血红蛋白合成受损，从而导致贫血。红细胞的变化以及一些酶的改变常可作为了解铅暴露水平的指标。和其他金属一样，铅还会损害肾功能。此外，铅暴露量还会导致血压升高，危害男（雄）性和女（雌）性的生殖系统。铅会影响精子数量和精子活力，造成后代数量的减少。

建议与忠告

虽然有铅暴露标准，但我们也不能确保绝对安全。最好的办法是完全避免暴露。然而，铅不可见、不可闻、不可尝，却遍布于食物、水或灰尘之中。为此，比较好的办法是，留心铅的潜在来源，并采取适当行动，做好预防措施。在生活中，我们应当尽可能少用含铅的消费品。首先，我们应该从儿童用品开始，玩具、聚乙烯塑料、珠宝和糖果等产品都应当注意它们的含铅量。其次，一些消闲类的产品也是含铅"大户"，如捕鱼用的铅坠、汽车轮毂的平衡砝码、狩猎和打靶用的铅弹。旧炊具、含铅水晶和一些陶器釉面含有的铅可能会渗入食物，尤其是盛放高酸性食物的时候。一些化妆品中也含有铅，特别是染发产品。烟草中含有少量的铅，这是另一个应当避免吸烟的原因。

对于旧房也要格外小心，房子里可能有含铅管道、焊点，含铅的固定装置以及含铅的油漆。如果你和小孩将要搬到旧房子里居住或者你正打算生孩子，最好对房子周围的油漆和土壤做含铅测试。你可以从一些商店买到检测试剂盒，检测铅是否存在。家庭装修是铅暴露的重要来源。打磨或剥落油漆会造成含高浓度铅的粉尘。年幼儿童的吮手行为会造成从灰尘中摄入大量的铅。为了儿童的未来发展，请尽量让儿童远离旧房、远离正在装修的房子。

其他建议包括经常洗手、脱鞋，以减少带入家里的灰尘。如果你工作中会接触到铅,请尽快洗手。如果接触铅后吃饭,你接触过的任何食物都会含有少量的铅。进入房子前,脱下你的鞋子可以减少含铅灰尘被带入屋内。如果你去过冶炼厂附近或踩过受污染的土壤,遵守这一点尤为重要。另外,考虑到铅可能会被当作替代品,被急需摄入铁和钙的孕妇和儿童过量吸收,最佳的防范方法是确保儿童和孕妇饮食得当,食物中应当含有适量的钙和铁。

(刘江红 译)

第 10 章

汞

名称：	无机汞（化学元素符号 Hg）
用途：	消费品、工业、牙科用汞合金、开关，温度计
来源：	采矿、环境、工作场所
推荐限制量：	没有必要摄入
体内吸收：	呼吸道吸入，肠道吸收不良
易感人群：	胎儿、儿童、育龄妇女
毒性及症状：	影响神经系统、烦躁、嗜睡、抑郁、动作不协调、震颤（疯癫）
法律规范：	有毒物质与疾病登记署（Agency for Toxic Substances and Disease Registry, ATSDR）规定的最低危害值*（MRL）为经呼吸道吸入 0.2 微克 / 米^3
一般常识：	汞的使用历史悠久，在室温下水银会蒸发，细菌把无机汞转化为甲基汞
环境影响：	全球性的环境污染物
健康与安全性建议：	避免接触，回收含汞设备

* 最低危害值（Minimal Risk Level, MRL）：又称为每日安全剂量、最小风险水平，指的是在一段暴露时间内，不会引起可见不良健康效应的水平。

名称：	有机汞（甲基汞，化学式 CH_3Hg）
用途：	仅限实验室用
来源：	污染某些鱼类（如金枪鱼、鲨鱼和梭鱼）
推荐限制量：	没有必要摄入
体内吸收：	肠道（90%）
易感人群：	胎儿、儿童、育龄妇女
毒性及症状：	影响神经系统、发育系统（包括视觉、感觉、听觉系统出现类似脑瘫的症状），嘴唇和嘴巴周围刺痛，手指和脚趾刺痛，视力和听力受损
法律规范*：	美国环境保护署：食用鱼肉中的甲基汞含量不得超过 0.3 微克/千克 美国食品和药物管理局：商业用鱼的甲基汞含量不得超过 1 微克/千克 美国环境保护署：甲基汞摄入参考剂量为 0.1 微克/千克/天 有毒物质与疾病登记署：最低危害值为 0.3 微克/千克/天 加拿大—零售鱼类和海鲜汞含量为 0.5 ppm
一般常识：	细菌把无机汞转换成甲基汞，后者进入食品供应链（生物蓄积）
环境影响：	全球性环境污染物，在一些鱼类体内累积
健康与安全性建议：	避免接触，回收含汞设备

汞的简介与历史

汞在自然界以不同的形式存在，它们的性质相差很大，因此本章的每节将介绍两个部分：① 无机汞，一种常见的银色液体；② 有机汞（通常为甲基汞），从无机汞转化而来，常见于一些可食用鱼类。

---

* 根据中国的食品安全国家标准食品中污染物限量（GB 3095—2012，2017，2022），水产动物及其制品（肉食性鱼类及其制品除外）的甲基汞含量不得超过 0.5 微克/千克，肉食性鱼类及其制品的甲基汞含量不得超过 1.0 微克/千克。

汞既有工业用途，又有潜在危害，人们已经清晰地意识到汞的双重性质。早在罗马神话中，汞的双重性质就有所体现。为众神传递信息的使者墨丘利（Mercury），他名字的意思就是汞。他以聪明伶俐、口才出众而闻名，但他同时也是商人以及小偷和流浪汉的保护神。人类使用汞的历史表明，我们不断试着权衡和理解这种化合物对人类和环境的有利效用和有害影响。在这里，我们仅把汞作为全球性的污染物进行讨论。

无 机 汞

汞，又称水银或金属汞，常温下是一种银白色液体，沸点低，室温下蒸发率高，密度高，是水的13.6倍。石头、铁块、铅块，甚至人都可以浮在其表面。无机汞在工业上被用于制造电灯开关、仪表和控制元件（例如温度计、气压计和恒温器）、电池、核武器、特种化学品（如烧碱）等。在20世纪初，无机汞被用作临床利尿剂。

古罗马时代，在西班牙的阿尔马登地区，就已经发现了汞矿，这个汞矿至今仍是汞的主要来源。所有类型的岩石中都含有汞，其中朱砂中的无机汞含量最大（>80%）。从朱砂中可以提炼出汞，最常见的方法是在空气中焙烧朱砂，再使汞蒸气冷凝便可获得。在美国，汞主要来自开采其他矿的副产品。

由于汞与黄金、白银有很高的相似性，它一直被用来提取矿石中的贵金属。早在1557年，秘鲁印加人就使用汞来浸洗含有黄金的沙砾。原有的提取工艺历时20至30天，经过不断改进，到了19世纪30年代，人们改用火加热平底锅，使金汞合金中的汞直接蒸发到大气中，不到6个小时就能炼得黄金。如今中南美洲、非洲和菲律宾仍在使用这一工艺。据估计，提取1千克的黄金，约需要3至5千克的汞，其中大部分汞污染了当地的环境和大气，并可随雨水降落到几公里之外甚至更远的地面上，造成全球性的汞污染。汞被细菌转化后变成甲基汞，然后向食物链的上层转移。常见的情况是含甲基汞的鱼被动物和人食用。当地矿工家庭，特别是家庭中的儿童，易受汞的侵害。

牙科用汞合金产品是职业性汞接触的主要来源之一。慢性汞接触对牙医和牙科助理来说是公认的职业性危害。最新的研究表明，尿液中的汞含量与牙科汞合金的用量成正比关系，母乳中的汞含量也存在类似关系。有些国家建议孕妇和儿童不要使用汞合金来补牙。瑞典已经禁止在普通牙齿护理上使用汞合金，并禁止将汞合金用于儿童和青少年。

水银温度计已被使用了几十年。在某些情况下，水银温度计已遭弃用，比如婴儿培养箱。如果含汞温度计在这个密闭的空间内破裂，汞蒸气的浓度会很高。在美国，家用体温计中的汞约为3克，这看起来不多，但乘以1亿500万户，即使只有一半的家庭使用水银温度计，汞的总量还是非常之大。废弃的温度计使得城市垃圾的毒性显著增加。此外，以煤炭为燃料的发电设施、医疗垃圾、荧光灯泡、牙科诊所甚至火葬场，都会向大气释放汞。

有 机 汞

根据现有的记载，1863年，研究人员首次在化学研究中使用有机汞化合物。到1866年，已有两名化学家死于有机汞中毒。这让人们意识到相对于无机汞，有机汞的毒性极高。从1887年起，有机汞开始被用于治疗梅毒，但它会造成中枢神经系统的损伤。很快含有有机汞的药物因其极高的毒性而被停用。1914年，人们开始将合成的有机汞化合物当作农作物种子的抗真菌剂。这一应用导致了急性中毒的零星病例，通常是人们误食汞处理过的谷物，或用这种谷物喂养了动物。农用有机汞化合物在全球范围内引起了一些大规模的中毒事件，例如伊拉克发生的汞中毒事件。通常添加了抗真菌剂的种子会被涂上粉红色，表示仅用于种植，不能食用。20 世纪 70 年代初，一场严重的干旱导致伊拉克的粮食种子减少，因此涂有有机汞的粮种被运到伊拉克种植。不幸的是，当地居民不懂种子包装袋上的外语，也没有人意识到粉红色种子的异样和危险。用这些种子制成的面包是粉红色的，味道很好，但却有毒。许多人因此而死亡或终身残疾，这是一个关于汞中毒的惨痛教训。

20 世纪 50 年代后期，在日本水俣市出现了因接触甲基汞而造成轻度甚至严重伤残的事件。最初，渔民家庭成员出现的症状让专家困惑不解：口齿不清、步履蹒跚、嘴唇周围和四肢麻痹、视野缩小，而在轻度和严重残疾的婴儿身上则可以明显看出发育方面的障碍。经调查，人们发现这一系列不良效应与食用受甲基汞污染的鱼有关。原来，水俣湾水体被一家制造乙醛的工厂在制造过程中所使用的汞污染了。这家工厂以氧化汞为催化剂，用乙炔法生产氯乙烯和乙醛。汞元素以无机汞和甲基汞的形式被排入水体中，海湾内的鱼富集其中的甲基汞，甲基汞随后又被当地食用鱼肉的居民摄入。这个事件的发生使得我们对汞在环境中的循环和在食物链内的迁移有了一定的了解。

有机汞化合物还被用于乳胶漆以延长保质期，因其对儿童存在潜在危险，这种用途在美国受到了一定的限制。在涂上含汞乳胶漆的房间内，汞蒸气的浓度显著较高，有时会超过 0.5 微克/米^3。毒物与疾病登记署建议的室内汞浓度应当低于这一水平。

表 10.1　主要的汞中毒事件

地　点	年　份	病　例　数
水　俣	1953—1960	1 000
新　潟	1964—1965	646

续表

地　点	年　份	病 例 数
危地马拉	1963—1965	45
加　纳	1967	144
巴基斯坦	1969	100
伊拉克	1956	100
伊拉克	1960	1 002
伊拉克	1971	40 000
正在进行	？？？	？？？

汞的生物学特性

无机汞盐可以单价（Hg^+）或二价（Hg^{2+}）的形式存在。汞的常见化合物有甘汞（氯化亚汞）和升汞（氯化汞）。当人吸入汞蒸气后，汞迅速进入血液循环，也极易透过血脑屏障和胎盘。汞在肠道吸收不良，经口摄入的汞产生的危害远远低于通过呼吸吸入的汞蒸气。汞进入大脑后会被氧化，而且不会通过血脑屏障回流，所以持续暴露于汞蒸气会导致汞在神经系统内累积。

虽然合成的有机汞化合物有许多种，但最重要的有机汞是天然形成的甲基汞。在自然环境中，甲基汞主要由淡水和海洋沉积物中的微生物把无机汞甲基化而成。一旦形成，甲基汞极易进入水中食物链，并在水生生物组织中积累。因为甲基汞一直积聚在水生生物体内，不断向食物链的顶端转移，使得体形较大、寿命较长的掠食性物种，如箭鱼、梭鱼和金枪鱼，体内汞含量较高。鱼肉中甲基汞的浓度取决于鱼的年龄、营养水平和种类，浓度高的可以超过 1 000 微克/千克。例如，在鲨鱼和

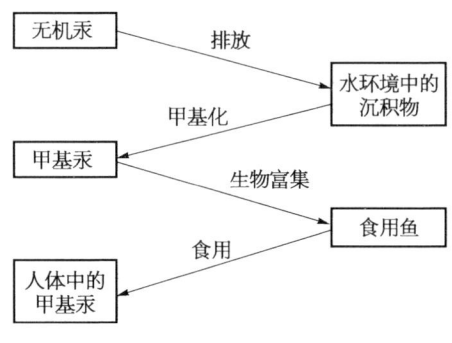

图 10.1 人体内甲基汞的来源

箭鱼的可食用部分中,平均汞浓度高达 1 200 微克/千克。由于有机汞的神经毒性已被公众所知,有机汞已不再用作杀菌剂、油漆防腐剂或药品,因此食用鱼类和海洋哺乳动物成为人类暴露于甲基汞的主要来源。

汞对健康的影响

无论是一次性大量高浓度还是长期低剂量接触汞蒸气都可能会导致不可逆转的神经系统损伤。症状包括震颤、触觉丧失、感觉异常、嗜睡、抑郁、情绪不稳定、失眠多梦、记忆力减退以及肌肉无力。病人的基础症状表现与《爱丽丝漫游仙境》中的疯帽匠颇为相似*。

甲基汞对人类发育尤其是神经系统发育具有强烈的毒性。子宫内高浓度甲基汞暴露对胎儿的不良影响也已得到证实。美国国家研究委员会的报告指出:"每年超过 60 000 名新生儿可能因在子宫内接触甲基汞而蒙受神经发育不良的风险。"这份报告清楚地指出,许多婴儿的汞

---

* 疯帽匠是小说中的一个疯疯癫癫,却又有情有义的制帽人。这一角色的来源是 19 世纪时在恶劣工作环境中水银中毒的可怜工人。那时的工人使用含汞的溶剂,将毛皮制成毛毡,在通风极差的环境中,工人被迫吸入大量含汞的气体,当体内累积一定程度的汞后,开始出现所谓的疯帽匠症状(mad hatter syndrome)。其症状包括:发抖、失去协调感、说话模糊不清、掉牙、记忆力减退、沮丧与焦虑。直到今天,疯帽匠症状仍是对汞中毒患者的普遍称呼。

接触量超出安全水平。

诊断甲基汞接触的一个复杂之处是症状出现之前存在一段时间的潜伏期，在此期间观察不到明显症状。潜伏期似与接触水平有关，接触较高浓度的汞潜伏期较短。一些研究人员认为，之所以存在潜伏期是因为甲基汞在大脑中积聚需要时间，而中枢神经系统本身有一定的修复能力，当受损组织多到无以修复之时，才会出现明显症状。还有一种说法是，在大脑中甲基汞脱去甲基转化成无机汞的过程比较漫长。

建议与忠告

在我们的生活中汞几乎无处不在（参见表10.2）。最好的建议是妥善处置任何一种含汞产品，无论如何要避免与汞接触，尤其不要通过呼吸道吸入汞。这一点对年幼的儿童特别重要。就个人而言，我们还应确保所有含汞产品的妥善回收与循环利用，将无用的含汞产品交到指定回收点，而不是随意丢弃。

表 10.2　金属汞的常见来源

主要家用电器（冰箱、干衣机、煤气炉、热水器、熨斗等电器的开关）
汽车开关
舱底泵、污水泵等（浮球开关）
牙科用汞合金
测量设备和实验室设备，如气压计、压力计、温度计等
医疗设备和用品
荧光灯
电池
电脑

如果发生汞泄漏，应当在泄漏的地方增加通风。另外，不要使用吸尘器清理汞。吸尘器会加热汞而使它进一步在室内扩散。你可以把

所有的汞收集起来，放入一个密封的容器中，交到专门处理含汞垃圾的机构。如果发生大量的汞泄露，必须让专家来处理。

> **关于汞的建议**
> - 减少汞在环境中的释放
> - 限制汞在全球的生产、销售和使用
> - 清理受污染场地
> - 减少来自煤炭发电设施的汞排放
> - 减少或消除汞在消费品中的使用（汽车、温度计、恒温器和珠宝）
> - 对育龄妇女提供鱼类消费建议
> - 监控鱼体内的汞含量

在有机汞方面，应当特别注意鱼类中的甲基汞。育龄妇女和儿童应谨慎食用那些会积累汞的鱼类，如金枪鱼、鲨鱼、箭鱼和梭鱼。食用时应咨询并遵循当地鱼类消费组织提出的建议。在美国，共有 40 多个州发布过与汞有关的鱼类食用建议。比如，美国华盛顿州的建议是一个体重小于 60 千克的育龄妇女每周食用金枪鱼的量不应超过一个罐头（180 克左右）。六岁以下、体重约为十千克的幼儿，每周最多食用 30 克金枪鱼；体重约为 30 千克的幼儿，每周最多食用 90 克金枪鱼。相关机构对鱼类中的汞污染应该进行持续监测，并及时发布公告，以保护敏感人群。关于对含汞鱼类限量食用的知识需要在消费者中进行普及。

此外，我们需要对汞的生产、销售和使用进行限制。我们应该杜绝在消费产品（如自动调温器、温度计和珠宝）中使用汞，改用已通过质量测试且成本不高的替代品。

（刘江红　译）

第 11 章

砷

名称：	砷
用途：	木材防腐剂、农药、半导体制造
来源：	煤燃烧、饮用水、环境、医疗药品、海鲜
推荐限制量：	没有必要摄入
体内吸收：	呼吸吸入、肠道吸收（无机砷易吸收，有机砷难吸收）、皮肤接触
易感人群：	幼儿
毒性及症状：	周围神经系统（手脚刺痛）、皮肤癌、肺癌、手掌和脚掌色素沉着、血管并发症
法律规范*：	EPA 标准：饮用水 10 微克/升 EPA 标准：参考剂量为 0.3 微克/千克/天 OSHA 标准：工作场所的空气中 10 微克/米^3 有毒物质与疾病登记署：最低危害值（MRL）为 0.3 微克/千克/天

---

* 中国的相关标准是：生活饮用水卫生标准 GB 5749—2006，2022 规定饮用水中砷的最高容许浓度为 10 微克/升。地表水环境质量标准 GB 3838—2002 规定地表水 I—Ⅲ类为 50 微克/升，Ⅳ—Ⅱ类为 100 微克/升。环境空气质量标准 GB 3095—2012 规定环境空气砷的年平均浓度为 6 微克/米^3。

续　表

一般常识：	用作药品和毒药，使用历史悠久
环境影响：	全球性的污染，在鱼类和贝类中积聚（毒性较小）
健康与安全性建议：	尽量不使用或避免使用砷处理过的木材，持续监测饮用水

砷的简介与历史

很早以前，人们就已经认识到砷可以用来治病，也可以用来作为毒药。过去砷一直用来治疗梅毒和阿米巴性痢疾，直到20世纪青霉素和其他抗生素诞生才将其取代。目前，砷类化合物主要用于治疗癌症。可作为毒药的三氧化二砷（As_2O_3）看上去像糖，无味，只需约十分之一克即可置人于死地。如今砷仍用作杀虫剂，在棉花种植中的使用尤为突出，也可用作除草剂和木材防腐剂。

砷是一种用途广泛的金属，经过复杂的化学反应，砷可以形成各种有机物或无机化合物。无机砷广泛分布于自然界，通常以三价的形式（As^{3+}）存在，但也存在五价砷（As^{5+}）。三价的形式包括三氧化二砷、亚砷酸钠和三氯化砷。有机砷可以在很多生物体包括人类以及贝类的生物甲基化*过程中产生，其毒性远低于无机砷。

饮用水的砷污染是一个世界性难题，会对千百万人的生命造成影响。存在于土壤或岩石中的高浓度砷会对地下水源造成污染。多年来，美国联邦政府致力于建立饮用水砷含量的标准。EPA最近将砷含量标准的上限从50微克/升降低到10微克/升。凡高于这一标准的饮用水需要经过特别处理才可饮用。降低该标准含量上限是因为长期暴露于

---

* 生物甲基化：生物代谢过程中，化合物中的氢原子为甲基所取代，或金属离子转化为金属甲基分子的过程。

低水平的砷会引起皮肤癌和其他疾病，即便是 10 微克/升的新标准，依然有引发癌症的风险。在西孟加拉国和孟加拉国，超过 7 500 万人暴露于含砷的水，他们的健康受到严重威胁。由此导致每年 20 万到 27 万人因癌症而死亡。此外，阿根廷、智利等国的饮用水中同样存在高含量的砷。

　　砷最大的用途是用来防止木材的腐烂或虫害。有几种化合物可用于木材加工处理，其中一种名为铬化砷酸铜（CCA）的农药使用得最为广泛。现在，在甲板、游乐设备、栅栏、建筑木材、电线杆、桥墩和木桩等处，仍能见到铬化砷酸铜处理过的木材。砷在这些木材中的含量相当之大，一块 5 厘米厚、10 厘米宽、20 厘米长的标准木材中含砷量可高达 15 克，而砷对人体的致死剂量仅为 70 至 200 毫克（或约 1 毫克/千克体重）。降雨之后砷会从木材中渗出，并通过手的接触进入人体。儿童可在甲板或其他木材表面接触到砷，通过吸吮手指或用手拿食物，将砷摄入体内。最终，用砷处理木材的生产商与美国环境保护局达成协议，决定逐步淘汰铬化砷酸铜。目前，最常见的铬化砷酸铜替代品是四价铜氨盐（ACQ），四价铜氨盐的毒性要比铬化砷酸铜低得多。

　　在认识到砷的毒性后，砷的使用和生产已大幅减少，适合的替代品也在被大力开发。不过，即便不去特意开采砷，在铜、铅、锌的冶炼生产过程中也会产生砷。金属冶炼厂会产生三氧化二砷，并释放到大气中，从而造成环境污染。砷也被用来制造以硅为材料的计算机芯片以及控制玻璃的颜色。燃煤发电会释放一定量的砷，吸烟者也会从烟草中吸入一定量的砷。有机砷化合物可用作饲料添加剂，以促进家禽和猪的生长。砷处理过的木材被焚烧时，人有可能吸入含砷的木屑。

　　除了某些特定职业或饮用砷污染的水会造成高剂量的砷摄入，其他情况下我们也会接触到砷，但一般水平较低。通常情况下，空气中砷的含量小于 0.1 微克 / 米^3，饮用水中砷的含量小于 5 微克 / 升，从食物中摄入的砷含量通常低于 10 微克 / 天，但鱼类与贝壳类中的砷含量可能高达 30 微克 / 克。大多数食品中的砷以有机的形式存在，其毒性小于无机砷。从食物和水中，人每天接触到的砷约为 20 微克（假定日平均饮用水量为 2 升，水中的砷含量为 5 微克 / 升）。

砷的生物学特性

可溶性无机砷化合物（如三氧化二砷）很容易在肠道被吸收（80%～90%），海产品中的有机砷化合物不易被吸收。砷也可以通过肺部和皮肤吸收。一旦吸收，无机砷就会被肝脏生物转化，形成甲基化砷，经尿液排出体外，其半衰期是 3 至 5 天。砷也可以通过外层的皮肤细胞和汗水排出体外。血液中的砷大部分与红细胞结合。砷也会与含巯基的蛋白质结合，并在头发和指甲中积蓄。摄入高水平的砷可使指甲上出现米氏纹（白色横纹）。

砷对健康的影响

三氧化二砷的致死量大约是 70 至 180 毫克，不过砷中毒的身体反应可能会延迟几个小时才发生。口服后的症状包括吞咽困难、严重的肠道疼痛、呕吐、腹泻、肌肉痉挛、严重口渴、昏迷和死亡。砷急性中毒后存活的病人往往存在周围神经系统的损害。

慢性砷中毒常见于饮用水的污染事件。砷中毒的早期迹象包括呼出的气有大蒜味、过度出汗、肌肉压痛及无力、皮肤色素沉着等。更进一步的症状包括贫血、手套或袜套样感觉障碍、血管疾病、手掌和脚掌的皮肤变化、肝脏和肾脏损伤。循环系统的变化可能导致四肢坏疽，尤其是脚（乌脚病）。每天摄入 0.4 毫克/千克体重的砷，3 至 6 个月后手掌和脚掌的色素沉着和角化就会出现。在反复暴露于低水平砷一段时间后，可能会产生与一次性高摄入类似的后果。

砷会导致皮肤癌和肺癌。早在 100 年前，人们就在使用砷化合物治疗的病人中发现皮肤癌病例，而肺癌则发生在长期吸入砷尘的冶炼厂工人中。砷极易透过胎盘，但在过程中会转化为有机砷，从而降低对胎儿的毒性。

建议和忠告

人们对慢性砷中毒有较深入的了解，而避免慢性砷中毒最好的办法就是完全阻止砷的摄入。最常见的家庭砷暴露来源是受污染的饮用水和砷处理的木材。饮用水方面，民众应当了解当地的水质标准，可考虑使用净水装置，而监管部门应当严控饮用水中的砷含量，并对饮用水进行适当的处理，以降低水中的砷含量。如果甲板、游乐设备、家具或者住宅等使用的木材经过了砷的处理，则应尽量减少接触，特别是儿童。人们还应避免吸入砷处理木材的木屑。对于这类污染，除了可以淘汰砷处理的木材，还可以在砷处理的木材上涂上无毒无害的封闭剂，以防止儿童用手接触砷并经口摄入砷。另外，在接触砷处理的任何产品后都应当洗手。

（陈淑娟　译）

第 12 章

氟

名称：	氟化物
用途：	蛀牙预防，饮用水、牙膏及其他牙科产品添加剂
来源：	饮用水、牙膏、药品中的添加剂
推荐限制量：	饮用水中的浓度 0.7 毫克 / 千克
体内吸收：	肠
敏感人群：	儿童
毒性及症状：	关于对健康的益处与不良影响有很多争议。益处是可以减少蛀牙；危害是可导致氟斑牙，增加患甲状腺功能减退的风险，其神经毒性可能损害儿童智商并增加注意力缺陷伴多动障碍（ADHD）的发生，主要表现为局部行为，而非全身行为
法律规范*：	EPA：饮用水中氟化物的最大污染水平为 4 毫克 / 升 美国疾控中心：饮用水含氟量建议为 0.7 毫克 / 升 美国国家科学院：氟化物允许的最大浓度为 1.2 毫克 / 升
伦理问题：	摄入氟化物没有知情同意，没有进行标准的风险 / 收益研究
环境影响：	在美国广泛使用，但在欧洲或世界其他地区却没有
健康与安全性建议：	避免使用，尤其是幼儿

* 中国生活饮用水卫生标准 GB 5749—2006，2022 规定饮用水中氟化物的最高容许浓度为 1.0 毫克 / 升。

第12章 氟

> 氟化物似乎与铅、汞和其他会导致化学性脑损伤的有毒物质一样。每种毒物的影响似乎很小,但在人口规模上的综合损害可能很严重,特别是因为下一代的脑力对我们所有人都至关重要。
>
> ——菲利普·格朗让博士
>
> 我对把日常用水作为药物载体的做法感到震惊。氟化物是一种腐蚀性毒物,会产生长期的严重影响。任何这样用水的企图都是可悲的。
>
> ——查尔斯·海德,医学博士,美国医学协会前任主席

前　言

在社区饮用水中添加或不添加氟化物是个问题。目前,约74%的美国人口在不知情或未经同意的情况下饮用含氟水。关于饮用含氟水的有效性、安全性和伦理问题,人们争论了70年。美国牙科协会(American Dental Association, ADA)和美国疾病控制与预防中心(Centers for Disease Control and Prevention, CDC)以及其他机构认为,饮用含氟水是安全的,可减少儿童和成人的龋齿,因此具有重大的公共卫生效益。另一些人则声称,在饮用水中添加氟化物会带来显著的好处,但这些好处被大大夸大了,而且是不道德的。摄入氟化物的风险包括智商降低、多动症和甲状腺功能减退症的发病率增加。自20世纪60年代以来,含氟牙膏已经被广泛使用,这种局部使用通常被认为比通过水摄入能更有效地预防蛀牙。这被认为是龋齿率下降的主要原因,而不是因为水的氟化。鉴于越来越多的风险证据和不确定益处的证据,许多公共卫生专业

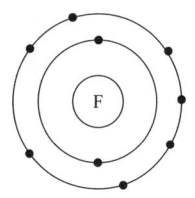

图12.1　氟原子结构示意图

人员建议停止饮用水的氟化。

氟化与反氟化的讨论从20世纪40年代就开始了。虽然本书力求平衡这两种观点，但更倾向于同意反氟化的观点。赞成氟化的信息很容易在CDC网站和ADA网站上找到。

健康影响

> **科学与事实：氟化物**
> - 神经毒性会降低儿童的智商并增加ADHD的发生
> - 可能增加甲状腺功能减退的风险
> - 导致氟斑牙
> - 与牙齿直接接触对牙齿有益，但不是摄入

有关氟化的科学有几个重要方面：1）在预期的人体暴露水平下是否存在重大危害？ 2）潜在的社会利益是否大于危害？ 3）是否有些人比其他人更容易受到氟化物的有害影响？毫无疑问，摄入氟化物会对人体健康有害。目前的挑战是确定是否存在一个水平，在该水平以下的氟暴露是安全的，且能改善牙齿健康。

氟斑牙是幼儿因摄入过量氟化物引起的，它会损害牙釉质。在一个非常温和或较温和的暴露水平下，氟会导致牙齿出现白色斑点或条纹。在中等或严重程度，斑驳更为明显，可导致产生黄色或棕色污渍和点蚀的珐琅质，这会增加蛀牙发生。2019年的一项研究发现，氟中毒的患病率和严重程度都有所上升。在美国，近65%的12—15岁青少年患有抑郁症，其中27.9%为中度，2.6%为重度。这支持了2018年的一项研究，该研究发现16—17岁青少年的患病率也有类似的增长。氟化水是导致忧郁的主要因素。

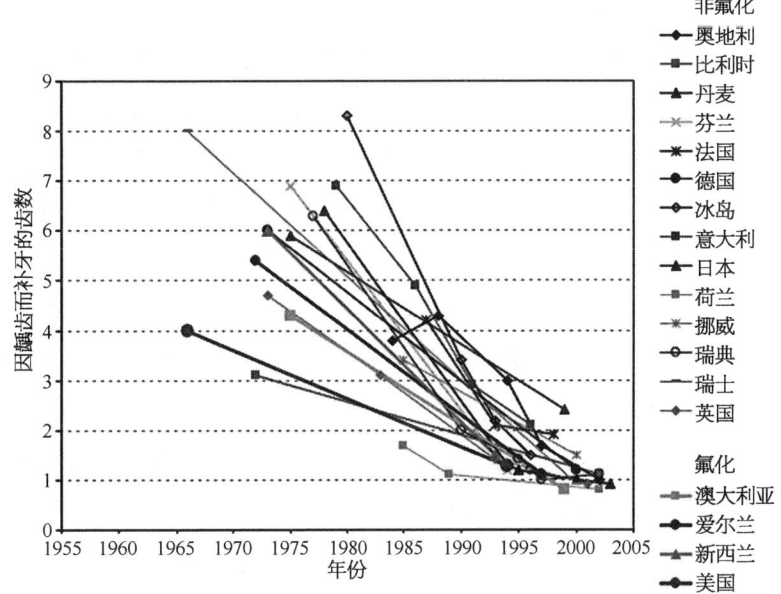

图12.2 氟化与非氟化国家的蛀牙发生情况（数据来自世界卫生组织）

氟化物已被确定为内分泌干扰物。事实上，自20世纪50年代氟化物被用于治疗甲亢患者以来，人们就知道氟化物能降低甲状腺功能。2006年，《美国国家科学院评论》明确表示氟化物导致甲状腺功能下降。加拿大和英国的研究进一步证明，氟暴露增加会导致甲状腺功能减退。

2006年美国国家科学院的研究也证实了"氟化物有干扰大脑功能的能力"。从那时起，在动物和人类身上进行的数百项研究进一步验证了这一结论。2012年，一项荟萃分析发现，摄入高水平氟化物的儿童，智商平均降低7分，27项研究中有26项提供了支持性证据。在这些研究中，大多数儿童接触的氟化物浓度高于美国普通水中的氟化物浓度，但许多儿童接触氟化物的总量与数百万美国人的接触量相似。

2017年，美国国家卫生研究院资助的一项前瞻性研究发现，孕妇尿液中氟化物每增加1毫克/升，其子女的智商就会降低5～6分。2018年，在60项研究中，有53项将儿童高氟水平与低智商水平联系起来。另外值得关注的是，通常用于水氟化的化学物质氟硅酸可能受到铅和（或）砷的污染。这两种化学物品都被认为是具神经毒性的，并且都没有安全水平。

自20世纪50年代以来，美国公共卫生服务局对大部分地区的氟化水浓度的建议为1.0毫克/升，范围为0.7—1.2毫克/升。2015年，建议该浓度降低到0.7毫克/升，以减少摄入氟化物的毒副作用，同时保持其有益的效果。对于毒理学评估，摄入剂量通常根据体重进行调整。从单位体重衡量，儿童比成人吃得多，呼吸得多，喝得多，所以他们吸收的氟化物剂量比成人高。此外，儿童的大脑和骨骼等器官系统仍在发育，因此更容易受到氟化物的毒性影响。通常，在管理化合物的风险和益处时，应该使用标准毒理学协议，包括安全因素，以确保最脆弱群体的安全。

历 史

- 1950年：尽管安全性研究很少，但美国公共卫生服务局还是支持氟化
- 2006年：美国国家科学院的《饮用水中的氟化物》确定氟化物是内分泌干扰物，与多种健康风险有关
- 2012年：纳入27项研究的荟萃分析发现有26项显示高氟水平与低智商有关
- 2017—2019年：高质量研究证实，在一般氟暴露水平下人的智商会降低

社区用水氟化的历史反映了20世纪50年代人们的认知水平，当时许多人认为化学物质几乎可以解决任何问题。目光集中在化学品的有益特性上，而不是潜在的危害上。一个典型的例子就是滴滴涕，它除了是一种有效的杀虫剂外，也几乎杀死了掠食性鸟类，最近被发现对人类有害。

自20世纪30年代以来，人们就知道氟化物对口腔健康有两种相反的影响：龋齿减少，氟斑牙增多。早期证据也表明，它可以削弱骨骼和降低甲状腺功能。

在20世纪40年代，人们开始讨论将水的氟含量控制在能最大限度地提高效益，但又能最大限度地减少危害水平的问题。1945年开始了两项研究，比较一个用含氟水（1毫克/升）的城市区域（密歇根州大急流城/马斯克贡）和一个类似的不用含氟水的城市区域（纽约州纽堡/金斯顿），原计划研究时间跨度至少为10年。但早在大急流城承诺减少龋齿和威斯康星州牙医施压的情况下（威斯康星州的牙医已经说服该州至少50个城市开始使用氟化剂），公共卫生服务局在1950年批准了氟化剂的使用。紧接着，仅仅过了5年时间，美国牙科协会、美国公共卫生协会和美国医学协会也纷纷表示支持，宣称氟化物都是安全的，尽管从未对它们进行过任何长期的安全性研究，也没有关于内分泌紊乱、神经毒性、癌症、糖尿病或化学敏感性的研究。他们关于确定没有健康风险的声明一直持续到今天，即使在2006年的《美国国家科学院评论》综述了许多健康风险，并指出应对一些有害的状况进行更多研究，包括癌症、糖尿病、肾病、神经毒性和其他疾病，他们的声明也没有改变。

今天，美国政府和大部分医疗机构对水氟化处理的认可与世界上大多数国家形成了鲜明的对比。世界上大约95%的人饮用不含氟的水。在196个国家中，只有24个国家进行了水的人工氟化处理，其中超过半数人口使用氟化水的国家只有10个。欧洲有超过98%的人口饮用无氟水，48个国家中只有8个国家有氟化水供应。有些国家出售氟化盐，但它总是由消费者自己选择购买的。

1999年，CDC将水氟化列为其20世纪十大公共卫生成就之一。但也是所有十大成就中，唯一一个被世界上大多数国家、城市和卫生组织拒绝甚至不考虑的成就。同样重要的是，自1999年以来，即使许多反对氟化水的最权威的科学证据已经出来了，CDC也没有改变其立场。

伦　理

- 水中的氟化物被用作药物
- 没有对摄入的知情同意
- 大多数家庭无法避免通过供水取水接触氟化物
- 孩子们应该能够充分发挥和保持他们的遗传潜力

FDA将药物定义为用于诊断、治疗或预防疾病的任何物质。例如，FDA要求在含氟牙膏上贴上标签，声明对6岁以下的儿童来说，"如果不慎吞下超过刷牙用量的牙膏，请立即就医或联系毒物控制中心。"但当饮用水中添加氟化物时，FDA却另眼相看，拒绝对其进行监管。与其他药物不同，氟化水从未经过临床试验来确定其安全性和有效性。氟化水处于一种没有任何监管的"黑洞"状态。EPA规定，当氟化物自然产生时，它是一种污染物，但当声明氟化物被有意添加到饮用水中时，他们甚至不会去考虑健康风险。

医生根据个人需要开药，确保药物为药品等级（未受污染），并在特定时间内推荐特定剂量。他们还必须告知患者潜在的有害副作用。然而，是否服用这些药物的最终决定权在患者手里。而使用氟化水，所有这些安全和伦理协议都被违反，从而剥夺了个人的知情同意权。

许多欧洲国家，包括法国、德国、比利时、荷兰和捷克，都将在饮用水中添加药物的伦理问题作为他们不允许氟化的理由。

水氟化也是一个环境和社会公正问题。在低收入人群中，健康状况使人们更容易受到氟暴露，如肾病和糖尿病在低收入人群中更为普遍，营养缺乏也是如此。此外，低收入家庭无法负担昂贵的过滤器或瓶装水，以避免使用氟化水。但他们别无选择。

最后，根据"预防原则"，只要有证据表明某种物质正在对健康或环境造成危害，就应该采取预防措施，即使证据不完全确凿。举证责任应该是证明该物质是安全的，而不是绝对证明它是有害的。从20世纪50年代到现在，大量的科学研究表明氟化水对人体有害。停止人工氟化水的做法是审慎和合乎伦理的预防措施。

监 管 标 准

美国现行法规

EPA：饮用水中氟化物的最大污染水平为4.0毫克/升

CDC：饮用水含氟量建议为0.7毫克/升

NSF：氟化物最大允许浓度为1.2毫克/升；砷的最大允许浓度为1.0微克/升；铅的最大允许浓度为1.5微克/升

OSHA：工作场所空气含氟量0.5毫克/米^3

ATSDR：最大残留限量为0.3微克/千克·天（慢性接触）

建 议 和 结 论

摄入氟有害健康，停止使用含氟水。

（李雯娟　译　顾新生　校）

第 13 章

金　属

元素周期表中的元素很大一部分是金属。它们普遍具有良好的导电性和导热性。不少金属形成的阳离子或与非金属结合形成的离子化合物是人类以及所有其他生命体所必需的物质，但其中也有许多具有毒性。早在 4 000 多年前，人类就开始使用金属。希腊人与罗马人最早记载了金属的毒性及可能的治疗作用。

工业社会对金属的使用，极大改变了金属在自然界中的分布。格陵兰岛冰层忠实记录了我们的进步与莽撞，冰层中的金属含量随着文明社会的兴衰而发生变化。公元前 800 年，格陵兰岛冰层中铅的含量开始增加，20 世纪 20 年代含铅汽油大行其道之际，冰层中铅的含量也相应地急剧增加。总的来说，由于人类对铅的使用，格陵兰岛冰层中铅的含量比原来增加了 200 倍。

自然界中的金属会改变存在形式，从而使它们的生物学特性与毒性发生改变。比如金属汞可以通过蒸发进入大气，而在全球范围内分布。空气中的汞随着雨水进入土壤或水中，在细菌的作用下转变成甲基汞，再被较大的生物摄取，最终进入金枪鱼等鱼类的体内，这些鱼再被人类或其他动物捕食。

毒理学的原理，即剂量决定效应和个体敏感性，通过金属可以得到很好的诠释。历史上，人们主要关注金属毒性引发的可见效应，例如铅引起的腹痛、汞导致的"狂躁症"。现在，人们的关注重心已经转移到较为隐蔽或是长期的效应以及潜在的易感人群。

本章中金属共分成三类：1）营养金属（或人体必需的金属）；2）有毒金属；3）医用金属。此外还有一小节专门介绍用于治疗过量金属中毒的螯合剂。

营 养 金 属

我们的生存依赖于很多种金属，其中最普遍的一种就是铁。表13.1介绍了几种主要的营养金属。由于是人体必需的元素，人们对这些金属的有益与有害效应进行了充分的研究，包括每一种元素的每日推荐摄入量。列表中的推荐摄入量指的是实际经口摄入的量，主要针对成人，但会因年龄的不同（如青年、中年与老年），而出现上下浮动。另外，肠道对这些金属的吸收率也是一个不确定因素。

表 13.1 主要的营养金属一览

金属名	功 能	来 源	过量时的毒性	每日推荐摄入量
铬（Cr）	与胰岛素有关	食物	肾脏损伤、肺癌（吸入途径）	50~200 微克（Cr^{2+}）
铜（Cu）	血红素合成	食物	毒性很低；缺乏时会贫血；过量时会影响肝肾	1.5~3.0 毫克
铁（Fe）	血红素	食物	肠道、肝损伤	10~15 毫克
镁（Mg）	与许多酶有关	食物、谷物和坚果	缺乏时引起神经性肌无力、抽搐	280~350 毫克

续 表

金属名	功 能	来 源	过量时的毒性	每日推荐摄入量
锰（Mn）	与许多酶有关	食物、焊接时吸入	帕金森样综合征	2～5毫克
硒（Se）	抗癌	食物	心脏	55～70微克
锌（Zn）	与许多酶有关	食物	缺乏时会影响发育	12～15毫克

以上这些金属是人体必需的元素，摄入不足或过量都会产生不良效应。本章重点关注摄入过量引发的不良效应。在摄入不足方面，有必要特别提醒的一点是体内铁元素的不足会增强铅的毒性。金属接触途径的不同，其毒性差异会很大。像锌、锰等金属通过呼吸系统吸入时毒性极大。跟其他许多化学物质一样，金属的有益或有害，取决于接触途径的不同以及接触剂量的大小。

铬（Cr）

铬在自然界的含量相当丰富，以 Cr^{3+} 和 Cr^{6+} 的氧化状态存在，其中 Cr^{3+} 具有重要的生物学意义，Cr^{6+} 具有重要的工业意义。Cr^{3+} 与胰岛素及血糖调节有关，每日推荐摄入量为50～200微克。Cr^{6+} 具有广泛的工业应用，包括不锈钢合金及皮革制品，但它具有极高的毒性。工业上最主要的接触方式是经肺吸入，这在铬生产行业及电镀行业中最为突出。急性铬接触会导致肾损伤，皮肤接触会导致接触性皮炎，被吸入时，铬会刺激鼻黏膜。它也被看作肺部致癌物。

铜（Cu）

铜参与合成血红素，铜缺乏或过量不太会引发明显的中毒症状。铜的每日推荐摄入量为1.5～3.0毫克。工业上，铜广泛应用于各种产品，包括管道、电线，食品供应行业中铜也非常常见。铜缺乏常与贫血联系在一起，但其实许多营养方面的问题都与铜缺乏相关。牛等食草动物如果摄入过量的铜，会对肝脏与肾脏造成影响。铜对水生生物的毒性比对哺乳类动物大得多，它是一种主要的水环境污染物。威尔逊病（肝豆状核变性病）是一种因为基因异常而无法代谢铜元素的疾病，可用青霉胺螯合剂进行治疗。

铁（Fe）

人体约含有 3～5 克铁，其中有三分之二与红细胞内的血红蛋白相关，血红蛋白参与氧的运输与储存。每日推荐摄入量为 10～15 毫克，怀孕妇女推荐量为 30 毫克。缺铁是全球最常见的营养缺乏症之一。缺铁会导致贫血或血液载氧能力下降。如果饮食中缺乏铁，其他金属（如铅）就会被吸收，从而导致金属中毒。在防止儿童打开的安全瓶盖问世之前，儿童常因误食铁补充剂，而出现急性中毒，症状包括呕吐、肝损伤、休克、肾衰甚至死亡。慢性过量的铁摄入会导致肠道溃疡，引起呕血及黑便。

镁（Mg）

镁是人体必需的金属元素，存在于谷物、海产品、坚果、肉类和饮用水。成年女性与成年男性的每日推荐摄入量分别为 280 毫克和 350 毫克。镁也大量用于抗酸剂及泻药。镁乳（或氢氧化镁）是一种用途广泛的解毒剂。它还作为辅助因子存在于多个人体必需的酶，并且参与多个关键的代谢反应。镁主要在小肠中吸收，并以约 12 毫克/天的速率从尿中排出。人体会不断调节血镁水平，使其保持稳定。体内缺镁主要是因为吸收减少或排出过多，缺镁会引起神经性肌无力及抽搐。排泄不畅或抗酸剂使用过量会造成镁中毒，出现恶心、呕吐、低血压及中枢神经系统反应。

锰（Mn）

　　锰是人体必需的金属元素，参与多种酶反应，尤其是与脂肪酸有关的反应。锰的肠道吸收率很低（低于5%），但人们可以很容易地从谷物、水果、坚果和茶等食物中摄入锰。锰的每日推荐摄入量为2～5毫克。锰用作汽油添加剂（如甲基环戊二烯三羰基锰，MMT）之后，锰盐随着汽车排放出的尾气扩散到环境中，锰的毒性开始获得越来越多的关注。锰也是钢铁中一种重要的合金元素。采矿及钢铁生产时产生的锰尘会导致呼吸道疾病。接触锰会引发严重的神经系统疾病，该病类似于帕金森疾病，以行走困难、易兴奋、言语困难为特征。研究人员正在研究锰作为燃料添加剂时可能引起的不良效应。

硒（Se）

　　人们可以从虾、肉类、乳制品及谷物等食品中获取硒，硒的每日推荐摄入量为55～70微克。硒有多种形式，Se^{6+}具有最重要的生物学意义。硒能够在肠道快速被人体吸收，并广泛地在人体各组织中分布，其中肝脏与肾脏内的硒含量最高。硒参与很多细胞功能的发挥，并与维生素E互相作用。硒似乎可以减轻镉、汞等金属的毒性，又具有抗癌性。体内硒缺乏或过量都会产生明显的有害效应。成人每日推荐摄入量大约为70微克，不可超过200微克。在土壤含硒量过高的地区中生活的人与动物会发生硒摄入过量。绝大部分的青草及谷物不会蓄积硒，但动物食用植物后会在体内蓄积硒（有时摄入量会高达10 000毫克/千克），并出现一种叫"晕倒症（特指牛马等）"的疾病。该病症状包括胃口下降、视力受损和蹒跚绕圈，最终会导致瘫痪或死亡。人群也会出现类似症状，并伴有神经性反应。缺硒还会引发心脏病、骨骼肌效应及肝损伤。

锌（Zn）

锌在人体中扮演多种重要角色，体内缺锌会导致严重后果。每日推荐摄入量为 12～15 毫克。环境中的锌含量丰富，从谷物、坚果、豆类、肉类、海产品及乳制品等食品中可以轻易获取。很多种酶需要锌元素，比如调节基因表达*的蛋白质。锌对免疫系统及在神经系统运作与发育过程中起到了重要作用。胎儿与婴儿在发育阶段缺锌会导致生长异常、疾病多发、治愈不良、头发脱落以及中枢神经系统失调。另有一些研究表明，成人缺锌可能会引发神经障碍，如阿兹海默病。酗酒引发的肝损伤也与缺锌有关。很多种药物（特别是螯合剂及一些抗生素）会影响人体内锌元素的动态平衡。焊接时接触锌和其他金属会引起金属烟热症，该症以打冷颤、发热、体虚和出汗为特征。

有 毒 金 属

一些金属具有营养价值，而另一些金属会引起严重的毒性反应（表13.2）。金属铅很好地诠释了人类与这类金属的复杂关系。从古代开始，铅的使用就相当广泛。过去的百年里，铅大量用于油漆及汽油添加剂。近30年来，研究证实了低剂量的铅接触就会造成儿童永久性的脑损伤。可见，一个元素剂量得当可以是有益元素，剂量过多就可能是有毒元素；一个元素对于某些人而言无害，对另一些人却可能致命。

---

* 基因表达（Gene Expression）是指细胞在生命过程中，把储存在DNA序列中的遗传信息经过转录和翻译，转变成具有生物活性的蛋白质分子。

表 13.2　主要的有毒金属一览

金属名	毒性效应	来源
铝（Al）	透析性痴呆	透析液、食物、饮用水
砷（As）	癌症（皮肤与肺）、神经毒性（感觉效应）、肝脏与血管	饮用水、矿石熔炼、农药、木材
铍（Be）	肺部炎症、接触性皮炎	核发电厂、金属合金、煤炭燃烧
镉（Cd）	肺气肿、钙代谢紊乱、肾损伤、肺癌	贝类、香烟烟雾、农作物、合金（焊接）
钴（Co）	尘肺病	金属合金
铅（Pb）	学习及记忆力降低（儿童尤为敏感）	油漆、食品、汽油添加剂、汽车蓄电池
无机汞（Hg）	震颤、易兴奋、失忆、狂躁	温度计、开关、荧光灯泡、纽扣电池
有机汞（CH_3-Hg）	震颤、神经系统发育不良	鱼类
镍（Ni）	肺癌、接触性皮炎	珠宝、厨具、其他含镍的物体
锡（Sn）	无机锡：毒性低、肺损伤 有机锡：中枢神经系统损伤	无机锡：食品包装、粉尘 有机锡：少见

铝（Al）

1825 年，铝首次被分离出来。铝是环境中含量最丰富的金属元素。由于铝活性高，可以与一系列元素结合。铝的含量虽高，但生物利用率*却不高。不过，酸雨使环境中铝的生物利用率增加了。铝用于大量产品的制造，其中包括飞机、啤酒、苏打水及厨具等。人们会通过饮用水、食品及一些药物接触到铝。铝的每日容许摄入量为 1～10 毫克。

---

* 生物利用率（biological availability）是指元素进入生物体组织后能被吸收、并能参与代谢过程或贮存于组织中的部分占摄入总量的比例。

它的肠道吸收率很低。

铝的神经毒性作用在透析后的肾衰病人身上首次被观察到。起初病人言语混乱，进而发展成痴呆或抽搐，这种综合征叫作透析性痴呆。一般而言，在经过3～7年的透析后，这种病症会因病人骨骼、大脑与肌肉中铝含量的升高而显现。患有阿兹海默病的病人大脑中，也发现铝含量偏高。尽管有不少研究，但至今还无法确定大脑中铝的累积是否是阿兹海默病的病因，抑或是否是患上阿兹海默病后的结果。

砷（As）

砷的历史富有传奇色彩。砷既被当成一种毒药，也被用于治病，包括癌症。早在2 000多年前，人们便开始研究砷的性质，还由此发展出了一些毒理学的早期理论。尽管砷有毒，但即便到了20世纪，化妆品中仍会发现砷的踪影。砷曾广泛用作果园的杀虫剂，由此造成土壤的砷污染。大量加工过的木料中含有砷。在工作场所对砷的接触主要发生在矿石的熔炼作业。电子元件生产厂也广泛使用砷。饮用水含砷的问题一直备受广大民众的关注。

砷的化学性质复杂。砷能以多种形式存在，比如三价砷与五价砷，又如三氧化二砷（砒霜，用于计算机芯片制造工业）以及砷酸。砷通过皮肤、汗液、头发及指甲排出，指甲上会出现白色的米氏纹。急性砷接触会导致肠胃疼痛、感觉缺失、心衰或死亡。慢性接触会导致周围神经感觉丧失或中枢神经系统功能丧失，还会导致肺癌和皮肤癌。（详见第11章）

铍（Be）

铍是核电工业中一种重要金属元素。铍也存在于煤炭及石油中，燃料发电厂每年向环境排放约1 250吨的铍。经肺吸入为铍的主要接触途径。皮肤接触会引起皮炎。吸烟者也会吸入少量铍。铍先分布于肝脏，然后被骨骼吸收。接触性皮炎以及对铍的过敏是最常见的毒性反应。急性暴露会导致整个呼吸道的炎症反应。工作场所接触铍会导致慢性铍病（CBD）或称为铍尘肺。这是一种严重的渐进性退化病，肺部会出现纤维化及功能失调。铍已被国际监管机构归类为致癌物，长期铍接触会导致肺癌。

镉（Cd）

镉分布广泛，常用于制造业，因此在许多消费品中存在。镉的食物性接触一般来自贝类或者生长于含镉土壤的农作物（如含镉大米、烟草）。饮食中铁或钙不足，会导致镉的吸收量增加。在工业上，镉用于生产涂料和镍镉电池，职业性镉接触一般发生在焊接与电池行业中。镉经口摄入，其吸收率低于10%，而经肺部吸入，其吸收率高很多，为此吸烟者镉接触水平较高。镉主要在肝脏与肾脏中蓄积。急性高剂量镉摄入会导致腹痛、呕吐，吸入则会导致肺水肿，慢性接触会导致慢阻肺及肾脏受损。镉可能会引起高血压，也可能导致肺癌。镉会影响钙的代谢，导致骨骼中的钙流失。日本出现的"痛痛病"是一种骨骼疼痛病，疾病起因为镉扰乱了钙的代谢。

钴（Co）

人体需要少量的钴，它与维生素B12合成有关，但高剂量的钴对人有一定的毒性。肠道的细菌会将钴转化为维生素B12，这是人体必需的营养要素。长期口服高剂量钴可用来治疗贫血，但也会引起甲状腺肿大。急性高剂量钴摄入会引起呕吐、腹泻、温觉及心力衰竭。人们将钴作为发泡剂加入啤酒一段时间后发现了急性摄入的症状。工业上，钴用于生产涂料、永久性磁铁及加大金属的硬度。在研磨金属等情况下吸入钴，会导致尘肺病。

铅（Pb）

从古罗马帝国时代到20世纪，铅历来都是一种重要的金属，但它的使用却带来了无穷的灾难。在古罗马帝国时代，铅由于熔点低，具有延展性，而被用于制造建筑中的铅管。至今，许多房屋中还能发现铅管。罗马人还把铅当成甜味剂与防腐剂添加到葡萄酒中。20世纪，油漆中常会添加铅，有时含量高达50%，这种油漆品质优良，可长期保持。铅的甜味诱使小孩乐于吃含铅的油漆片，这种行为称为异食癖。在汽油中添加铅，可以提高汽车发动机的耐久性，有人将其视作20世纪公共卫生最严重的灾难性事件。

公元前2世纪，古希腊医生迪奥斯科里季斯（Dioscorides）认识到铅的毒性，他曾说过："铅能使思想屈服"。18世纪，本杰明·富兰克林（Benjamin Franklin）发现铅接触会导致胃部不适。油漆工人使用含铅油漆，周围神经系统会受到铅的影响，而出现手腕下垂。20世纪初，研究发现儿童对铅特别敏感，高剂量的铅会导致儿童大脑肿胀与肾脏疾病，影响血红蛋白，还可能导致死亡。儿童经口摄入的铅50%以上可被吸收，而成人经口摄入的铅约10%会被吸收。到了20世纪70年代，研究发现低剂量的铅会损害正在发育的神经系统。随即铅在油漆、涂料与汽油中的使用遭到禁止。现在铅被公认为一种毒性剧烈的神经毒物。（详见第9章）

无机汞（Hg）

室温下，无机汞是银色液体。无机汞活性强，能与其他金属结合，因而被用于核武器设备与金矿开采中。自然界中，含汞的土壤及火山活动也会释放一定量的汞。汞广泛用于生产温度计、开关、荧光灯泡、科学仪器等。许多人牙齿中镶有银汞合金，这种合金约含50%的汞，这使得火葬场也成为大气中汞的一个重要来源。大气中汞的另一大来源是发电厂中的煤炭燃烧。此外，汞还被用来治疗包括梅毒在内的多种疾病。吸入汞蒸气会引起严重的健康问题。急性高剂量的汞蒸气接触会导致易兴奋、抑郁、失忆、震颤、牙龈炎及幻觉。金属汞在肠道中很难被吸收，因此吸入汞蒸气远比误吞温度计中的汞危险。（详见第10章）

有机汞（甲基汞为主）

有机汞有好几种，目前就健康效应而言最重要的是甲基汞。大气中汞沉降到地面上或水中，会被其中的细菌转变为甲基汞。小型动物捕食细菌，大型动物捕食小型动物，通过食物链，生物体内甲基汞浓度逐渐增加。甲基汞在金枪鱼、梭鱼、鲨鱼等鱼类的体内蓄积，使得人对甲基汞的摄入无可避免。甲基汞能快速地经肠道吸收，并能透过血脑屏障及胎盘。汞接触的早期症状为嘴唇、手指及舌头麻木。持续接触会引起行走困难、疲劳、注意力不集中、视力损伤、震颤，最终导致死亡。发育中的胎儿及幼儿对甲基汞特别敏感。（详见第10章）

镍（Ni）

镍广泛用于生产不锈钢，可增加不锈钢的硬度及耐腐蚀性。以镍为原料生产的镍氢电池在某些电子元件及电动汽车中使用。镍在自然界中广泛分布，是某些植物和细菌必需的金属元素。在食品工厂的环境中可检测出低浓度的镍。镍的职业接触方式主要是通过呼吸道吸入。普通人通过珠宝、厨具及其他含镍的金属接触镍。镍对健康的主要影响是皮肤接触所致的过敏反应。工作场所中吸入含镍混合物会导致呼吸道癌症，特别是肺癌及鼻癌。镍是一种已被证实的人类致癌物。

锡（Sn）

锡是另一种古老的金属，用途极为广泛。无机锡用于食品包装、焊料、黄铜及其他金属合金。有机锡（三乙基锡、三甲基锡）用于杀真菌剂、杀细菌剂，并广泛用作船体防污涂料。无机锡不易经肠道吸收，毒性效应罕见。持续吸入锡尘会导致肺部疾病。有机锡能快速经肠道吸收，具有更高的毒性。接触有机锡会导致大脑肿胀和神经细胞死亡。

医 用 金 属

随着人们对金属毒性认识的增加，金属在医疗上的使用逐渐减少。但历史上，金属曾被用于治疗大量的人类疾病，其中包括梅毒、疟疾和腹泻等。现在，金属仍被用于治疗少数疾病（如关节炎、卵巢癌）（表13.3），但这些方面的应用也在不断减少。氟是一个例外。事实上，氟是一种卤素*，之所以放在这一节，是因为它用途广泛，医用价值明显。

表 13.3 主要的医用金属一览

金属名	功　　能	来　源	过量时的毒性
铋（Bi）	抗酸剂（溃疡）	药品、消费品	肾损伤
镓（Ga）	X射线软组织成像剂	医学注射、矿业	肾损伤、恶心、呕吐或贫血
金（Au）	类风湿性关节炎	医疗、矿业	皮炎、肾损伤
锂（Li）	精神障碍	食品	震颤、癫痫、心血管病、恶心

---

* 卤素是元素周期表上的ⅦA族元素，是典型的非金属元素。包括氟（F）、氯（Cl）、溴（Br）、碘（I）、砹（At）。

续 表

金属名	功　　能	来　　源	过量时的毒性
铂（Pt）	抗癌剂、催化转化器	抗癌药、矿业	肾损伤、听力受损、神经系统影响
氟（F）（卤素）	防龋齿	饮用水	氟斑牙、骨密度增加（硬化性骨病）

铋（Bi）

铋发现于1753年，拥有漫长的医用史。历史上曾用于治疗梅毒、疟疾和腹泻等疾病。因铋具有抗菌性，含铋的抗酸剂被用来治疗胃溃疡。总的来说，随着新药的出现，铋的医疗用途逐渐减少。高剂量的急性铋接触会引发肾损伤。低剂量的铋接触会导致虚弱、关节痛、发热、精神错乱和行走困难。停止接触后，症状通常就会消失，但不间断的持续接触会导致死亡。

镓（Ga）

室温下镓与汞一样呈液态，但毒性低很多。在拍摄X光片时，镓可用作软组织成像剂。工业用途主要包括高温温度计、金属合金及弧光灯中汞的替代物。人体内镓的半衰期约为4到5天。高剂量的镓接触会导致肾损伤、恶心、呕吐或贫血。

金（Au）

金因精美的外观而受众人追捧，良好的导电性使其具有广泛的工业用途。在医学上，金及金的化合物可以用来治疗类风湿性关节炎，但由于金有毒性，其使用正在逐渐减少。金在人体内的半衰期很长。与其他金属一样，金会损伤肾脏。金用于治疗关节炎时，会出现口周的皮肤损伤。

锂（Li）

1949 年，锂首次用于治疗躁狂抑郁症。当锂作为治疗药物来使用时，允许的剂量范围很窄，极易过量。锂存在于植物及肉类，是人体非必需的元素，却能快速经肠道吸收。锂作为润滑剂或合金成分，在某些生产工艺中使用，最近用于生产电池。如果使用过量，锂会引发神经系统的一系列症状，包括震颤、行走困难、癫痫发作、言语模糊及精神错乱等。此外，锂还会引起心血管效应、恶心、呕吐及肾损伤。

铂（Pt）

铂是一种稀土金属元素，常与金属锇、铱共存。铂的工业用途广泛，最常用于催化转换器，这导致了灰尘中铂含量的增高。1965 年，研究发现铂及其衍生物可以干扰 DNA 的合成，具有杀死细胞及抑制细胞分化的能力。此后，铂类药物（比如顺铂）开始被用来治疗卵巢及睾丸恶性肿瘤、头颈癌症及其他癌症。不过铂的毒副作用限制了铂的医疗应用。在工业生产的环境中，铂产生的毒性相对较低，但一部分人会出现过敏性皮肤反应（接触性皮炎）或呼吸道反应。铂最常见的毒副作用是肾损伤，其他症状包括听力损害、肌无力和周围神经系统损伤。

氟（F）

氟以氟化物的形式存在。氟化物广泛分布于土壤与饮用水。氟化物是含氟的盐类物质，例如氟化钠，它可以迅速被肠道吸收，并用于形成骨与牙釉质。在美国，氟化物经常被添加到城市饮用水中，因为有明确的证据表明氟可以降低龋齿发生率。饮用水中氟化物的推荐含量为 1 微克/千克*。除了饮用水中的添加,许多消费品也含有较高浓度的氟化物,如牙膏(1 000～1 500 微克/千克)、漱口水及专门的氟化物补充剂。氟化物也会存在于用含氟水烹制的食品中。

氟化物过量会导致氟斑牙。这在水中氟含量超过 4 微克/千克的地区十分常见。慢性氟化物接触过量会导致骨密度增加。考虑到儿童每单位体重摄入剂量高于成人,儿童容易因为含氟水的饮用或其他含氟产品的使用,而患上氟斑牙。为此,美国疾病预防与控制中心建议婴儿牛奶配方中使用无氟水,以降低 8 岁以下儿童的氟接触量。(详见第 11 章)

螯 合 剂

一旦出现过量金属中毒症状,可以通过螯合剂把金属从体内清除出去。螯合剂可以通过螯合剂分子与金属离子的强结合作用,将金属离子包合到螯合剂内部,变成稳定的、分子量更大的化合物,从而阻止金属离子起作用。螯合剂的发展史并不那么久远。最早的螯合剂二巯基丙醇(BAL)作为砷毒气的解毒剂出现于二战期间。理想的螯合剂应当是迅速地与单一金属结合,形成无毒化合物,并能轻松地从机体中排出。可惜的是,螯合剂还不能做到这一点,以二巯基丙醇为例,它会与多个金属结合,而且会增强镉的毒性。

螯合剂还会与人体必需的金属元素结合,并将其排出体外。钙与锌是最常受螯合剂影响的人体必需元素。下面我们以铅中毒为例阐述螯合剂的局限性。当发生铅中毒时,应采用 EDTA 钙治疗,而不是其相应的钠盐化合物,后者会大量结合钙,并排出体外,且可能产生毒副作用。铅取代钙与 EDTA 结合后,经尿液排出体外,此时体内的血

---

* 在中国,氟并没有被人为添加到饮用水中,但生活饮用水卫生标准限定氟化物含量要低于 1 毫克/升。

铅水平会随之降低。不过软组织中的铅会转移到血液中，使血铅水平突然升高，包括大脑内的铅水平，从而导致神经系统效应。骨骼中蓄积的铅，不会受到螯合剂影响，除非骨骼中钙的分布发生改变。最近的研究显示用螯合剂治疗铅中毒可以降低血铅水平，但不能治疗已造成的认知障碍。

总之，尽管螯合剂在某些情况下是有效的治疗手段，但还是必须小心应用。对于有毒金属的防护，最重要的还是确定接触来源，减少或消除接触。

（任东升　译，周志俊　校）

第 14 章

溶　剂

名称：	溶剂
用途：	用途广泛，从娱乐、消遣（酒类）到工业生产（汽油、去油剂）
来源：	化学合成、石油制品、植物油
推荐限制量：	没有必要摄入
体内吸收：	肠道、吸入（占主要部分）、皮肤
易感人群：	婴幼儿、儿童
毒性及症状：	神经系统毒性、生殖系统毒性、死亡
一般常识：	使用历史悠久（比如酒），高挥发性溶剂易造成气体暴露
环境影响：	有机挥发物在阳光的作用下发生反应，产生烟雾
健康与安全性建议：	避免接触，合理使用工作场所保护措施

溶剂的简介与历史

溶剂涵盖的化合物相当之广，我们在加油站加油、更换汽油、粉刷房间、粘合物体、饮酒或在手术前接受麻醉时，都接触到了溶剂（表14.1）。溶剂在空气中特别容易挥发，吸入后容易被肺吸收。大多数溶剂分子量小、脂溶性高，这使得它们很容易通过皮肤而被吸收。因职业而接触溶剂的情况很常见。据估计，美国有1 000万工人工作时会吸入溶剂或皮肤会接触到溶剂。

表 14.1 含有溶剂的产品

大部分是溶剂的产品	部分是溶剂的产品
汽油	胶水
柴油	黏合剂
点炭油	油性涂料
灯油	家具上光剂
油脂	地板上光剂、上光蜡
润滑油	祛痘剂
去油剂	金属、木材清洗剂
除漆剂	修正液
涂料稀释剂	电脑磁盘清洗剂
松节油	清漆、虫胶
洗甲水	木材、混凝土着色剂
外用酒精	

溶剂很容易获得，而它对神经系统的影响发作得很快，这使得溶剂常被当作成瘾性药物。消遣性地吸入溶剂会产生愉悦感、视听幻觉以及镇静作用，这会使吸入者上瘾，也会导致中毒。在美国大约15%的高中生至少尝试闻吸过一种溶剂。在家庭生活中可供闻吸并导致滥用的溶剂极为常见。家庭用品中含溶剂的物品有涂料、涂料清除剂、

清漆、黏合剂、胶水、去油去污剂、染料、记号笔、打印机油墨、皮鞋或地板上光剂、蜡、杀虫剂、药物、化妆品、燃料等。

总的来说，接触溶剂并无益处，应当尽可能避免。但溶剂中的麻醉剂是一个例外。用作麻醉剂的溶剂有好几种，最早是西班牙药剂师拉里斯在 1275 年发现的乙醚（$CH_3CH_2\text{–}O\text{–}CH_2CH_3$）。它的催眠镇静作用很快得到了认可。不过一直到 19 世纪 40 年代乙醚才在手术中得到应用。1772 年，一名德国化学家合成了一氧化二氮（笑气），起初仅发现它可以让人情绪亢奋、笑声连连，到了 1846 年，科学家们才证实了它神奇的止痛效果，直到 19 世纪 60 年代笑气才被用作麻醉剂。氯仿虽然具有肝脏毒性，但也被用作麻醉剂，尤其是在 19 世纪 40 年代晚期的英格兰和苏格兰。乙醚和氯仿统治麻醉界近百年，后来随着科学的进步，越来越多的麻醉剂出现了。1929 年，麻醉剂环丙烷被偶然发现，而手术室中越来越多的电子设备，使得麻醉剂的可燃性成为一个必须要考虑的问题。1956 年，英国的研究人员发现了氟烷，开辟了麻醉学的新时代。虽然病人很需要麻醉剂，但医院的工作人员并不愿意接触麻醉剂。

> 我来到爱丁堡医院两场手术的现场，看到了两场非常糟糕的手术，其中一例是给儿童做的手术。在他们完成之前，我就冲了出去，而且我再也没有参加类似的手术。实在没有充分的理由再去，这样的情况持续了很久，直到氯仿（麻醉剂）出现。那两个病人的手术如同梦魇困扰了我很长一段时间。
>
> ——查尔斯·达尔文，《自传》，1993

随着工业的革新，溶剂的应用越发广泛，这导致了大量溶剂被释放到环境中。像挥发性有机化合物（VOCs）这样的溶剂，很容易挥发到空气中，比如油性涂料在干燥的过程中会释放对人体有害的有机挥发物。在工业生产或发生工业泄露时也会发生溶剂挥发。溶剂还常造成饮用水污染，这已成为公众健康问题。挥发性有机化合物进入地下水后会滞留在水中，直到地下水被使用时才释放出来。人们在喝水、洗浴时会接触到这些有机挥发物。在有害垃圾场常可发现苯和三氯乙烷等溶剂，这些溶剂会对附近的地下水造成污染。

溶剂的生物学特性

从生物学角度来看，溶剂最重要的特性当属它们的挥发性、高脂溶性（亲油性）和小分子量。具有这样特性的溶剂被称为挥发性有机化合物。在正常条件下，溶剂容易蒸发到空气中，然后被吸入肺里。高脂溶性和小分子量意味着它们可以迅速地经肺泡膜吸收而进入血液循环。在肝脏对溶剂进行代谢之前，肺部的血液就已进入大脑或者其他器官。随着持续不断的吸入，最后身体内的溶剂水平和空气中的溶剂浓度达到了一个平衡。经口摄入或皮肤接触，溶剂很容易被吸收。绝大部分溶剂都能经肠道被快速吸收，当肠中有食物的时候，这一过程会变慢。

溶剂可以通过代谢或呼气从体内消除。溶剂的挥发性和脂溶性越高，呼出气体中的溶剂浓度也就越高。检测呼出气体可以对血液中溶剂的浓度进行估算。溶剂主要通过肝脏中的 P450 酶系统代谢。大多数情况下，溶剂经代谢后毒性下降，体内浓度降低。例如，甲苯经过肝脏酶代谢后结构改变，毒性下降，变得不易透过细胞膜。不过，苯经过代谢后毒性上升，可对骨髓中的造血细胞造成损伤，引起白血病；四氯化碳会对肝脏造成伤害，如先接触酒精再接触四氯化碳，这种损伤会更严重。每个人对溶剂的代谢能力并不完全相同，一些细微的基因差异就可能提高或降低人体对特定溶剂的代谢能力，导致不一样的毒性效应。

溶剂对健康的影响

我们大多数人每天都在接触少量溶剂，全球上百万的工人每天都在接触大量溶剂。溶剂造成的健康影响可以从轻微的不良反应直至危及生命（表14.2），这取决于接触溶剂的种类、数量及持续时间。另外，应当牢记的一点是很多溶剂具有可燃性，为此火灾也是溶剂的一大危害。

表14.2 溶剂对健康的影响

溶剂的影响	实 例
生殖损伤	乙二醇单甲醚/2-乙二醇单乙醚/氯甲烷
生长发育损伤	酒精（乙醇）
肝肾损伤	甲苯/四氯化碳/1,1,2-2-四氯乙烷/氯仿
神经系统损伤	正己烷/四氯乙烯/正丁硫醇
致　癌	四氯化碳/三氯乙烷/1,1,2-2-四氯乙烷/四氯乙烯/二氯甲烷/苯
视觉系统损伤	甲醇

很多溶剂经肺吸收后会迅速而又直接地分布到大脑中，所以急性中毒通常会影响中枢神经系统，从而使人困倦、辨别力下降。绝大多数情况下，这些反应并不严重，停止接触后很快就可以消失。不过在某些情形之下，轻微丧失判断力都会导致灾难。为此，人在处理有害物质泄漏或者火灾时，应当避免接触任何可能造成判断力下降的溶剂，以免增加受伤的风险。

长期接触溶剂会对一系列器官系统产生影响。周围神经系统损伤会导致手脚刺痛和感觉丧失、反应时间延长、协调性下降。生殖系方面的影响包括精子损伤或减少而导致的生育能力下降。不少溶剂还能造成肝肾损害。很多溶剂还能引发癌症，比如苯和四氯化碳。

毫无疑问，反复高剂量接触溶剂会导致神经系统永久性的损伤。这会使学习能力和记忆力下降、注意力不集中及其他生理功能受影响。还有相当多的数据表明，低剂量长期接触会导致一系列症状，如油漆工综合征、有机溶剂综合征、慢性溶剂中毒性脑病。油漆工综合征发现于 20 世纪 70 年代，症状包括头痛、疲劳、睡眠障碍、性格改变、情绪化，进而出现认知能力障碍，最终造成痴呆。

建议与忠告

从健康的角度来看，除了用作麻醉剂外，溶剂并无多少好处。除医疗需要之外，应当尽量避免接触溶剂，尤其应当避免吸入溶剂，因为溶剂会在肺部被快速吸收，并直达神经系统。在工作场所必须接触溶剂时，应保持室内的通风，并使用适当的个人安全防护装备，且应按照国际或是国家的相关规定＊规范工作场所中溶剂的接触水平。在生产中尽量采用低毒的溶剂，以便降低受害的风险。

（赵乾魁　译，周志俊　校）

＊ 工作场所中的接触限值相当复杂，下面是一些有关接触限值的常用术语：STEL 短时接触容许浓度（15 分钟）；TWA 时间加权平均容许浓度（工作 8 小时 / 天，40 小时 / 周）；TLC 阈限值（一般指特定条件下不发生有害作用的容许值）。

第 15 章

持久性环境污染物

名称：	持久性环境污染物*
用途：	种类繁多，通常被限制或禁止使用（但环境中仍然存在）
来源：	工业、废弃物处理场、食物链以及环境
推荐限制量：	非人体必需
体内吸收：	随种类不同而有差异
易感人群：	胎儿、儿童、老年人，所有的生物均蓄积，为持久性生物累积性有毒污染物（PBT）
毒性及症状：	毒性效应涉及生长发育、学习记忆、癌症等
法律规范：	许多国际、国家、地方机构均致力于大幅减少或消除这类物质
一般常识：	使用历史悠久，具有生物蓄积性
环境影响：	全球性环境污染物
健康与安全性建议：	避免使用，逐步禁用

* 机构不同对该类物质的命名方式也不同，如 EPA 称之为持久性生物累积性有毒污染物（PBT），而联合国则称之为持久性有机污染物（POP）。

持久性环境污染物的简介与历史

20世纪50、60年代,用于农业生产、工业制造和家用的化学品急剧增加。人们为消灭虱子将含有DDT的药粉涂在身上;为控制蚊子大范围喷洒DDT;为提高农作物产量而使用杀虫剂消灭害虫、控制杂草。人们为使汽车更好地运行,油漆更耐久,将铅添加到汽油和油漆中;为控制虫害,将铅与砷喷洒到果树上。为了让纸张保持白色,纸浆厂和造纸厂使用汞来控制真菌和霉菌;为防止受土壤中真菌的影响,植物的种子被涂上了汞;温度计、恒温器和开关将汞带入了家庭和学校。电力系统的扩张需要耐热的化学品,而多氯联苯似乎符合这个要求。以上所有这些化学物质看起来都安全,小剂量的话似乎造不成什么危害。直到20世纪70年代,人们开始意识到,小剂量毒物也可能对易感个体产生损害。之后,我们才意识到长期低剂量接触污染物会引发癌症等疾病,而且明显的症状多年后才会显现。

持久性环境污染物具有相似的特征,正是这些特征使其对人类及其他动植物产生了毒性。首先,这些物质在环境中长期存在。许多金属和早期的杀虫剂在环境中不可降解或降解得非常缓慢,其浓度会随着释放量的增加而不断上升。其次,这些物质会对许多物种产生毒性作用,因而也会杀死有益的动植物。第三,这些物质会在生物体内蓄积,大多数物种无法分解、代谢这些物质。最后,由于它们在环境中的持久性以及在生物体中的广泛蓄积性,这类有毒物质散布到世界各地,甚至包括那些从未使用过这类物质的地方。比如北极熊和白鲸,尽管它们生活在远离使用多氯联苯的地方,但它们脂肪中的多氯联苯含量却大于6微克/千克。

为了处理由这类物质引发的公共健康问题,政府机构已开始制定与实施限制使用这类物质的法规，以确保这类物质在广泛使用之前，必须经过更加严格的测试。例如，美国1996年颁布的《食品质量保护法（FQPA）》对应用于所有食品的杀虫剂制定了统一的标准，为婴幼儿提供特殊的保护，对安全性提高的杀虫剂进行快速批准，并要求定期对杀虫剂的注册和容许量进行重新评估。这一法案激励了研究人员积极开发特异性更强、残留量更低的杀虫剂。目前不少持久性杀虫剂的使用受到了限制，甚至在一些地方已被禁用。但由于不同国家的法规存在差异，在某些地方已遭禁用的杀虫剂仍有一些国家还在继续使用。

为了减少接触持久性环境污染物，多个环保机构都列出了持久性有毒化学污染物的名单。例如，联合国环境规划署（UNEP）列出了一个持久性有机污染物的名单以及一个持久性有毒物质的名单；EPA列出了一个持久性、生物累积性和毒性物质（PBT）的名单。一些地方机构也结合本地的具体情况，制定了类似的名单。例如，美国华盛顿州生态部制定了一个包含27个化学品的名单，名单上的化学品将在华盛顿州逐步遭到淘汰。表15.1比较了不同机构的持久性化学污染物名单。从中可以看出，入选的化学物基本一致，杀虫剂和阻燃剂是主要的持久性化学污染物。

表15.1 持久性化学污染物的名单比较

化学物	美国环境保护署	华盛顿州	联合国（POP）	联合国（PTS）	中国	分类
艾氏剂/狄氏剂	X	X	X	X	X	杀虫剂
苯并（α）芘	X	X				多环芳烃类
镉		X				金属
氯丹	X	X	X	X	X	杀虫剂

续　表

化 学 物	美国环境保护署	华盛顿州	联合国（POP）	联合国（PTS）	中国	分　类
十氯酮		X	X			杀虫剂
DDT，DDD，DDE	X	X	X	X	X	杀虫剂
三氯杀螨醇		X				杀虫剂
二噁英（TCDD）和呋喃类	X	X	X		X	燃烧产物
异狄氏剂		X	X	X		杀虫剂
硫丹		X				杀虫剂
六氯苯	X	X	X	X	X	杀虫剂
α-六氯环己烷、β-六氯环己烷			X			杀虫剂
七氯		X		X	X	杀虫剂
六溴代二苯		X	X			阻燃剂
六溴联苯醚			X			阻燃剂
烷基铅	X	X	X			金属
林丹		X	X	X		杀虫剂
汞（甲基汞）	X			X		金属
甲氧滴滴涕		X				杀虫剂
灭蚁灵	X	X	X	X	X	杀虫剂
八氯苯乙烯	X					副产品
多氯联苯（PCBs）	X	X	X	X	X	耐热
二甲戊乐灵		X				杀虫剂
五溴二苯醚（PBDEs）		X				阻燃剂

续 表

化学物	美国环境保护署	华盛顿州	联合国(POP)	联合国(PTS)	中国	分类
五氯苯			X			杀真菌剂、阻燃剂
五氯硝基苯		X				杀虫剂
全氟辛烷磺酸		X	X			广泛用于各种产品中
溴烃(PBDEs)		X		X		污染物
多环芳烃(PAHs)		X		X		燃烧产物
四溴联苯醚		X	X			阻燃剂
锡(有机锡)				X		金属
毒杀芬	X	X	X	X	X	杀虫剂
氟乐灵		X				杀虫剂
1,2,4,5-四氯苯		X				杀虫剂

持久性环境污染物对健康的影响

表 15.2 提供了一些化学品及相关毒性的简介。化学品的其他信息可以在这本书的其他地方查到，也可以在其他参考资料中查到。

表 15.2 化学品及其毒性的简介

化学品	简 介
艾氏剂/狄氏剂	杀虫剂、有机氯、生物累积 用于控制蚊子和白蚁 1987 年美国禁止进口和生产
苯并(α)芘	多环芳烃类

续 表

化 学 品	简 介
镉	金属、自然存在 常存在于钢铁、塑料、电池和香烟烟雾中 肺致癌物
氯丹	杀虫剂、有机氯、生物累积 用于控制蚊子和白蚁 1988年美国禁止进口、生产与使用；2009年中国禁止生产、流通、使用和进出口
DDT，DDD，DDE	杀虫剂、降解产物*、有机氯、生物累积 用于控制蚊子 1972年美国禁止进口和生产；2009年中国禁止DDT生产、流通、使用和进出口 影响野生动物，存在于母乳和脂肪中
三氯杀螨醇	杀虫剂、有机氯、生物累积、DDT类似物 可降解，但对水生野生动物（包括鱼类）毒性极大
二噁英（TCDD）&呋喃类	燃烧产物、生物累积 城市和医疗废物焚烧炉 人类致癌物
异狄氏剂	杀虫剂、有机氯、生物累积 大多数于1980年被注销
硫丹	杀虫剂、有机氯、生物累积 2012年美国开始淘汰使用
环氧七氯	杀虫剂、有机氯、生物累积、降解产物 1953年至1974年期间美国将其用作广谱杀虫剂 大多数于1974年被停用；1988年美国禁止进口、生产及使用
六氯苯**	杀虫剂、有机氯、生物累积 用作种子的杀菌剂 大多数于1965年被停用，除了溶剂制造中产生的副产品

* 有机化合物在辐照或化学试剂作用下引起分解或产生化学反应，形成较小分子的过程称为降解，降解生成的物质称为降解产物。
** 2009年中国禁止生产、流通、使用和进出口。

续 表

化学品	简　　介
铅	金属 用于汽油和油漆，广泛分布于环境中 现已禁止在汽油和油漆中使用 对儿童而言是一种强烈的神经毒物
林丹	杀虫剂、有机氯、生物累积 1983 年前广泛使用的杀虫剂 美国环境保护署将其作为饮用水污染物进行控制
汞	金属、持久性、生物累积、对多种鱼类造成污染 广泛用于工业生产 导致发育神经毒性，儿童最易受影响
甲氧滴滴涕	杀虫剂、有机氯、生物累积、DDT 的替代产品 1978 年美国制造了 370 万吨 作为水污染物被限制使用，使用量已显著下降
灭蚁灵*	杀虫剂、有机氯、生物累积 1962 年至 1978 年广泛用于控制火蚁 美国于 1978 年全面禁用
八氯苯乙烯	电解镁的副产品 美国环境保护署将其列入持久性、生物累积性有毒物质的名单
二甲戊乐灵	杀虫剂、除草剂 用于控制农田和草坪中的草以及阔叶杂草
五溴二苯醚	用作阻燃剂
五氯苯	杀虫剂、杀菌剂
多溴联苯醚	用于生产塑料制品 累积性、极高的环境持久性
多氯联苯（PCBs）	耐热和耐火、全球性污染物 1929 年至 1977 年广泛用于电力变压器 已禁止生产，广泛监管

* 2009 年中国禁止生产、流通、使用和进出口。

续 表

化学品	简 介
多环芳烃（PAHs）	包括100种化学品，石油、烟草的燃烧产物 最早被确认的致癌物
锡（有机锡）	具有生物累积性和持久性 用于多种消费品，例如油漆、杀虫剂 影响神经系统
毒杀芬	杀虫剂、有机氯、生物累积 1947年至1980年广泛用于棉花作物 美国禁止生产和使用
氟乐灵	杀虫剂、除草剂
1，2，4，5-四氯苯	杀虫剂、除草剂的中间产物，与二噁英（TCDD）有关

建 议 与 忠 告

持久性环境污染物的接触水平取决于地域、饮食、住所、职业、社会经济问题以及其他因素。例如，甲基汞在某些鱼类中有生物蓄积性，对正在发育的胎儿毒性特别大，许多政府机构建议育龄妇女和儿童尽量减少摄入这些鱼类。减少接触持久性化学污染物十分困难，因为它们无处不在，而且正源源不断地被制造出来。尽管个体可以通过控制自己的饮食，减少特定污染物的接触，但政府逐步淘汰这些产品的生产或使用才是最有效的方法。大多被认定为持久性化学污染物的化学物质是杀虫剂。有害生物综合治理（IPM）优先通过非化学方法最大限度地预防虫害问题，可以大大减少杀虫剂的使用，同时也可以取得更为理想的效果。有害生物综合治理可用于农业、园林绿化以及室内防虫等方面。

（张平 译，周志俊 校）

第 16 章

内分泌干扰物

名称：	内分泌干扰物
用途：	广泛的化学品、杀虫剂、塑料、阻燃剂、药品
来源：	化学合成品、植物
推荐限制量：	没有必要摄入
体内吸收：	小肠、呼吸系统（肺）、皮肤
易感人群：	胎儿和儿童
毒性及症状：	影响激素水平与性征、生殖和发育
法律规范：	美国食品和药物管理局和美国环境保护署监管审查*
一般常识：	每年约有几十万吨的内分泌干扰物用于各类产品
环境影响：	分布广泛，对野生动物造成影响
健康与安全性建议：	减少使用，儿童避免接触，考虑替代化学品

* 1998 年，美国环境保护署成立内分泌干扰物筛选项目，旨在规范和验证内分泌干扰物的检测方法。在进行更为复杂的动物测试之前，先使用细胞筛选法，大约 85 000 种化学品适用这种方法。该项目进展十分缓慢，直到 2007 年，才开始实施。

第16章 内分泌干扰物　　153

内分泌干扰物指各种会对内分泌系统造成影响的化学品。关于内分泌干扰物，我们应当牢记：1）低剂量接触就会对健康产生不利影响；2）我们一生会接触到多个内分泌干扰物；3）内分泌干扰物广泛分布在环境中，并对人类和动物都有影响。

表 16.1　常见的内分泌干扰物

种　类	化 学 物 质	用　　途
杀虫剂	滴滴涕	杀虫剂（美国已禁用）
	2，4-二氯苯氧乙酸（2，4-D）	除草剂
	莠去津	除草剂
塑料添加剂	双酚 A	塑料固化剂
	邻苯二甲酸酯	塑化剂、溶剂
工业化学品	壬基酚	洗涤剂、涂料、杀虫剂
阻燃剂	多溴联苯醚（PBDE）	阻燃剂
药物	己烯雌酚（DES）	原用于预防流产，现已停用
污染物	二噁英	PVC 塑料、燃烧产物、某些含氯化合物产生的污染物
	砷、铅、汞	广泛存在的污染物
	多氯联苯（PCB）	曾用于变压器油

激素类避孕药

口服避孕药是控制生育最常用的工具。现在，世界各地数以百万计的妇女使用这种方法进行避孕。实际上，避孕药是一种内分泌干扰物。20 世纪 30 年代初，人们就开始研究用荷尔蒙控制生育。其中，玛格丽特·桑格*是该领域的先驱。1939年，化学教授拉塞尔·马克以植物为原料合成孕激素。20世纪50年代，以激素来控制女性生育能力的研究高速发展。1960年5月9日，FDA批准了避孕药片剂。这种口服片剂含有雌激素和孕激素，通过抑制排卵来控制女性的生育。1961年年底，口服避孕药的潜在毒性首次被报道，使用者出现血凝块和肺栓塞。经过进一步的研究，这种毒副作用得到证实，而且研究人员发现使用口服避孕药的吸烟者有更大的患病风险，后来又发现即使停药后，雌激素和孕激素的水平虽会显著下降，但也会影响女性的生育能力。合成激素（或天然激素）能够通过尿液排泄到外部环境中，从而影响野生动物的繁殖，这种影响已获得越来越多的关注。

合成类雌激素

双酚A（BPA）是一种功能比较温和的雌激素化合物。俄罗斯人亚历山大·狄安宁于1891年成功合成双酚A，并把它命名为"狄安宁化合物"。1938年，英国牛津大学一个名叫莱昂·戈德堡的研究生合成一种效力更强的雌激素己烯雌酚。1941年，FDA批准将其用于更年期综合征的治疗，并在1947年用于流产的预防。1971年，一项研究表明服用己烯雌酚与女性后代阴道癌发病率较高有关，该药才停止使用。1941年至1971年之间，已有数以百万计的妇女及她们的后代接触到了己烯雌酚。

20世纪40年代和50年代，化工行业发现双酚A是环氧树脂和聚碳酸酯的优良固化剂。现在它被广泛用于塑料制品及食品罐头的内衬，

---

* 玛格丽特·桑格（1879—1966）从事护士工作。在工作中，她看到很多妇女因多生子女而蒙受无尽的痛苦。生活现实使玛格丽特·桑格深有感触，她决心倡导计划生育。玛格丽特一生创办了30多个宣传节育的机构。据说，她在中国的北京、上海等地，也曾播撒下计划生育思想的种子。

每年的消耗量估计大约有 300 万吨。CDC 的调查发现，90% 以上的人尿液中含有双酚 A，其中婴幼儿的接触水平最高。接触高剂量的双酚 A 时，才会出现明显的毒性反应，但事实上非常低剂量的 BPA 就能对内分泌系统造成不易察觉的影响。尽管如此，政府机构一直不愿禁止或限制使用双酚 A。不过最近，美国政府考虑到婴儿是易感人群，决定禁止双酚 A 在塑料婴儿奶瓶中的使用*。

莠去津（别名草脱净）

莠去津主要用于杀死阔叶和禾本科杂草，1958 年投入市场，后因造成地下水的长期污染而被欧盟禁用。在美国，莠去津仍是使用最为广泛的除草剂之一。一些研究发现，莠去津能够通过干扰内分泌系统而使雄性青蛙雌性化。其他农药如滴滴涕和有机氯也被认为是内分泌干扰物，即使暴露水平很低，也可以对内分泌系统产生影响。

类 固 醇

类固醇，又称"兴奋剂"，主要用于增强肌肉、力量和耐力，以达到提高运动成绩的目的。类固醇最早的使用可以追溯到古代奥运会，那时就有运动员为提高体内睾酮水平而食用羊睾丸。20 世纪 30 年代，睾酮和其他类固醇的研究进展相当迅速。1935 年，研究人员以胆固醇为原料合成了睾酮。人们很快认识到，睾酮不但能增强肌肉与食

---

* 2008 年，加拿大宣布在所有食品包装和容器（包括奶瓶）上禁用双酚 A，澳大利亚也从 2010 年 7 月 1 日起逐渐淘汰含双酚 A 的婴儿奶瓶。从 2011 年 3 月 2 日起，欧盟禁止生产含双酚 A 的婴儿奶瓶。中国卫生部等六部门公告（2011 年第 15 号公告）规定，自 2011 年 6 月 1 日起禁止双酚 A 用于婴幼儿食品容器生产和进口。同年 9 月 1 日起禁止销售含双酚 A 的婴幼儿食品容器。其他食品包装材料、容器和涂料，迁移量应当符合相关食品安全国家标准规定的限量。

欲、促进骨骼生长、促使男性性早熟，而且还可用于治疗慢性消耗性疾病*。不过，类固醇的使用也会带来诸多不良反应，包括胆固醇及血压增高、肝功能损伤、睾丸萎缩、声音变粗、痤疮、多毛等。约有100多种睾丸激素和人工合成的衍生物可被用来提高运动成绩，但在体育赛事中已遭普遍禁止并需进行相关检测。

内分泌干扰物的生物学特性

内分泌系统是我们人体内的化学通信系统，它将化学物质通过血管传遍身体的各个部位，与不同的人体细胞进行沟通。这些各种腺体（见表16.2）分泌的化学物质被称为激素（荷尔蒙）。荷尔蒙能够到达全身各个细胞组织，并可以引起特异性敏感细胞的反应。几乎所有生命体的基本功能，譬如生长、代谢、生殖、性功能、怀孕和许多其他大大小小的功能，都受这些化学物质的调节和影响。很多激素还可以影响彼此的分泌。最后，激素可以在令人难以置信的低水平时发挥效用。表16.2中列出的是主要腺体及其分泌的激素。除此之外，许多其他器官也可以分泌激素，比如肾脏、胎盘、胃、肝等。

表16.2 主要腺体分泌的激素及其功能

腺体（位置）	激　　素	功　　能
松果腺（脑）	褪黑素	睡眠
脑垂体（脑）	生长激素	生长、细胞繁殖
	催乳素	乳汁分泌、性满足

---

* 慢性消耗性疾病一般是指各种恶性肿瘤、肺结核、慢性萎缩性胃炎、严重创伤、烧伤、系统性红斑狼疮、慢性化脓性感染、慢性失血等一类过度消耗身体能量物质、造成机体能量负平衡的疾病总称。

续表

腺体（位置）	激 素	功 能
脑垂体（脑）	促甲状腺激素	刺激甲状腺分泌 T3 和 T4
	促黄体激素	女：排卵 男：调节睾酮
甲状腺（颈部）	四碘甲腺原氨酸（T4）	新陈代谢
	三碘甲腺原氨酸（T3）	新陈代谢
肾上腺（肾）	糖皮质激素	影响葡萄糖的摄取
	肾上腺素	应急反应
胰腺（胰脏）	胰岛素	调节血糖
卵巢（女）	孕酮	妊娠、肌肉松弛
	雌激素	生长、性征
睾丸（男）	睾酮（雄激素）	肌肉、骨骼密度、性成熟

内分泌干扰物对健康的影响

越来越多的研究表明，在发育过程中接触内分泌干扰物特别危险。早年接触内分泌干扰物可能导致晚年出现癌症。比如怀孕期间接触雌激素己烯雌酚可能导致阴道癌；二噁英能够影响乳房组织的发育，并可能导致癌症。

最容易受内分泌干扰物影响的器官是甲状腺和神经系统。甲状腺的发育较早，始于胚胎的形成（妊娠期）。甲状腺素为大脑正常发育所必需的激素，它能影响脑细胞的生长、迁移、细胞之间的连接和一般脑功能的发育。甲状腺素的分泌减少，会给大脑发育带来不利影响。干扰甲状腺素的化学物质主要包括二硫代氨基甲酸酯类以及多卤芳烃。

此外，人们也越来越担心，早年接触内分泌干扰物会引起神经发育障碍，导致自闭症、智商下降、多动症（ADHD）等疾病。

建议与忠告

内分泌干扰物广泛存在于外环境中，我们不可能完全避免接触，但我们应当尽可能减少接触，尤其是正在发育、对干扰物更为敏感的婴幼儿。首先，许多普通日用品，如婴儿奶瓶、塑料玩具、罐头瓶，都含有内分泌干扰物，我们应当尽可能避免使用这些产品，并敦促制造商在生产这些产品时使用无毒替代品。其次，在饮食方面，我们应当尽可能购买本地生产的有机食品或使用农药较少的食物，以减少农药的摄入量。再次，一些化学物质如铅和农药会粘在鞋子上，因此在进门之前，建议脱下鞋子，以防将化学物质带入家中。另一方面，政府也应继续推进内分泌干扰物筛选计划的实施，如果一种化学物质影响的易感人数较多时，应当颁布相应的法规控制干扰物的使用。

（倪　娜　卢林耿　译）

第 17 章

动物与植物毒素

动 物 毒 素

名称：	动物毒液和毒药
用途：	医用
来源：	蜘蛛、昆虫、蛇、蜥蜴、鱼和青蛙
推荐限制量：	没有必要摄入
体内吸收：	各不相同，有时很快，如咬伤
易感人群：	儿童（体重轻）、曾有过敏反应的人群
毒性及症状：	各不相同
法律规范：	无
一般常识：	使用历史长，尽力避免接触，常伴随对动物的恐惧
环境影响：	全球分布，分布区域不断扩展
健康与安全性建议：	采取预防措施避免接触

植 物 毒 素

名称：	植物毒素
用途：	医用
来源：	多种植物
推荐限制量：	没有必要摄入
体内吸收：	肠道、皮肤
易感人群：	儿童（体重轻）、曾有过敏反应的人群
毒性及症状：	各不相同
法律规范：	无
一般常识：	使用历史长，尽力避免接触
环境影响：	全球分布，分布区域不断扩展
健康与安全性建议：	尽可能远离，了解本地区的有毒植物

世界上的动植物会产生许多具有生物活性的物质，其中毒素是由动植物产生、对机体产生不良影响的生物活性物质。毒素仅指由动植物产生的物质，而不是如铅或农药那样的有毒物质。动植物毒素主要用来捕猎食物或避开捕食者，在这一过程中毒素会与生物体内的组织相互作用。有关动植物毒素的研究既能让人借此了解植物和动物在恶劣环境中生长与生存的奋斗史，又能加深我们对生物机制的理解，并在此基础上开发新药。

20世纪70年代以来，随着分离毒素混合物的精密仪器出现，这项工作得到空前的发展。制药公司不知疲倦地在地球这个大药箱里探索能够用来生产新药物的动植物。如今我们已经越来越依赖动植物所产生的物质。我们使用洋地黄和铃兰降低血压、预防心脏病发作。我们食用蘑菇这种味美的植物。然而这些物质具有极端的两面性，一旦使用不当就可能是致命的毒药。更多地了解它们，能让我们与它们更好地和平相处。

动 物 毒 素

动物毒素大致分为毒液和毒药。动物常用毒液进攻猎物以获取食物，如蛇产生的毒素可以使猎物无法动弹或死亡。蜘蛛分泌的毒液能麻痹昆虫，便于其吸食猎物体液。同时毒液也可用来防御，其主要目的是获取食物。多数毒液从口释放，像蛇和蜘蛛，但也有例外，如蝎子用尾巴。毒药主要用于防御，用来防御天敌侵犯。毒药往往通过喷洒或利用毒刺穿透皮肤。毒素也可以存在于动物的皮肤表面，或者是动物肉体的一部分，人类或其他动物一旦食用或是接触就会导致中毒。一些有毒动物具有鲜艳的色彩，显示出其不可招惹的特性。

毒液用来进攻，毒药用于防御，不同的用途影响了毒素的特点。毒液有大分子，也有小分子，通常是重要生物分子的变体，如脂类、类固醇、组胺或其他蛋白质。毒液一般为混合物，对神经系统有麻痹作用。毒药是动物用来告知捕食者它们并不可口。毒药常会造成局部疼痛，从而使捕食者放弃捕食，但程度取决于剂量和个体敏感性，毒药可能会导致敏感个体死亡。

动物产生毒素并不容易，毒素必须达到一定的浓度与足够大的有效剂量，且对动物本身没有毒性。毒素释放后，必须迅速被猎物吸收，并迅速起效。这些特性及起效的精准性令药品研发者羡慕不已。

蛛形纲动物

蛛形纲是节肢动物门下的一纲，包括蜘蛛、蝎子和蜱等。全世界已知的蛛形纲动物约 5 万多种，绝大多数为陆生，仅少数螨类及一种蜘蛛为水栖。蛛形纲大部分为肉食性。绝大多数的蜘蛛和所有的蝎子都有毒，分泌出的毒素主要用于自卫及捕猎，大部分蛛形纲动物都有毒。

蝎子

蝎子大约有 1 000 种，但临床上有用的大约只有 75 种。在世界上的某些地方被蝎子蜇伤非常常见，就像被蜜蜂或马蜂蜇伤，但不会产生长期持续的影响。也有少数蝎子的毒液效力强大，足以对人类造成伤害，特别是儿童。最具效力的蝎子毒液是低分子量的蛋白质，会对神经系统造成影响，刺伤部位立刻出现疼痛感，并出现心跳加快或心律不齐等临床症状。大多数成人可在 12 小时内恢复，但儿童因为体重较轻而更易产生严重和持续的临床症状。

蜘蛛

蜘蛛的毒液主要用来麻痹猎物。在已知的 30 000 种蜘蛛中，约有 200 种蜘蛛的毒液对人类具有危险性。蜘蛛毒液是一种由具有神经活性的蛋白质和其他化学物质组成的复杂混合物。如果蜘蛛体形变大，它们会相当危险。幸运的是它们体形很小，只有非常少的毒液，人体单位体重的吸收剂量小，不会造成太大的伤害。不过当蜘蛛咬蜇另一个昆虫时，这就是一个非常大的剂量。

在美国，黑寡妇蜘蛛是臭名昭著的狼蛛之一。在世界各地的温带或热带气候地区，人们也发现了类似物种。它有很多不同的叫法，具体名称取决于区域的不同或颜色的不同（从褐色到灰色、黑色等）。黑寡妇乌黑发亮，雌性黑寡妇的腹部有一个红色的沙漏形斑。黑寡妇无论雄雌均有毒性，但仅雌性有能穿透人体皮肤的大毒牙。

这一物种的毒液由大量的蛋白质组成，会对神经系统细胞内钙离子的传输造成影响。人被咬蜇后，一开始会出现刺痛，然后出现肌肉痉挛、出汗，血压也可能下降。对此并无有效的治疗方法，但很少出现致命的情况。

另一种全球分布的毒蜘蛛是隐士蜘蛛（或称小提琴蜘蛛、褐色蜘蛛）。这种蜘蛛最独特的地方是有六只眼睛。隐士蜘蛛的毒液含有一系列能分解受害者细胞蛋白的蛋白质，毒液中活性最大的物质还能影响红细胞。毒液引发的不良反应各不相同，最严重的情况是被咬之处的中心位置出现严重的组织坏死，周围变红、变肿。不过叮蜇致命的事件几乎从未发生过。目前治疗毒液中毒一般是对伤口进行基本处理及对受害者进行安抚与劝导。最好的防护方法是避免参加可能会被蜘蛛咬伤的活动，尤其是那些危险的蜘蛛。此外，还应当加强对具有潜在危险的蜘蛛的认识与了解，大多数蜘蛛并无害处，没有必要处死它们。

蜱

蜱的名声很坏。不仅因为它们是一些疾病的载体，还因为有些蜱的唾液能够引起麻痹。可致人麻痹的蜱至少有60种，症状往往在咬伤后几天才出现。最先出现的是咬伤部位周围红肿，其次是神经肌肉无力、行走困难。如果蜱不被清除，讲话和呼吸都会受到影响，最终因呼吸麻痹而致死，值得庆幸的是清除蜱后，功能很快就会恢复正常。蜱致麻痹的机制尚不清楚，可能是通过影响神经肌肉接头来产生作用。蜱还会传播疾病，如莱姆病、落基山斑疹热、Q热、斑疹伤寒和其他疾病，但这与蜱唾液中的毒液无关（表17.1）。

表 17.1　蛛形纲动物（蝎子、蜘蛛、蜱）的毒素与毒性作用

种　类	传递方式及毒液构成	毒　性　作　用
蝎子	毒刺 神经毒素，不含酶的成分	局部疼痛，对儿童危害最大
寇蛛属（寡妇蜘蛛）	咬蜇 神经毒素，大分子蛋白质	局部疼痛、出汗、肌肉痉挛、血压下降
隐蛛属（褐色蜘蛛/小提琴蜘蛛）	咬蜇 混合酶	严重的组织损伤，攻击血细胞
蜱	咬蜇 神经毒素	短暂麻痹、无力、行走困难

昆　虫

有些蛾和毛虫会产生刺激性或口味不佳的物质（表 17.2），以此避免被其他动物捕食。大多数人都接触过蚂蚁，当蚂蚁群体足够大时，可以成为一群攻击性很强的昆虫。作为一种防御手段，蚂蚁会产生有毒或有刺激性的物质。大多数蚂蚁有毒刺，有些蚂蚁能够将毒液喷到皮肤上，或用其有力的下颌在皮肤上造成伤口。世界上的蚂蚁有数千种，产生的有毒物质各不相同。有些种类能够产生大量可以引起过敏性反应的蛋白质。另一些种类能够产生刺激皮肤的甲酸。美国常见的火蚁会产生含有丰富生物碱的物质，可导致局部组织坏死。对于人类和动物来讲，被火蚁多处叮咬非常危险，可引起恶心、呕吐、呼吸困难、昏迷甚至死亡（表 17.2）。

表 17.2　昆虫的毒素与毒性作用

种　类	毒物或毒液	毒　性　作　用
蛾、毛虫	刺激性物质	使其口味不佳
蚂　蚁	蛋白质、甲酸及其他	刺激、过敏性反应、组织损伤

续 表

种　类	毒物或毒液	毒　性　作　用
蜜　蜂	复杂蛋白质	肿胀、过敏性反应
黄　蜂	甲酸	刺激

众所周知，被蜜蜂、黄蜂、大黄蜂和其他昆虫叮咬会导致疼痛。至少6 000年以前，人类就开始采集蜂蜜。当受到人类和其他食肉动物威胁时，蜜蜂为了保护自己的蜂巢和蜂蜜，会用刺刺蜇侵犯者（人类和胡蜂）。胡蜂被蜂巢内蜂蜜的气味所吸引，并试图窃取蜂蜜。看到蜜蜂捍卫自己的蜂巢，就能理解它们带有毒刺的必要性。蜜蜂的毒刺上有倒钩，常会留在所蜇皮肤中，而毒刺脱离蜜蜂的身体后，蜜蜂很快就会死去。许多不同的蛋白质，包括组胺、多巴胺和能分解机体组织的物质也随着毒刺留在皮肤中。被蜜蜂蜇时，应当尽快取出毒刺以减少毒素吸收。有人建议可在蜜蜂蜇过的地方敷上肉类嫩化剂，因为肉类嫩化剂有助于分解蛋白质和软化肉类，从而起到分解毒刺上蛋白质成分的作用。蜂蜇引发的反应差别很大，有时可能几乎没反应，有时可能危及生命。蜂蜇后出现的局部肿胀是人体出现的防御反应，目的是为了清除入侵体内的外源蛋白。有些人对蜂蜇高度敏感（每1 000人约有1到2人），产生的不是局部反应，而是能导致死亡的巨大反应。对于不过敏的人而言，多处蜂蜇也可能引发呼吸困难、血压下降、休克和死亡。马蜂的毒刺中蛋白质含量较少，但甲酸含量较高，会引起剧烈灼烧样疼痛。

爬　行　动　物

人类对蜥蜴的威胁远大于蜥蜴对人类的威胁。蜥蜴一般爬行缓慢，昼伏夜出。除人类外，天敌很少。蜥蜴毒液是一种复杂的混合物，包含血清素，但缺乏用于分解蛋白质的酶。被蜥蜴咬后出现的临床症状很少，除非生物体形较小且所吸收的毒素剂量较大。

蛇毒的主要功能是麻痹或杀死猎物（表17.3）。毒液的辅助功能是防御或保护。毒蛇经常会对侵犯者发起攻击，但不是每次攻击都释放毒液，这样才能节省宝贵的资源。在3 500余种蛇中，约400种毒蛇的毒性对人类和其他大型动物构成威胁。毒蛇的毒液是一种成分复杂的物质，基于酶的毒液能迅速导致局部肿胀和组织坏死；基于蛋白质的毒液会导致过敏反应，从而引发大出血、血压降低、休克、肺水肿和死亡。

表 17.3　蛇的毒素与毒性作用

种类	举例	毒液组成及传输方式	症状
蝰蛇（蝰科）	响尾蛇、水蝮蛇、铜头蝮、美洲大毒蛇	以酶为基础的物质通过管状毒牙注射	噬咬处肿胀坏死、脑出血、血压下降、休克
眼镜蛇科	眼镜蛇、金环蛇、银环蛇	神经毒素，固定的毒牙	麻痹、呼吸衰竭

据估计，世界范围内每年发生30万至40万起毒蛇噬咬，其中大约10%可能导致死亡。在美国，每年发生约7 000起毒蛇咬伤事件，但每500人中只有1人会死亡，这说明了快速就医的重要性。

北美毒蛇噬咬事件最常见的元凶是蝰蛇。这一类蛇拥有最先进的毒液传输系统，它们通过中空的管状毒牙传输毒液，不用时可折回嘴内。蝮蛇，如响尾蛇，在鼻孔和眼睛之间有传感器，即使在黑暗中也能发动进攻。第二种最常见的毒蛇是眼镜蛇科毒蛇，其中最为有名的是眼镜蛇和银环蛇。它们通过固定的毒牙将毒液注入受害者体内。这类蛇比一般的毒蛇更小，因而释放的毒药剂量小。不过，剂量虽小，毒性却巨大。这类蛇的毒液主要会对神经系统造成影响,从而导致麻痹或是呼吸衰竭而死。

海 洋 动 物

贝类如贻贝、蛤、牡蛎和扇贝等,本身无毒,但食用被毒素污染的浮游生物之后变得有毒(表17.4)。贝类毒素一般来自甲藻,具有热稳定性,烹饪不能降低其毒性。贝类毒素有几种,主要影响神经系统。历史上较为著名的一次贝类中毒事件是1987年发生在加拿大爱德华王子岛上的软骨藻酸事件。事件起因是食用紫贻贝,贻贝内脏中含有软骨藻酸,软骨藻酸是一种神经毒素,会导致精神错乱和失忆。事件造成100多人中毒,3人死亡。中毒者中有12人病愈后记忆丧失长达18个月之久。为了防止类似事件发生,政府机构对贝类的污染物实施监测,一旦出现污染就立即采取行动限制捕捞。

河鲀鱼可能是最广为人知的具有神经毒性的鱼类。河鲀鱼所有脏器均存在河鲀毒素,其中肝脏、皮肤和肠道含量最高。毒素来源不清,有一种说法是来自河鲀鱼接触的细菌。河鲀毒素通过影响中枢和周围神经系统的钠离子通道而产生麻痹作用。低剂量的河鲀毒素会造成口周、手指和脚趾刺痛、麻木。高剂量则会导致恶心、呕吐、呼吸衰竭、行走困难、全身瘫痪和死亡。1至4毫克的河鲀毒素就可导致一个成人死亡。尽管偶尔会因处理不当而导致食用者死亡,但河鲀鱼仍被许多人认为是一种美味。许多相关种类的鱼以及其他海洋生物,如一些蛙类、海星、章鱼等,也含有河鲀毒素(表17.4)。

表 17.4　海洋动物的毒素与毒性作用

动物种类	举例	毒素	症状	备注
贝类（滤食性贝类）	麻痹性贝毒（PSP）	贝类毒素	麻木、呼吸麻痹	降低钠离子通道的通透性
	腹泻性贝毒（DSP）	高分子量多聚醚	恶心、呕吐、腹泻	毒性较为温和
	神经性贝毒（NSP）	短裸甲藻毒素	麻木、口干、肌肉酸痛、头晕	
	失忆性贝类中毒（ASP）	软骨藻酸	精神错乱、记忆力减退、癫痫、昏迷	影响老人
腔肠动物	水母、海葵、珊瑚	刺丝囊	刺痛、肌肉痉挛	
鱼	海螺，部分鱼、牡蛎、蛤	雪卡毒素、鹦嘴鱼毒素、刺尾鱼毒素	麻木、流涎、影响心血管、呼吸麻痹	抑制乙酰胆碱酯酶
	河鲀鱼，部分蛙类、海星、章鱼	河鲀毒素	中枢神经系统麻痹、呼吸衰竭、死亡	降低钠离子通道的通透性
	金枪鱼、鲨鱼、箭鱼	汞（毒物）	神经毒性、生殖影响	本身不产生毒素，在肌肉中蓄积

植 物 毒 素

在生存斗争中，植物已经形成了一套防御措施。植物在击退捕食者或阻止昆虫或动物啃食的过程中会产生一系列化学物质，当我们食用或接触植物时，植物产生的化学物质是如何影响我们的呢？千百年来，人类一直在植物中寻找食物及用于治疗疾病的药物。如今许多药品都来自植物，甚至有人提倡服用草药或天然药物。本节我们将仅关汗一些熟知植物的毒性。表 17.5～表 17.10 总结了有关植物毒素的重要情况。

皮　　肤

植物保护自己的最好方法之一就是让接触它们的人或动物的皮肤上出现一系列不良反应。这可以通过抗体介导的过敏性反应或直接产生影响的化学物质来实现（表 17.5）。对于过敏类反应而言，一般第一次接触不产生反应，第二次接触才会发生反应。例如毒藤会产生一类叫漆酚的化学物质，它可以让 70% 的接触者产生过敏反应。虽然不是为了抵御外敌，但豚草、艾蒿、青草还是会使接触者出现花粉过敏反应。

表 17.5　植物毒素对皮肤的影响

症　状	示例植物	毒素/评论
过敏性皮炎： 皮疹、皮肤瘙痒	蔓绿绒、毒藤、腰果树、水仙、风信子、郁金香	导致过敏反应；过敏反应差异较大；过敏原位于植物外层细胞
花粉过敏性皮炎： 流鼻涕、打喷嚏、流眼泪	豚草（北美）、艾蒿（欧洲）、青草	广泛分布于空气中的花粉；很常见，可致身体虚弱
接触性皮炎 经口接触：口腔肿胀和口腔炎症 皮肤接触：疼痛和刺痛感	万年青、荨麻	草酸盐晶体表面有致炎蛋白；含有组织胺、乙酰胆碱和血清素

万年青是一种常见的室内植物，枝干断裂或叶子被咀嚼时，会释放汁液。这种汁液会使接触者出现舌头肿胀或口腔炎症等症状。症状由带有刺激性蛋白的草酸盐结晶引起，需要几天才能消失。荨麻的刺毛中含有组胺、乙酰胆碱和血清素，刺毛如果断在皮肤中，会引起强

烈的烧灼感或刺痛感。

胃 肠 系 统

对于植物来讲，使动物不吃它们的另一个好办法是使动物的胃难受。许多植物都有这一功能，但其作用机制各不相同（表17.6）。第一种方法是直接刺激胃壁，引起恶心和呕吐。在某些情况下，引发轻度呕吐对植物而言非常管用。比如有"神圣树皮"之称的鼠李可诱发轻度呕吐。

表 17.6 植物毒素对胃肠系统的作用

症　状	示例植物	毒素/评论
直接对胃的刺激：恶心、呕吐和腹泻	鼠李、油桐果、七叶树、美洲商陆	大黄素、七叶灵（毒素）；种子与果子含油；部分用于医疗；儿童易受影响
细胞停止分裂：恶心、呕吐、谵妄*、肾衰竭	百合科、嘉兰、番红花、盾叶鬼臼	秋水仙碱（治疗痛风）
凝集素毒性反应：恶心、腹泻、头痛、精神错乱、脱水、死亡	紫藤、蓖麻	凝集素与糖结合产生毒性；蓖麻毒素阻断蛋白质合成，毒性很大

其他引起肠胃不适的方式可能引发更为严重的毒副作用。例如化学物质秋水仙碱可以使细胞停止分裂，并产生严重的恶心、呕吐、脱水，甚至导致谵妄、神经病变和肾衰竭。与此同时，秋水仙碱也可以用于治疗痛风。

---

* 谵妄是一种以兴奋性增高为主的高级神经中枢急性活动失调状态，临床主要表现为意识模糊、定向力丧失、感觉错乱、躁动不安、语言杂乱。

最毒的植物是可以产生凝集素*的植物,这类植物中最毒的是可以产生蓖麻毒素的蓖麻籽。5～6颗蓖麻籽就能杀死一个儿童。所幸的是,误食蓖麻籽后,大部分的蓖麻毒素在胃中被破坏。蓖麻毒素可以有效阻断蛋白质合成,因此直接接触0.1微克/千克毒素就能致死。

心血管系统

医学上重要的心血管药物洋地黄来自毛地黄。在医用剂量水平,洋地黄可以减慢并稳定心率,但高剂量会造成心律不齐和血压下降(表17.7)。杜鹃花的叶子和花蜜产生的木藜芦毒素能够影响心血管。蜜蜂收集杜鹃花的花蜜,并把它带回蜂巢,蜂蜜中含有浓缩了的花蜜毒素。当山羊和绵羊食用杜鹃花叶子或一些百合植物时,也会受到影响。食用槲寄生也会影响心血管,这种不良反应曾被认为是神圣或恶魔的力量所致。

表17.7 植物毒素对心血管系统的作用

症 状	示例植物	毒 素
洋地黄糖苷类似物:心律失常	毛地黄、海葱、铃兰	海葱苷、铃兰毒苷
心脏神经:降低心率和血压、全身无力	百合、藜芦、棋盘花属植物、欧石楠科、乌头、杜鹃花	生物碱、乌头、木藜芦毒素
血管收缩	槲寄生(含有毒素的浆果)	槲寄生毒肽

---

* 植物凝集素是指从各种植物中提纯的糖蛋白或结合糖的蛋白,因其能凝集红细胞,故名凝集素。当植物受昆虫或高等动物袭击时,凝集素就从受袭击的细胞中释放至捕食者的消化道,通过与捕食者的细胞中糖的结合引发毒性效应。

神 经 系 统

许多植物能够产生多种影响神经系统的物质（表 17.8）。千百年来，人们一直在研究植物对中枢神经系统的影响，并从一些植物中获得巨大的价值。公元前 399 年，苏格拉底死于从毒堇中提取的毒物。《圣经》的《民数记》(11：31-33)中有一个关于毒堇中毒的故事。饥饿的以色列人吃了从海上漂来的鹌鹑后死亡。有些人推断鹌鹑吃了含有毒芹碱的毒堇种子。毒芹碱不会对鹌鹑产生影响，但会蓄积在它们身体组织内，这会使食用鹌鹑的人死亡。蘑菇给人类提出了一个有趣的挑战，每年都有人因食用有毒蘑菇而生病甚至死亡，而且有些蘑菇中的毒蕈碱和裸头草碱能使人产生幻觉。

表 17.8　植物毒素对神经系统的作用

症　　　状	植　　物	毒素/评论
癫痫发作	水毒芹、薄荷科	毒芹素影响钾离子通道；薄荷油中的单萜类化合物
头痛、精神错乱、幻觉	赤潮、绿藻、鹅膏属、山黧豆属	软骨藻酸、红藻氨酸（海洋贝壳）；鹅膏蕈氨酸、毒蕈（幻觉）；山黧豆中毒（运动神经退化）
行为失常、异常兴奋、肌肉无力、死亡	疯草	苦马豆素：抑制肝酶，因对牲畜的影响而广为人知
刺激	咖啡、茶、可乐果	咖啡因是世界上应用最为广泛的兴奋剂
神经毒性、死亡	毒参	毒芹碱（具有神经毒性的生物碱）
麻痹	鼠李、毒灌木	影响周围神经的髓鞘

续 表

症 状	植 物	毒素/评论
口干、瞳孔放大、意识混乱、幻觉、记忆丧失	曼陀罗、天仙子、颠茄	罕有致死事件，儿童易感
轻度刺激、肌肉麻痹、呼吸衰竭、死亡（箭毒）	烟草、马钱属（箭毒）、蓝绿藻	尼古丁阻断乙酰胆碱受体；箭毒是一种非常有效的受体阻断剂

曼陀罗是一种茄科植物。曼陀罗容易获得，且会对神经系统功能产生影响，让人产生轻微的幻觉，因而年轻人经常会尝试这种植物。不幸的是，它造成的后果非常严重，特别是与其他药物一起使用时，有可能导致死亡。颠茄是另外一种茄科植物，同样具有潜在的致死性。在罗马帝国和中世纪，颠茄就已用作一种药剂和毒药。妇女将含有天仙子碱的颠茄汁滴进眼睛，形成散瞳的效果，从而使自己看起来更有魅力。具有类似功效的药物叫作阿托品，检查眼睛时可用来扩瞳。此外，茄科植物还含有东莨菪碱和其他颠茄生物碱，它们通过抑制乙酰胆碱，对中枢和周围神经发挥作用。除了扩瞳，颠茄生物碱还会导致唾液分泌停止、口干、吞咽困难和心律失常。大剂量会对中枢神经系统产生影响，造成幻觉、记忆丧失和精神错乱。

肝 脏

真菌可以产生毒性最大的两种肝脏毒素（表17.9）。每年有多人因误食鹅膏科蘑菇"死亡帽"和"死亡天使"而死亡。死于蘑菇中毒的人群以10岁以下儿童人数最多，但成人也易中毒。通常，吃蘑菇很难与症状联系起来，因为10～12小时后才会有明显症状。最初症状是恶心、呕吐、腹泻和心律失常。最终，鹅膏毒素会破坏肝细胞，导致肝肾衰竭，甚至死亡。毒蘑菇中的鹅膏毒素会与核糖核酸结合，抑制蛋白合成。鹅膏毒素的毒性很强，0.1～0.3毫克/千克体重的剂量就能致死。对于体重为10公斤的儿童，1毫克的鹅膏毒素就能致死。此外，还有一些真菌和霉菌生长在坚果或谷物上。高湿度和较差的储存条件会使一种产生黄曲霉素的真菌在坚果上生长。黄曲霉素是一种毒性很大的毒素，能够导致肝癌。以前患有肝脏疾病的人特别容易受到影响。

表 17.9　植物毒素对肝脏的作用

症　状	示例植物	毒素/评述
肝炎与肝硬化	千里光属植物	吡咯啶生物碱，破坏肝血管，影响人类和牛，有些物种具有抗性
肝功能衰竭而死	蘑菇	鹅膏毒素和鬼笔环肽影响核糖核酸和蛋白质的合成
肝癌	真菌（生长于坚果之上）	黄曲霉素

生　殖

一些植物产生的活性物质会对生殖造成影响（表17.10）。影响家畜生殖与发育的毒素对于畜牧业而言向来是一个关注焦点。食用生长在北美山区的山藜芦的山绵羊，其胎仔畸形发生率高。很早以前人类就开始使用苦瓜籽等可以引起流产的植物。

表 17.10　植物毒素对生殖的影响

症　状	示例植物	毒素/评论
子代畸形（羊）	山藜芦	藜芦毒素，阻断胆固醇的合成
导致胎儿流产（堕胎药）	豆科植物、苦瓜籽（苦瓜）	苦马豆素，阻断细胞分裂；凝集素，阻断蛋白质合成

建议与忠告

政府应当对一些可能污染食品的毒素进行监测。例如，定期监测几种常见的贝类毒素，并在捕捞季节采取必要的限制措施。许多自然产生的毒素并没有监管规范与标准，但消费者必须意识到其潜在的危险性。比如，如果非商场购买的蘑菇，必须清楚买的是何种蘑菇。值得注意的是，在一些国家受到监管与控制的有毒植物，会在另一些国家的花店出售。对于我们而言，最重要的是学习有关动植物的知识，知道哪些动植物可能会有危险，并学习如何避免与它们接触，以避免危害的发生。

（郑明岚　译，周志俊　校）

第 18 章

辐 射

非电离辐射

名称：	非电离辐射
用途：	电力传输、通信、发光二极管、电灯泡、加热、烹饪、微波炉、激光、可见光、光合作用（日光）、手机、Wi-Fi 网络
来源：	紫外线、可见光、红外线、微波、广播电视、手机、电力传输
推荐限制量：	因辐射源而异，例如日光照射会损伤皮肤
体内吸收：	因辐射源而异
易感人群：	不定，例如：皮肤白的儿童（易被晒伤）
毒性及症状：	因辐射源而异（太阳辐射：晒伤、白内障、癌症；微波辐射：使皮肤及内脏组织温度升高；低频电磁辐射的不良效应仍存争议）
法律规范：	政府控制接触源；FDA 和美国联邦通信委员会（Federal Communications Commission, FCC）将移动手机的 SAR 值*限定为 1.6 瓦/千克

* SAR 指的是辐射被头部软组织吸收的比率，SAR 值越低，辐射被脑部吸收的量越少。

续 表

一般常识：	使用历史悠久
环境影响：	我们对能源的依赖加重了辐射对环境的影响，如钻井采油和燃煤发电等
健康与安全性建议：	根据个体敏感度而区别对待；限制暴露在紫外线辐射之下；减少能源消耗

电 离 辐 射

名称：	电离辐射
用途：	核能、X射线、医疗诊断、科学研究、癌症治疗、阴极射线管显示器
来源：	氡、X射线、α（阿尔法）、β（贝塔）和γ（伽马）射线，来自太阳和太空的宇宙射线
推荐限制量：	没有必要摄入
体内吸收：	与构成生物组织的原子相互作用
易感人群：	儿童、正在发育的机体
毒性及症状：	DNA损伤、可致癌
法律规范：	严格的监管
一般常识：	长期暴露于低水平辐射
环境影响：	许多核废堆含有放射性废物，必须被转移以防止可能发生的泄露
健康与安全性建议：	限制接触，监控工作场所的接触*

* 职业暴露的标准限值是5年内少于100 mSv（平均每年20毫希），并且任何一年不超过50 mSv。针对普通大众的标准是在所在的本地值基础上每年1 mSv。对于年龄在16—18岁接受涉及辐射照射就业培训的徒工和年龄在16—18岁学习过程中需要使用放射源的学生，应控制其职业照射使之不超过下述限值：年有限剂量6 mSv。

辐射的简介与历史

所有的生命都依赖于小剂量的电磁辐射。植物通过光合作用把小剂量辐射转化为体内的能量来维持生命，并为地球上许多动物提供了食物来源。各种辐射发射设备包围着我们（表 18.1）。这些设施涵盖甚广，从太阳到我们使用的手机、收音机，从医用 X 射线到供电厂。辐射给我们的生活带来了很多便捷，但我们仍需了解它们对健康的影响。

表 18.1　常见的非电离辐射设备

- 移动／蜂窝电话
- 移动／蜂窝电话基站
- 无线电波发射塔
- 微波塔
- 激光发射器
- 核磁共振（MRI）
- 广播信号传输（AM 或 FM）
- 电视信号传输
- 短波无线电传输
- 卫星传输
- 电热毯
- 家用电器
- 灯泡
- 电脑和电视显示器
- 微波炉
- 电源线（大型和小型）
- 可见光
- 紫外线辐射
- 雷达
- Wi-Fi 网络

辐射根据波长和频率以电磁波谱的形式来描述（图 18.1）。辐射大致可分为电离辐射和非电离辐射两种。它们之间的区别取决于辐射所携带的能量，以及电场和磁场的振动频率。如果辐射频率（或能量）足够大，射线就可以把电子从原子中分离出来，使它照射过

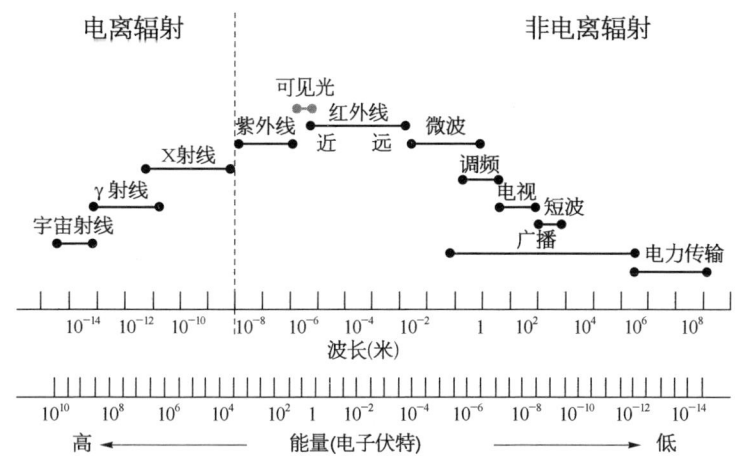

图 18.1 电磁频谱

的物质发生电离。非电离辐射包括紫外线、可见光、红外线、微波、广播电视、电力传输。电离辐射包括宇宙射线、X 射线、核衰变产生的 γ 射线等高能辐射,还包括 α 射线(氦离子)、β 射线(高能电子)和其他亚原子粒子的电离辐射。核辐射可以用来发电和治病,也是军事武器的重要组成部分,但它还带来了环境污染和对人体的严重危害。

非电离辐射的能量小,大多对我们的身体无明显的作用,但微波炉是一个例外。微波能量可以轻易穿过纸张、玻璃和塑料,被食物中的水分子吸收,引起振动,从而加热材料。如果没有适当的屏蔽,微波炉会产生足够的能量,引起有害效应。但要注意的一点是微波与人体组织之间的相互作用,不是通过电离作用,而是通过加热反应。

电离辐射的能量足够大,在把电子从原子中分离出来的过程中,释放出的能量足以破坏 DNA 链,从而导致严重的细胞损伤和癌症。根据辐射源的不同,频繁接触电离辐射的高危人群可分为三类:医用 X 射线设备(患者、医务人员);产生 α、β 和 γ 射线的放射性物质(实验室工作人员、医院工人、病人);来自太阳和宇宙空间的射线(航空公司工作人员、飞机上的旅客*)。

描述辐射对吸收体影响的一个常见单位是照射量(库仑/千克),这一单位通过测量 X 射线和 γ 射线在标准状态下单位质量干燥空气中产生出的电离电荷的数量,来衡量它对吸收体的影响。描述辐射对吸收体影响的另一个常用概念是吸收剂量,用来表示单位质量吸收体所吸收的辐射能量,目前采用的单位是戈瑞(Gy)。在接受相同吸收剂量的情况下,如果电离辐射的种类、能量或照射条件不同,其所致的生物效应,无论是发生概率还是严重程度,均有所差异。为了统一描述不同种类和不同情况下的电离辐射对于生物体的危害程度,在辐射防护领域中,还引进了一种"剂量当量"的概念,它等于吸收剂量和描述不同射线生物效应的权重因子的乘积,目前采用的单位是希沃特(Sv)。下表中,我们比较了辐射能量单位的国际单位制(SI)系统和旧单位制系统。

表 18.2 辐射能量的单位

项 目	旧单位	SI 单位	比 率
活度(如射线数量或粒子数量)	居里(Ci)	贝克勒尔(Bq)	1 Ci=3.7×10^{10} Bq 1 mCi=37 MBq μCi=37 KBq
照射量	伦琴(R)	X(库仑/千克)	1 R=2.58×10^{-4} Coul/kg
吸收剂量	拉德(Rad)	戈瑞(Gy)	1 Gy=100 Rad 1 Rad=10 mGy
剂量当量	雷姆(Rem)	希沃特(Sv)	1 Sv=100 Rem 1 Rem=10 mSv

说明:m=milli=1/1 000; M=Mega=10^6; k=kilo=10^3。

---

* 乘坐飞机旅行的路线决定了个体的辐射接触水平。辐射强度在两极和高海拔地区相对较高。另外,太阳风暴可以产生太阳耀斑,比平时释放出更大量的辐射。对于偶尔旅行的人来说,他们所受到的辐射远远低于限值。然而,频繁飞行的人和航空公司的工作人员所接触的辐射水平可能会超过限值。

有关辐射的知识及其各种形式的应用，为我们打开了一扇人类文明之窗，从中我们可以领略令人着迷的图景。穴居人学会取火与用火，这可能是人类最早有效利用辐射的例子。学会用电则是人类历史上另一个重大的进步。直到20世纪初，人类对辐射的理解和利用才真正兴起。与此同时，人们对辐射潜在危害的了解也与日俱增。1895年，伦琴发现X射线。1903年，居里夫妇因发现放射元素钋和镭，贝克勒尔因发现天然放射性现象，而共同获得了诺贝尔物理学奖。直到今天，"居里"和"贝克（勒尔）"还被用作辐射的计量单位。这些发现促进了医学的重大进展。1942年12月2日，恩里科·费米和同事们在芝加哥大学足球馆下的实验室里，试验成功了首座持续链式核反应堆。随后，这些知识被用来制造原子弹。为了结束第二次世界大战，美国在日本投下了两颗原子弹。我们对核辐射危害的了解，多是来自日本的受害者以及铀矿工人。

辐射对健康的影响

1. 非电离辐射

我们不断地暴露于电离与非电离辐射，有自然发生的辐射，也有社会活动产生的辐射。我们被非电离辐射所包围，其中大部分对人体无害。然而，当接触水平较高或持续时间较长时，非电离辐射会对人体造成伤害。典型的例子是阳光。我们需要适量的阳光照射，阳光中的紫外线能够刺激维生素D的合成，在钙质代谢过程中发挥重要作用。但当我们缺少黑色素（黑色素可以有效吸收紫外线，减少紫外线对人体的有害影响）保护时，或是我们的皮肤过度暴露在紫外线辐射下时，来自太阳的紫外线辐射，会对皮肤造成伤害，我们的皮肤会出现红斑、炎症反应、起泡、变黑等症状。

紫外线辐射还可以破坏细胞DNA。反复损伤DNA会使DNA因受损程度过高而无法被修复，从而导致皮肤癌。每年皮肤癌的发生率约占所有新确诊癌症的三分之一。据世界卫生组织估计，全球每年有二三百万非恶性皮肤癌和超过13万例恶性黑色素瘤发生。过滤紫外线辐射的臭氧层变薄，被怀疑是皮肤癌发病率增加的原因之一。紫外线照射还会增加眼睛白内障的发病率，降低免疫力，并加速衰老。此外，雪可反射约90%的紫外线辐射，由此引发的雪盲问题已引起广泛关注。

大多数的玻璃能够阻挡紫外线辐射，但透明的塑料制品无法有效阻隔。帽子和衣服等相对简单的措施，可以大大降低风险。防晒霜含有的化学物质可以吸收紫外辐射，其中最常见的是对氨基苯甲酸或苯甲酸。白皮肤人群及儿童对来自太阳的紫外线辐射极为敏感，通常需要额外的防护。

过去20年，微波和射频设备的使用大幅增长。最受消费者喜爱的产品是微波炉和手机。微波/射频辐射也在商业领域得到了广泛的应用，如雷达、焊接机、热封口机、烘干设备等。在生物组织内，微波辐射产生的热量，会使皮肤产生变暖的感觉，甚至内脏器官的温度和体温也会升高。为此微波炉必须符合政府的标准，以尽量减少微波接触。移动电话采用低能量的无线电频率，远低于可以使组织发热的辐射频率。一般情况下，国家和国际政府机构认为手机产生的辐射不足以引起任何健康问题。然而，一些研究组织正在研究其对健康的影响，特别是与癌症的关系。作为预防措施之一，需要较长时间使用移动电话机时，可以使用防护设备（如耳机）来确保机身远离头部。

2. 电离辐射

电离辐射可以直接破坏生物组织，其主要危害是癌症。我们对电离辐射效应的了解来自20世纪所发生的各种职业暴露事件。20世纪初期，科学家居里夫人死于癌症，这可能与她长期遭受放射性物质辐射有关。20世纪20、30年代，镭被广泛用于治疗关节炎、胃病、癌症等疾病，并受到了美国医学协会的认可。但之后大量的年轻妇女因涂制镭手表表盘而死于骨癌。镭的半衰期比较长，且会在骨组织中蓄积，所以镭一旦进入人体，便会造成终身的辐射暴露。这些妇女对镭公司提起诉讼。最终她们在法庭上获得了胜诉，并得到了经济补偿，成为第一起获得工伤赔偿的案例。

通过铀矿工人，我们发现了氡暴露的危害。氡是一种放射性气体，广泛存在于铀矿以及土壤中。氡接触可导致肺癌和食道癌的发生。氡衰变的产物是主要的致癌物，这种物质能够吸附于内脏组织，同时释放出 α 粒子。人们已经证实放射性物质的高剂量接触会导致癌症高发，但是低水平长期接触的危害仍然不容忽视，这种暴露可能发生在家中，特别是地下室。

原子弹爆炸的幸存者为我们提供了更多研究放射性物质的资料。1945 年 8 月 6 日，美国军队在日本广岛投射了第一颗原子弹，三天后在长崎投射了第二颗原子弹。这两颗原子弹使用了不同类型的放射性物质：第一颗含有 235 U（铀），第二颗含有 239 Pu（钚）。据估计，有 64 000 人死于那场爆炸。大约有 10 万名幸存者参与了后续的研究，事实证明他们的癌症发病率大大提高。

从这些案例中我们学到了两点：第一，剂量越大，患癌症的可能性就越大；第二，辐射致癌是一个缓慢延迟的过程，可能需要 10 至 40 年。应当牢记的是我们生活在一个充满电离辐射的环境中，我们每天必然遭受各种低水平的辐射。有人估计，每 100 例癌症中就有一例的元凶是辐射暴露。

建 议 与 忠 告

减少辐射暴露的三种方法：

- 时间

缩减在辐射源附近停留的时间。一个最简单的例子就是减少被强烈日光照射的时间，从而避免被晒伤。这个道理同样适用于电离辐射，如放射性物质。

- 距离

增加机体与辐射源之间的距离。辐射强度随着距离的增加迅速下降。

- 屏蔽

屏蔽的有效性取决于辐射类型和屏蔽材料，但一般情况下，在你的身体与放射源之间放一块能够吸收辐射的屏蔽材料就可以减少辐射暴露量。这很容易实现，比如戴一顶帽子来遮挡阳光对脸部的照射，或者牙科医生使用铅防护衣来屏蔽牙科 X 射线对身体其他部位的照射。

（李艳菲　译，周志俊　校）

第 19 章

家中的有毒物质

名称：	家中的有毒物质
用途：	家居用品（药品、杀虫剂、清洁剂、油漆、温度计、塑料）
来源：	自然发生（霉菌、氡*）、家居产品
推荐限制量：	零
体内吸收：	皮肤、经口、呼吸
易感人群：	儿童（占家庭中毒事件的多数）
毒性及症状：	症状不定
监管机构：	EPA、FDA、CPSC
一般常识：	许多家用产品可用毒性较低的产品来替代
环境影响：	可能严重破坏环境（如汞、清洁剂）
健康与安全性建议：	使用毒性较低的替代品，妥善处置有毒废物

* 室内的氡主要有四个来源：房基土壤、建筑材料、户外空气进入室内、供水及用于取暖和厨房设备的天然气。室内的氡含量无论高低都会对人体造成危害，由于氡是放射性气体，当人们吸入体内后，氡衰变发生的 α 粒子可在人的呼吸系统造成辐射损伤，诱发肺癌。

家是一个复杂的环境，其中包含许多具有危险和毒性的物质（表19.1）。有些是自然存在的物质，有些是我们从外边带回的物质。一种自然发生的常见危险物是从土壤和基岩中释放出来的放射性物质氡。霉菌在潮湿的环境中生长，并将孢子和毒素释放到空气中。虽然人眼无法看见尘螨，但它却在我们的家中，并会导致一系列的健康问题。我们从外边带进家来的常是一些危害更大的物质。

表 19.1　家中常见的毒物

- 氡
- 油漆中的铅
- 室内空气污染物
- 二手烟
- 霉变
- 家庭有害废物
- 粉尘
- 消费品（如旧床垫或靠垫等）
- 家居产品
  清洁用品、化妆品和个人护理用品、油漆、药品、杀虫剂、燃料、溶剂、温度计

我们使用的产品也含有很多看不见或不注意的毒物。比如温度计和恒温器中含有的神经毒物汞。汞能够进入大气与地表水中，最终存留在我们食用的鱼类体内；衣物、餐具的洗涤剂中含有磷酸盐，水中的磷酸盐含量一旦偏高，就会助长藻类，对其他水生生物造成威胁。如若处理不当，涂料、汽油、农药、防冻剂和荧光灯等都会成为危害环境的有害废物。每年美国家庭产生的有害废物约为160万吨。你有没有想过在你家中每天会产生多少有害废物？

许多国家和地区都设有毒物中心，负责向人们提供有关有毒物质的信息。据估计，家中有超过17 000种化学品，但很多化学品的毒性信息却相当有限。这些中心建有大型数据库记录含有毒物质的产品以及接触到这些物质后正确的处理方法。每天都会有许多起家庭中毒事件发

牛,而且有些后果极为严重。儿童往往是此类事件的最大受害者,因为儿童在家中的时间长,接触到家中有毒物质的可能性大。在美国有超过50%的中毒事件涉及6岁以下的儿童。对儿童而言,家中有两大毒物可能引发疾病。一个是家庭灰尘、尘螨、蟑螂和霉菌,长期接触会引发哮喘。在美国,超过1 500万人患有哮喘,其中有500万人是儿童患者;每年超过10万哮喘患儿因到医院检查而缺勤1 000万天。另外一个是铅,小剂量长期接触也会导致学习、发育障碍。据美国疾病控制与预防中心估计,大约有10万美国儿童的血铅水平因家庭污染而升高。

家中有毒物质的暴露途径与方式

通过误食、皮肤接触、溅入眼睛、吸入蒸气或空气中的颗粒等途径,居民暴露于家用有毒化学品(表19.2)。暴露可能是由产品的一次性使用或泄漏引起的短期暴露,也可能是由频繁使用某种产品或易挥发性成分释放造成的长期暴露。

表 19.2 家用化学品的接触途径

摄 取	● 产品直接摄入 ● 手口接触
吸 入	● 产品在使用过程中的急性吸入 ● 慢性吸入室内空气
皮肤/眼睛接触	● 在使用过程中的飞溅/泄漏 ● 剧烈的化学反应 ● 与化学品处理过的表面接触

急 性 暴 露

2009年,美国毒物中心处理了近250万起突发事件,其中超过2.5

万件事故后果严重，属于重大事故，共有1 544人死亡。这些事故几乎有一半起源于药品，其他还包括化妆品、个人护理产品和家用清洁剂。发生的大量事故表明，具有潜在毒性的产品在家中无处不在，同时也说明产品毒性之大，若医疗救助不及时，可能会引发更为严重的伤亡。下文将列举一些会引起严重急性健康问题的家用产品。

腐蚀剂：强酸、强碱或氧化剂，可导致眼睛永久性损伤、皮肤烧伤；如果误食，可引起严重胃肠道损伤。腐蚀性产品包括碱性的管道清洁剂、烤箱清洁剂，酸性的马桶清洁剂、除锈剂、浓缩消毒剂及浓缩杀虫剂。

溶剂：含溶剂比例较高的产品有油性涂料、脱漆剂、燃料、打火机油、家具上光剂及杀虫剂。误吸可能导致致命性肺炎；在不透风的空间可能引起急性中毒的症状，如头晕、恶心，在某些情况下还会引起神经损伤。

药物：许多药物具有一定的毒性。如果服用剂量过高，或者非患者本人误服这些药物，则非常危险，尤其是儿童。

农药：尽管许多家用农药已经经过了稀释，但一些农药的浓度仍然足以引起急性中毒，其中包括高浓度的杀虫剂、杀菌剂和除草剂。

慢 性 暴 露

反复接触某种产品，或是长期接触残留在空气、土壤、家具表面以及灰尘中的物质，可引起一些慢性影响。美国环境保护署对十几种挥发性有机化合物室内外的浓度水平进行了研究。结果发现，这些化合物在室内的浓度水平比室外高出二至五倍。当在室内使用一些挥发性产品时，空气中这些化学物质的水平可以超出未受污染时的正常值1 000倍以上，且会持续很长时间。

接触受污染的土壤是人慢性暴露于化学品的主要途径之一，特别是儿童，因为他们时常接触泥土，还用手触碰口鼻。研究表明，若家中使用含铅涂料或使用砷处理的木材，其附近土壤的被污染程度较为严重。家中其他主要的慢性暴露源还有灰尘，其中可能含有农药、燃烧所产生的烟尘、尼古丁和一些过敏原。

在家中使用含有挥发性成分的产品，会导致室内空气质量下降。表 19.3 列出了家用产品中常见的挥发性溶剂以及这些溶剂在工作场所空气中的浓度容许值。数字越大，表示毒性越小。

表 19.3　挥发性有毒化合物

成　分	产　品	职业暴露限值（ppm）
乙　醇	含酒精饮料	1 000
丙　酮	指甲油	750
乙酸乙酯	卸甲液、记号笔	400
异丙醇	外用酒精、个人护理产品	400
汽　油	汽车燃油	300
甲　醇	脱漆剂	200
松节油	涂料稀释剂	100
二甲苯	喷漆、记号笔、黏合剂	100
正己烷	黏合剂	50
二氯甲烷	脱漆剂	50
甲　苯	脱漆剂、喷漆	50
一氧化碳	汽车尾气、燃煤	10
萘	樟脑丸	10
对二氯苯	樟脑丸	10

续 表

成　分	产　品	职业暴露限值（ppm）
甲　醛	刨花板、胶合板	0.30
毒死蜱	杀虫剂	0.014

某些家用产品成分会引发长期或迟发性慢性疾病，比如癌症，或影响生殖系统、神经系统以及生长发育。表 19.4 列出了部分产品、成分以及过度使用时可能对健康造成的影响。

表 19.4　慢性暴露对健康的影响

成　分	发现于*	癌症	生殖	发育	神经
百菌清	杀菌剂	X			
嗪胺灵	杀菌剂			X	
西维因	杀虫剂	X			X
砷	加工过的木材	X			X
林丹（六氯化苯）	虱子驱杀	X			X
对二氯苯或萘	樟脑丸	X			
正己烷	黏合剂				X
铅	染发剂、玩具、油漆	X	X	X	X
苯	汽油	X		X	
阿司匹林	止痛药		X	X	
乙醇	饮料			X	X
二氯甲烷	脱漆剂	X			X
多溴二苯醚（PBDE）	床垫、靠垫、塑料		X	X	X
双酚 A（BPA）	婴儿奶瓶、金属罐内壁		X	X	X

* 列出产品的同类产品也可能包含相同的成分。

家中有毒物质的风险

对家用产品毒性进行评估时,最大的困难是很多成分没有在产品标签上标明。例如,家用杀虫剂通常含有 90% 以上的"惰性成分",这些成分在标签上被简称为"其他成分"。所谓"惰性成分"指的是在产品功能上不起作用的成分,但并不代表这些成分不带毒性。可惜的是,在大多数情况下,这些成分并没有被标注在产品标签上。

根据美国产品标签法规的规定,标签上应当有足够的信息,确保用户在仔细阅读标签警示之后,可以推断出产品可能导致的急性毒性,但通常情况下用户从标签中能够获得的信息相当有限。另一方面,根据 OSHA 的规定,物料安全数据表(MSDS)中应当包含半数致死剂量(LD_{50})或其他毒性数据,但目前许多安全数据表中所包含的信息不完整且不准确,从而造成对其进行的毒性评估结果并不可靠。不同国家标签上的内容差异很大,有些国家产品标签的信息含量甚至更低。

家用产品种类繁多,成分也千变万化,有些成分还被冠以"商业秘密",这也使准确评估家用产品的危险性变得难上加难。此外,产品使用不当,会增加危险性。产品使用不当的原因有很多:1)使用说明难以阅读(如字体太小、无母语说明、语句不通);2)消费者未阅读使用说明;3)使用说明不够清晰,或者使用困难或不便(如:什么是"适当的"通风?)。

许多产品的风险评估存在诸多争议:首先,暴露量一般基于假设,难以测得具体数值;其次,风险评估的结果可能让风险评估人面临金融风险,因为很多家用产品会因为评估报告而遭到禁止销售或被迫撤出市场。

然而,即便我们弃用有害产品,它们的影响仍会残留在环境中。

比如，儿童玩具中的铅、泡沫橡胶和塑料中的溴化阻燃剂、多溴二苯醚或多溴联苯醚，会长期留存在屋内灰尘中。

建 议 和 忠 告

虽然家用产品的风险难以估计，但我们可以采取一些预防措施减少这种危险。选择毒性较低的产品，可以说是最好的策略，例如选择非化学品或是由更安全的成分制成的产品，购买可以马上使用的稀释品而不是浓缩品等。更值得一提的是，因为毒性较低的产品在生产过程中使用的也是毒性较低的化合物，所以在废物处理时对环境的影响较小。表 19.5 列出了一些常见的低毒替代品。

表 19.5　低毒替代品

替　代　品	被替代的产品	所避免的毒性成分
乳胶漆	油性漆	溶剂
管道疏通器 / 清洁刷	碱性管道疏通剂	腐蚀性碱液
去污粉	酸性洁厕剂	腐蚀性盐酸
线虫	杀虫剂	二嗪农、西维因或其他杀虫剂
杂草清除器、护根*	除草剂	2，4-D，二氯苯腈等

对于一般消费者来说，他们很难通过比较产品说明选出毒性较低的产品。政府机构应该要求厂家在产品标签上列出所有的产品成分。这能让使用该产品的用户更好地了解产品的危害，从而避开产品中可能引起过敏或存在风险的成分。管理产品标签的政府机构应当规范标

---

* 护根：用以保持水分、消灭杂草等的覆盖物，如稻草、腐叶或塑料膜。

签系统，以避免不同机构监管下的产品标签不统一。

即使是在使用毒性较低的产品时，也应当根据使用说明或常识进行适当防护。例如，所有的化学品都应当存放在儿童接触不到的地方。产品标签上通常会注明适用于这一特定产品的安全防护装备、使用步骤、注意事项及安全存放的相关要求，在使用时应当严格遵守。不过一些标签上的说明还不够具体，所以即便按照标签上的说明使用，仍然不能保证百分之百的安全。

另外，也可以通过一些活动普及有关有毒物质的常识。比如美国肺脏协会的"家庭环保大师"项目，通过志愿者对居民的走访，鼓励居民在家中进行一些改变，并实施"家庭环境评估"，以此减少有毒物质的接触。这个计划主要是为了减少儿童哮喘的发生。

（陈淑娟　译）

第 20 章

纳米材料

名称:	纳米材料
定义:	尺寸在 1～100 纳米的材料（1 纳米 =10^{-9} 米）
用途:	广泛应用于化工、农药、塑料、阻燃剂、医药、涂料、化妆品、防晒霜、服装、婴儿玩具等领域及产品
来源:	化学合成物、植物
推荐限制量:	非人体必需物质
体内吸收:	胃肠道、呼吸系统（肺）、皮肤
易感人群:	胎儿及儿童、工人
毒性及症状:	对内分泌系统有类雌激素样或抗雌激素样作用、影响激素水平、性征、生殖和发育
法律规范:	FDA 和 EPA 负责考察纳米材料的用途及评估其潜在危害
一般常识:	每年有超过 45 万吨的纳米材料被广泛应用于产品中
环境影响:	广泛分布于环境中，可以影响野生生物
健康与安全性建议:	尽量减少使用，避免儿童接触，寻找替代物

纳米材料的简介与历史

> 纳米有多小？
> - 纸张的厚度大约是 100 000 纳米
> - 人类 DNA 链的直径是 2.5 纳米
> - 人类头发的直径大约是 80 000 到 100 000 纳米
> - 1 纳米 =10^{-6} 毫米

纳米材料或纳米粒子通常被定义为尺寸为 1～100 纳米的粒子，这个尺寸的粒子物理和化学特性都会发生改变。例如，钛在常态下是白色的，但在纳米级则会变成透明的。纳米颗粒直径小意味着它们有更大的表体比（表面积与体积之比），这说明表面原子所占的百分比将会显著增加，材料的活性也更大。

纳米材料的应用可以追溯到很早以前，当时人们在不知不觉中应用了纳米材料。比如藏于大英博物馆的罗马莱格拉斯酒杯（Lycurgus Cup），这种酒杯从外表面看起来是不透明的绿色，但当光从酒杯内向外照射时则会呈现红色，之所以会变色是因为酒杯的雕花玻璃中含有金和银的纳米粒子。又比如富有传奇色彩的大马士革刀，在刀刃塑型的过程中采用纳米碳管增强钢材的硬度。

纳米技术出现与技术的不断进步密切相关。1936 年，德国物理学家穆勒（Erwin Wilhelm Müller）发明了场发射电子显微镜，使人们第一次能够在实验室里观察原子。1981 年，格尔德·宾宁（Gerd Binnig）和海因里希·罗雷尔（Heinrich Rohrer）在 IBM 的苏黎世实验室发明了扫描隧道显微镜。这种显微镜的分辨率可达原子水平，即

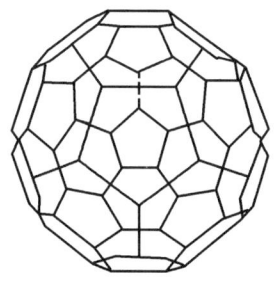

图 20.1　巴基球

能够观察到物体表面的单个原子。1959 年物理学家理查德·费恩曼（Richard Feynman）发表了题为《在底部还有很大的空间》（There's Plenty of Room at the Bottom）的演讲，他在演讲中预言未来的技术将可以操纵单个原子和分子，事实上现在这个预言已经部分实现了。1985 年，科学家发现了"巴基球"（又称富勒烯），这是一个由 60 个碳原子构成、形似英式足球的碳原子结构（图 20.1）。这种碳单质具有金属光泽，有许多优异性能，如超导、强磁性、耐高压、抗化学腐蚀，在光、电、磁等领域有潜在的应用前景。

1991 年，科学家又发现了纳米碳管（图 20.2）。纳米碳管（CNTs）是一种管状的纳米级石墨晶体。它具有多种优良特性，其中包括极好的硬度和强度、导热性和导电性、光学特性，在工业生产中的使用极为广泛。很多日用品中都使用了纳米碳管，如滑雪板、棒球棒、高尔夫球棍、汽车零件、涂料等。然而，在放大镜下纳米碳管又长又尖锐，与石棉纤维的结构类似。而吸入石棉纤维会引起恶性间皮瘤，潜伏期为 20～40 年，在 1999 至 2005 年间，大约有 18 000 人死于这种癌症。

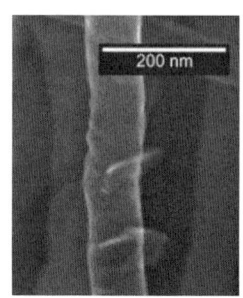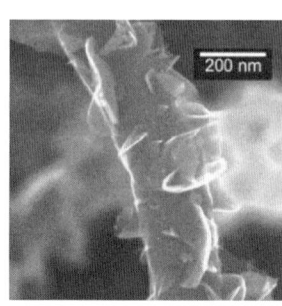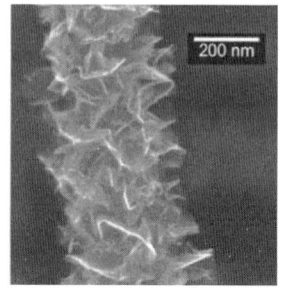

图 20.2　纳米碳管扫描电镜图

根据啮齿类动物实验的报告,纳米碳管引起的肺损伤与石棉纤维引起的肺损伤类似。这个重要线索提示从事纳米碳管相关工作的人也很有可能会患肺癌。由于纳米碳管有多种不同的尺寸、形貌、表面积、化学修饰(通过添加或去除某些功能基团改变纳米材料性质的过程)等,使针对纳米碳管的毒性研究很难设计和重复。现在仅有的研究表明,纳米碳管能够穿透细胞壁而致细胞死亡。

随着纳米材料的使用越发广泛,纳米材料对于人体健康与生态系统的潜在危害也开始进入人们的视野。不过截至目前,人们仍没有对使用纳米材料的生产流程开展综合管理,也没有明确的方法评估纳米材料可能带来的不利影响。要想管理纳米材料,第一步需要确定的是什么产品使用了纳米颗粒,以及纳米颗粒的类型与数量。然而,目前标签管理条例并没有要求纳米材料必须作为原料在标签上注明,光是确定使用纳米颗粒的产品*就已经是一项艰巨的任务。可喜的是,一些机构已经开始着手对一些长期使用的纳米产品在生产、使用和废弃过程中的潜在危险进行风险评估。欧盟的《分类、标签和包装法规》(CLP)中规定如果一种物质的形式或物理状态发生了改变,就必须进行重新评估,以确定其毒性分级是否发生改变。在美国,FDA 已发布了化妆品和食品中使用纳米技术的行业指南草案,但相关部门并无权干涉未上市产品的批准,而只能在产品公开销售后提出可能的风险。不过指南鼓励生产商在产品上市前向相关部门进行咨询,这有助于 FDA 专家指出相关安全方面的问题以及纳米技术产品所带来的其他影响。另外,工作场所是纳米材料高暴露的场所,为控制工作场所纳米材料的暴露,美国 OSHA 于 2013 年出版了一本针对工人与雇主、关于

---

* 美国新兴纳米技术项目制定了一份列表,列出了超过 1 300 种含有纳米材料的日常消费品(见 http://www.nanotechproject.org)。

纳米材料潜在危害的情况说明书。

表 20.1　纳米技术发展的里程碑 *

年　　代	事　　件
公元 300 年前	罗马莱格拉斯酒杯,从外面看是不透明的绿色,但当光从里面照射时会变成红色,玻璃成分中有金和银的纳米粒子
公元 600—1500 年	欧洲教堂彩色玻璃窗里含有纳米级金属氧化物
公元 1200—1800 年	大马士革刀的刀刃含有纳米碳管和碳化铁纳米线
1857 年	迈克尔·法拉第证明纳米金溶液在不同的照明光线下显现为不同的颜色
1936 年	德国物理学家穆勒发明场发射电子显微镜
1959 年	理查德·费曼发表题为《在底部还有很大的空间》的演讲
1981 年	格尔德·宾宁和海因里希·罗雷尔发明能够观察物体表面原子的扫描隧道显微镜
1985 年	美国莱斯大学的研究人员发现富勒烯（C60）或是巴基球,结构似英式足球,由 60 个碳原子组成
1986 年	发明原子力显微镜,能够观察、测量和操纵纳米材料
1991 年	发现纳米碳管（CNT）,CNT 由碳原子组成,形似管状,有极好的硬度、韧度、导电性、导热性
1999 年以后	日常消费品开始大量使用纳米技术
2000 年	克林顿总统发起美国国家纳米技术计划（NNI）,旨在协调联邦研究和开发工作,推动纳米技术的发展
2004 年	《纳米科学和纳米技术：机遇与不确定性因素》一书由英国皇家学会和皇家工程学会联合出版,提出解决与纳米技术有关的潜在健康、环境、社会、伦理和监管问题的必要性
2008—2011 年	美国 NNI 发表《纳米技术相关的环境、健康和安全性研究》

* 更多详情参见 http://www.nano.gov/timeline

纳米材料的健康和环境效应

很多产品都使用了纳米材料，纳米材料在环境中的分布越来越多，对人类潜在的健康影响也越来越大。在一些产品中，纳米材料不具有生物相容性，不会被人体吸收。但防晒霜类产品中的纳米二氧化钛或是纳米氧化锌可能会经皮肤吸收或经胃肠道进入人体内。现在许多化妆品中都含有纳米材料，如遇皮肤破损、晒伤、湿疹、皮疹、皮肤状况不佳、伤口、擦伤或皮肤老化等情况，会加速纳米颗粒吸收进入血液。此外，这些纳米材料可能会从皮肤上被洗掉而进入到环境中。纳米银作为杀菌剂应用时也会有类似的问题，据细胞实验结果显示，纳米银会对肺、肝、肾和脑等多种器官的细胞产生毒性作用。另有证据表明，纳米银可以通过呼吸道和皮肤接触进入机体，纳米银粒子还有可能会出现在废水里，影响污水处理过程。

纳米材料的职业暴露是又一个严峻挑战。例如，纳米碳管的吸入会导致肺组织损伤，可能会导致与吸入石棉纤维一样的肺癌。因此，应呼吁加大对纳米碳管职业暴露的监测和控制。还有一些无意识产生的纳米废料，比如柴油机废气或烟尘（燃烧产生的纳米颗粒），也可能会对工人或排放地附近的人员（如卡车、火车和轮船等周围的人员）的健康造成损害。这些纳米废料可以进入到肺部深处，导致哮喘等急性效应，或是机体的长期损伤，其表面还可能携带一些化学污染物，比如多环芳烃，这些化学污染物也会随着纳米颗粒进入肺部深处。

目前，对于纳米材料健康效应的研究尚不成熟。可以确定的是，纳米材料一旦进入体内，可以进入所有的器官并跨越所有的细胞屏障。纳米材料进入细胞后，可能与 DNA 或细胞蛋白相互作用，干扰正常细胞的功能或导致炎症反应。一些研究认为，纳米颗粒可以诱导过多包括自由基在内的活性氧类（强氧化剂）的产生，从而引发氧化应激、炎症反应和细胞损伤。大家都知道纳米银的独特作用是除菌，但很少有人知道它能够引起免疫系统的效应，而不仅仅是过敏反应。研究表明，水中的纳米材料可以进入鱼类体内，造成脑损伤，影响肝功能。目前涉及纳米颗粒对小型生物健康效应的研究相对较少，但这些研究的意义不容忽视，因为对小型生物来说，环境中的少量接触对它们却是大剂量暴露，可能会产生严重的后果。

纳米材料的风险评估

目前，对人和其他生物体暴露于纳米材料的潜在健康影响的评估才刚起步。毒理学的一个基本原则是损伤的风险大小与毒物的毒性、暴露剂量和个体敏感性有关。对于纳米材料来说，要想评估其中任何一个参数都极为复杂，因为纳米颗粒和纳米材料的数量众多，而且由

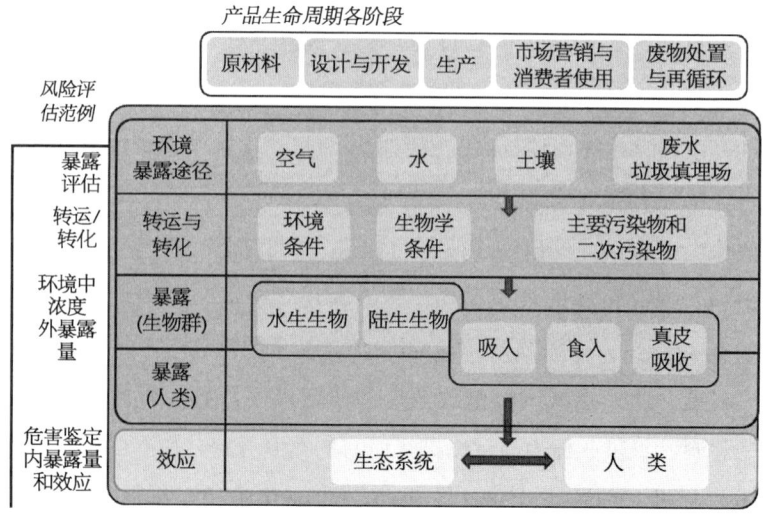

图 20.3　风险评估范例与纳米材料的产品生命周期各阶段

于其独特的小尺寸和大表面积，它的物理特性以及应用化学特性也发生了改变。另外，在不同的媒介里，如空气、水、土壤、组织器官、血液或尿液等，特定纳米颗粒的分析测量方法还有待提高和验证。再次，除了考虑浓度，还需要考虑纳米粒子的其他特性，如尺寸、形貌、表面电荷、晶体结构、界面化学（物质交界处的物理和化学反应）、表面转换和化学修饰等，对其毒性的影响。目前，人类面临的挑战是确定纳米材料如何与生态系统相互作用；还要充分重视纳米材料在动物、人类和环境中的残留和生物富集作用；而且亟须建立一套标准的操作程序来评估纳米材料的潜在危险。我们迫切需要更多有关纳米材料的生产、使用、降解和转运的信息，以更好地评估其对人类和生态系统的影响。我们必须牢记在心的是，在毒理学的历史上有很多科技，其健康和环境效应未完全研究透彻，就超前应用，其中不乏带来灾难性后果的事例。

（张勤丽　译）

第 21 章

空气污染物

名称：	空气污染物
定义：	任何能够改变大气自然特征的化学、物理或生物制剂
种类：	包括许多种化学物质和污染物，但人们关注较多的是臭氧、颗粒物、一氧化碳、氮氧化物、二氧化硫和铅
推荐限制量：	没有必要吸入
体内吸收：	呼吸系统（肺）
易感人群：	胎儿和儿童、工人
毒性及症状：	呼吸道刺激、头晕和头痛、神经系统紊乱、癌症、生殖危害、全球气候变暖、酸雨
法律规范：	EPA 颁布了一些空气污染物标准
一般常识：	每年各类产品以及煤和汽油等化石能源的燃烧排放出几百万吨的化学物质和颗粒物
环境影响：	广泛分布于环境中，并能影响野生生物和生态系统的健康
健康与安全性建议：	在全球范围内降低空气污染水平，避免儿童暴露，进一步开展毒理学及替代能源的研究，采取预防措施，减少化石能源的使用，支持国际性的条约

空气污染的简介

空气污染不是一个新鲜话题,但是污染物的量和浓度是一个全新的话题,一旦过量就可能对人体健康有害,甚至可以致命。本质上来讲,空气污染源于社会发展和人口密度的增加。希腊人和罗马人早在数千年前就记录了空气污染。这种污浊空气来源于火炉、家庭取暖及铅矿石和银矿石的熔炼。格陵兰岛冰层中铅浓度的升高足以证明这段时期铅污染分布于全球。

> 罗马的空气污染严重,烟囱散发着烟尘,并带着气味难闻的蒸气。我一远离罗马,就感到心情舒服了不少。
> ——塞涅卡(罗马哲学家和著名评论家)

化石能源的无节制使用和随之而来的空气污染在工业革命的进程中不断重演且愈演愈烈。煤炭的使用、木材的燃烧以及化石能源的工业利用造成了大量空气污染事件,尤其是在气象条件不良时更为明显。第一个在伦敦记录空气污染的人是约翰·伊夫林(John Evelyn)。1661 年,他写了一本名为《论空气的不适和笼罩伦敦的浓烟》(*The Inconvenience of the AER, and Smoake of London Dissipated*)(又名《防烟》(*Fumifugium*))的小册子。他建议把诸如水泥窑和酿酒厂这样的排污企业安置在城市的外围。空气污染的部分根源在于随着木材减少,硫含量高的海煤被广泛使用。1663 年,伊夫林小册子的内容在《格雷沙姆学院的民谣》的一段话中得到了归纳:

海煤的烟雾,

> 笼罩在伦敦的周围，
> 我们的肺部与精神感到窒息，
> 我们的挂件被糟蹋，我们的铁器被腐蚀，
> 别让《防烟》中提及的人们被嘲笑，
> 我们在教堂礼拜时发出咳嗽声被听到。

因为严重的空气污染事件频繁发生，人们开始变得失去耐心并且要求政府采取措施来改善空气质量。通过改变燃料来源及污染物控制装置，发达国家改善了空气质量。但是，一些发展中国家仍然苦苦挣扎于工业发展与电能需求带来的空气污染所造成的矛盾之中。那些坐落于城市周边且污染物控制设施较少的燃煤型电厂导致了非常严重的空气污染问题。尽管人们有方法控制大点源空气污染*，然而诸如摩托车或卡车这样的非点源污染已随经济的发展极大地加重了空气污染。现有的研究正持续记录与空气污染有关的严重健康问题，尤其是儿童出现的健康问题。

空气污染导致了显著的生态危害与污染物的广泛分布。以毒杀芬为例，在美国它被用作谷物农药与阻燃剂。然而，在动物（如北极熊）的脂肪组织中也含有毒杀芬。通过空气散播的氮氧化物能够落在水中，导致藻类疯长，水中的氧气大量消耗，从而造成鱼类死亡。电厂排放出大量二氧化硫，而二氧化硫正是导致酸雨和颗粒物扩散的罪魁祸首。煤中含有大量污染物，煤炭中的汞如果在燃烧时不处理，将成为空气污染的重要组成部分之一。当空气中的汞落入水中，将会转变为甲基汞，在上层食物链富集，最终污染重要的食

---

* 空气污染源按排放污染物的空间分布方式，分为空气污染点源、空气污染线源和空气污染面源等。空气污染点源是指集中在一点或一个可当作一个点的小范围内向空气排放污染物的污染源。

物来源——鱼类。

社会已经意识到加强对空气污染的管理是促进人类和生态健康与福利必不可少的一环。由于一个地区的污染物在引发当地空气污染事件的同时还会导致全国性或国际性的污染，为了控制空气污染和有害化学物质的全球分布，空气污染管理从地区开始逐步发展到全国和国际，其中一些国际条约在减少特定空气污染物方面发挥了不小的作用，人们仍需加强控制使全球变暖的污染物（如汞和温室气体）。

表 21.1　空气污染控制的相关法规

年　份	名　称	简　介
1955	《空气污染控制法》	法案宣布空气污染会对公众健康和福利造成危害，但保留国家和当地政府在控制空气污染过程中的首要责任和权力。
1963	《清洁空气法》	承认空气污染是一项全国性的问题，发布国家空气质量标准。
1965	《机动车空气污染控制法》	承认机动车是空气污染的重要源头，提出需针对机动车排放制定全国标准。
1970	《国家环境政策法》	宣称"促进人与环境之间有益而又愉快的和谐"是美国政府的责任，成立环境保护局，由其承担环境管理和保护的责任。
1970	《清洁空气法（修正案）》	加强对国家环境空气质量标准中六项污染物的管理。
1986—1989	《蒙特利尔议定书》	对于臭氧层的保护达成实质性协议，旨在逐步减少氯氟烃等化学物质的使用，协议于1986年通过，并于1989年强制实施。
1997—2005	《京都议定书》	此议定书为一项国际协议，旨在减少温室气体的排放，议定书在1997年通过，并于2005年强制实施。

空气污染的历史

历史上20世纪40、50年代的两起著名的空气污染事件让人们充分意识到空气污染对人体健康造成的危害。

1. 多诺拉烟雾事件

多诺拉烟雾事件发生于美国宾夕法尼亚州的多诺拉镇。事件始于1948年10月27日，并一直持续到10月31日的降雨后才结束。五天严重的空气污染导致至少20人直接死亡以及大约7 000人患病（包括咳嗽和其他呼吸系统疾病），患者人数约占多诺拉镇人口的一半。多诺拉镇位于宾夕法尼亚州，是莫农加西拉河上的工业城，它的建立是为了利用价格公道的宾夕法尼亚煤矿。有报道称，这个事件发生10年后，多诺拉镇的人口死亡率仍然不断上升。通常情况下，风会稀释并吹散由多诺拉锌矿和美国钢铁及线材公司排放的氟化氢、二氧化硫及其他有毒物质。然而当时，靠近地面的冷空气中含有高浓度的工业污染物，当这层冷空气与暖空气相遇时，就形成了淡黄色的酸雾。那里的空气非常之脏，烟雾和其他排放物杀死了距事发地约一公里范围内的许多植物。多诺拉烟雾事件是促使美国政府颁布《清洁空气法》和建立环保局的主要原因之一。黛芙拉·戴维斯（Devra Davis）在她2002年出版的《浓烟似水：环境骗局与环保斗争的故事》一书中记录了这次事件。

2. 伦敦烟雾事件

伦敦烟雾事件始于1952年12月5日，直至1952年12月9日才结束。最初报道显示有4 000人死亡，但后来这一数字上升到12 000

人，并且有超过 100 000 人遭受了不同疾病的袭扰。大多数死者是幼年及老年易感者，因呼吸系统感染而亡。这次事件是人口增长及工业革命以来伦敦发生的烟雾事件中最为严重的一次。烟雾的起因是寒潮引起家庭取暖燃煤量及城市电厂发电燃煤量激增，这种燃煤品质较低，有较多的硫磺成分，加大了烟雾中二氧化硫的

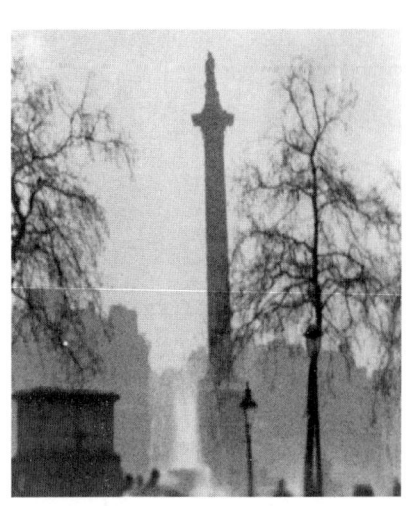

含量。此外，柴油驱动的公共汽车取代有轨电车也加重了空气污染的程度。英文单词"smog（烟雾）"由单词"smoke（烟，由固体小颗粒组成）"和"fog（雾，由小液滴组成）"合成而来。烟囱冒烟和煤烟灰使得这次烟雾呈黑黄色。大量的死亡和疾病导致了英国议会于 1956 年通过《洁净空气法》。总的来说，这次事件是现代环境保护和人类健康运动的始端。

表 21.2　历史上重要的空气污染事件

日　期	地　点	描　　述
公元前 500—300 年	希腊和罗马中世纪时期	在格陵兰岛的冰层中可以发现当时铅矿与银矿的采矿和熔炼活动污染大气后产生的烟尘。
61 年	罗马	罗马人利用"海滨房"远离城市污染，并安装 8 米高的烟囱以便排放烟雾。
1200 年	伦敦	橡木的燃烧和水泥窑、取暖和酿酒中"海煤"（通常硫含量较高）的使用。
1285 年	伦敦	成立应对严重空气污染的委员会。

续 表

日 期	地 点	描 述
1306 年	英格兰	爱德华一世禁止炉窑使用煤,但海煤使用量仍在增加。
1661 年	伦敦	约翰·伊夫林发表了第一本关于空气污染的小册子。
1698 年	英格兰/世界	第一台蒸汽机诞生,标志着以燃煤来驱动工业生产的工业革命正式开始。
1869 年	美国匹茨堡	规定在城市机动车中使用烟煤为不合法行为,但并未强制实施。
1930 年	比利时莫茨河谷	莫茨河谷烟雾事件中的烟雾来自工业排放和大气环境,事件中共有 60 人死亡、1 000 多人发病。
1948 年	美国宾夕法尼亚州多诺拉镇	钢铁厂燃煤导致长达 5 天的空气污染,事件造成至少 20 人死亡、7 000 人患病,接近当地一半人口。
1952 年	伦敦	源于煤炭燃烧的"大烟雾"事件持续了四天。最初报告有 4 000 人死亡,但这一数字最终上升到 12 000 人,并有超过 100 000 人忍受各种疾病的痛苦。
1966 年	美国纽约市	感恩节期间空气中的二氧化硫水平升高,被认为是造成死亡的"凶手"。
1970 年	地球日	4 月 22 日在美国举办的第一届地球日活动是世界上最早的大规模群众性环境保护运动,当年共有超过 2 000 万人参与了这一运动。
1984 年	印度博帕尔	美国联合碳化物公司印度分公司发生近 40 吨的异氰酸甲酯泄露,至 1984 年年底,该地区有 2 万多人死亡,20 万人受到波及。
1986 年	喀麦隆尼奥斯湖	从湖中释放出的二氧化碳使湖边村庄内的 1 800 名村民和许多牲畜窒息死亡。

室内空气污染

室内空气质量极其重要，许多人（尤其是儿童和老年人）大部分时间都在室内度过。工作场所，无论是办公大楼还是生产车间，都是化学物暴露引发损害的高发地点。室内如果通风不良，会使日常消费品释放出的有毒化学物质不断累积。表21.3列出了一些室内常见的空气污染物。其中木材燃烧炉或壁炉烟雾还会导致室外空气污染。

表21.3 室内常见的空气污染物

燃烧品	木材燃烧炉或壁炉、烟草产物（二手烟）、油、天然气、煤油、煤炭、木炭、烹饪
建筑装潢材料	含石棉的隔绝材料或瓷砖、含铅涂料、新地毯（从胶水/溶剂中释放出的毒气）、旧地毯（霉菌、灰尘中的污染物）以及采用压缩木板的家具（释放出的甲醛）、涂料、塑封剂
消费品	清洁用品、浴帘、个人防护用品、胶水和维修保养品、车辆、绘画颜料、美术用品、香水/空气清新剂/干燥剂
其他种类	氡、农药、铅、石棉、一氧化碳、宠物、霉菌

室内空气污染物的健康效应不尽相同，具体与化学物质暴露的种类和受暴露者年龄、身体状况相关。儿童因为较成人有更小的呼吸道和更高的呼吸频率而成为易感人群。急性反应包括疲劳、头痛、头晕、咽喉炎、眼睛及鼻子刺激、哮喘激发和焦虑。慢性或重复性的暴露能够导致慢性阻塞性肺疾病（COPD）、哮喘、心脏病和癌症。这类疾病被认为与"病态建筑综合征"（SBS）有关，通常是由建筑通风不佳导致的不良反应。值得注意的是，据估计全球仍有30亿人在使用木材、禽畜粪便、秸秆或煤来烹制食物或取暖，而这部分人大多生活穷困且居住于发展中国家。

常见的空气污染物

美国第一部有关空气污染的法律是1955年的《大气污染控制法》，这部法律主要用于研究。第一部真正意义上用于控制大气污染的法律是1963年颁布实施的《清洁空气法》。这部法律在1970年进行了修正，并提出了六种主要大气污染物的国家环境空气质量标准。《清洁空气法》经过多次修改，最近一次修改发生在1990年，这次修改把解决酸雨问题也包括在内。美国环境空气污染标准中六种大气污染物的简介如下：

1. 臭氧（O_3）

臭氧由3个氧原子构成。1840年，克里斯汀·弗雷德里克·尚班（Christian Friedrich Schönbein）从雷暴中的臭气发现了该物质。臭氧在大气上层（即平流层）对地球起着良好的保护作用，因为它可以抵挡来自太阳的有害紫外线。但在大气下层可以呼吸的区域（即对流层），臭氧却是一种无处不在且有害的室外大气污染物。汽车、卡车、发电厂、化工厂等燃烧化石燃料产生的挥发性有机化合物*（VOC）、氮氧化物（NO_x）等污染物在阳光作用下发生光化学反应，便会产生臭氧。虽然在自然情况下环境中就含有低水平的臭氧，但如果一直暴露在较高水平的臭氧环境中，人的肺部会受损。臭氧的急性暴露会导致呼吸困难、咳嗽、疼痛，也会引发哮喘。而慢性暴露则会对肺造成永久性的

---

* 挥发性有机化合物（VOCs）是指一类沸点低、容易挥发到空气中的有机化学物。VOCs 能自然产生，但也会随人类活动而产生，是室内外常见的空气污染物。常见的 VOC 有添加在涂料、胶水和木板中的甲醛以及汽油溶剂中的苯。VOC 的短期暴露能够刺激呼吸道和眼睛，而长期作用能够引发神经功能紊乱、癌症及其他效应。VOC 在光照条件下能够与氮氧化物、臭氧和颗粒物相互作用。

伤害，会导致肺气肿、支气管炎等慢性肺部疾病情况恶化，逐渐损伤肺功能、增加呼吸系统疾病发生的可能性。目前已有有效降低臭氧水平的方法，比如在召开奥运会时，为了不影响选手们的发挥，而减少机动车的使用。

2. 氮氧化物（NO_x）

两大最主要的氮氧化物，尤其是有着高反应性的二氧化氮（NO_2），主要是由机动车辆、燃煤电厂以及工业锅炉产生。除此以外，森林大火中木材的燃烧、室内取暖、烹饪和吸烟也可以产生氮氧化物。低剂量暴露于氮氧化物会刺激鼻部、喉部和肺部的呼吸道，导致咳嗽和哮喘的发生。与此同时，在慢性高剂量的暴露下，也会造成呼吸困难和呼吸道组织永久性的损伤，最后导致肺气肿和支气管炎的发生。居住在 NO_2 排放量较多的地区（如公路两侧等）的居民，尤须采取健康措施。更为重要的是，氮氧化物会引起酸雨，并与其他污染物在阳光下发生作用，催化臭氧的产生。

3. 二氧化硫（SO_2）

大气层二氧化硫的主要来源是在发电过程中人为燃烧煤炭和汽油。在工业生产或是燃烧含硫量较高的燃料过程中也会产生二氧化硫。二氧化硫有许多用处，在酿酒业中甚至用作抑制细菌和酵母菌生长的抗生素，同时也是一种防止酒类氧化变质的抗氧化剂。同氮氧化物一样，二氧化硫会增加空气中细小颗粒物的含量，是导致酸雨的一个重要因素。低水平暴露也会导致气管收缩、呼吸困难以及哮喘发生。长时间的暴露还会引起肺损伤，最终导致肺水肿、支气管炎和心血管系统疾病。现在已有技术可以从煤炭的燃烧物中消除硫化物，也可以生产含硫量较低的燃料。

4. 颗粒物

颗粒物是液滴和小颗粒（包括金属、有机物、尘、土以及燃烧产物等）的混合物。颗粒物常伴随矿物燃料、木材以及几乎所有可燃物的燃烧而产生。相关管理机构尤其关注直径小于10微米的颗粒物（PM10），因为这种颗粒物可以深入肺部，附着在其上的大量化学物质也会随之进入肺部。直径小于2.5微米的颗粒物（PM2.5）因其不仅可以深入肺部，甚至还可以进入血液循环，而被认定为更加有害。颗粒物的吸入与哮喘、心脏病、中风、呼吸系统疾病、心血管系统疾病、早产儿的死亡有着密不可分的关系。

5. 一氧化碳（CO）

一氧化碳是一种常见的、可致命的大气污染物。炭在低氧的环境中燃烧，便会产生一氧化碳。亚里士多德是第一个记录煤炭燃烧产生有毒气体的人。在他的记录中，罪犯被关在一个封闭的浴室里，并在浴室里燃烧煤炭，从而使犯人因吸入燃烧煤炭产生的一氧化碳而死亡。直到1800年，一氧化碳的结构才得以确定。一氧化碳是一种没有颜色、没有气味、没有味道的气体，但可以迅速和血液中的血红蛋白结合，降低其携带氧气并运送到体内各个组织的能力。一氧化碳中毒的症状和流感很像，比如头痛、恶心、呕吐、眩晕和疲乏，有时不容易被发现。火炉不完全燃烧、炭火、室内发电都可能会导致一氧化碳的产生和吸入者的死亡。

6. 铅

铅对空气的污染是一项持续数千年的全球事件。铅的使用在工业革命时期急剧增加。铅被加入机动车燃料之后，铅污染变得更加严重，且在全球广为分布。在机动车燃料中使用铅会显著提高儿童血铅的平均水平。在美国,随着车用含铅汽油的禁止使用,1980年到1999年间空气中的铅水平降低了94%,儿童血铅水平也有明显下降。赛车用的含铅汽油最近才被禁止,而含铅燃料仍被允许在活塞式驱动的飞机上使用。对于发展中国家而言,关注的焦点一直是因矿石冶炼、电池回收及电子垃圾而产生的空气铅污染。在最近的几年中,尼日利亚的黄金采矿造成的铅污染已经导致超过400名儿童死亡及1 000余名儿童受到相关伤害。此外,多个发展中国家仍在继续使用含铅汽油。

NAAQS 标准

国家环境空气质量标准(NAAQS)是2011年由EPA在《清洁空气法案》的授权下制定的标准。

表 21.4

污染物	种类		标准	平均时间
二氧化硫	SO_2	一类[1]	0.075 ppm	1 小时
	SO_2	二类[2]	0.5 ppm(1 300 微克/米^3)	3 小时
颗粒物污染	PM10	一类和二类	150 微克/米^3	24 小时
	PM2.5	一类	12 微克/米^3	全年
	PM2.5	二类	15 微克/米^3	全年
	PM2.5	一类和二类	35 微克/米^3	24 小时
一氧化碳	CO	一类	35 ppm(40 毫克/米^3)	1 小时
	CO	一类	9 ppm(10 毫克/米^3)	8 小时
臭氧	O_3	一类和二类	0.075 ppm(150 微克/米^3)	8 小时

续 表

污染物	种类		标准	平均时间
二氧化氮	NO_2	一类	0.100 ppm	1 小时
	NO_2	一类和二类	0.053 ppm（100 微克/米^3）	全年
铅	Pb	一类和二类	0.15 微克/米^3	每 3 个月

1. 一类标准　保护公共福利，包括保护哮喘患者、儿童及老年人等敏感人群的健康。
2. 二类标准　保护公共福利，包括防止能见度降低，保护牲畜、农作物、植物和建筑。

建议和忠告

相对于成年人，儿童极易受到空气污染的损伤。化石燃料燃烧生成的多环芳烃类物质会对儿童的行为与发育造成负面影响。另有研究表明，空气污染与儿童孤独症之间存在关联性。为此，在儿童发育过程中保证空气的洁净尤为重要。

室内空气污染可通过购买排放较少空气污染物的消费品，而得到一定的控制。而室外空气污染或工作环境暴露相对于个体而言会更难控制。空气污染没有边界，所以它是一个地区性、全国性和国际性的问题。发电、运输、水泥窑以及化学品生产都需要使用煤炭、石油与汽油等化石燃料，这些燃料的燃烧是空气污染、温室气体的主要来源。为此，人们应当加快替代能源的开发，开展减少化石能源使用的相关研究。

燃煤的电厂和锅炉都是空气污染非常重要的来源，在这些场所应该安装污染控制装置。人们还应大力发展公共交通及其他新型交通工具，以控制汽车、卡车等无固定排放点的空气污染来源。

（杨昌源　译，陈仁杰　阚海东　校）

第 22 章

水污染

名称：	水污染物
水污染的定义：	任何化学、物理或生物因素对室内或室外水的污染，改变了水的自然属性，降低了水为人类或生态系统利用的有效性
用途：	避免使用受污染的水，但要饮用大量清洁的水
推荐限制量：	水是人体必需的
体内吸收：	皮肤和胃肠系统
易感人群：	胎儿和儿童、老年人、有慢性健康问题的人
毒性及症状：	取决于污染物
法律规范：	在美国，EPA 为水污染物制定了一些标准
一般事实：	每年从各种产品和工业生产中排放数十亿磅的化学品和颗粒物，燃烧煤和汽油等化石燃料，以及细菌污染
环境影响：	广泛分布于环境中，影响野生动物和生态健康以及人类健康
健康与安全性建议：	在全球范围内尽量减少水污染，避免儿童和其他敏感群体接触，扩大对毒性和替代能源的研究，采取预防措施，减少矿物燃料的使用，支持国际条约

案 例 研 究

凯霍加河：污染物燃烧

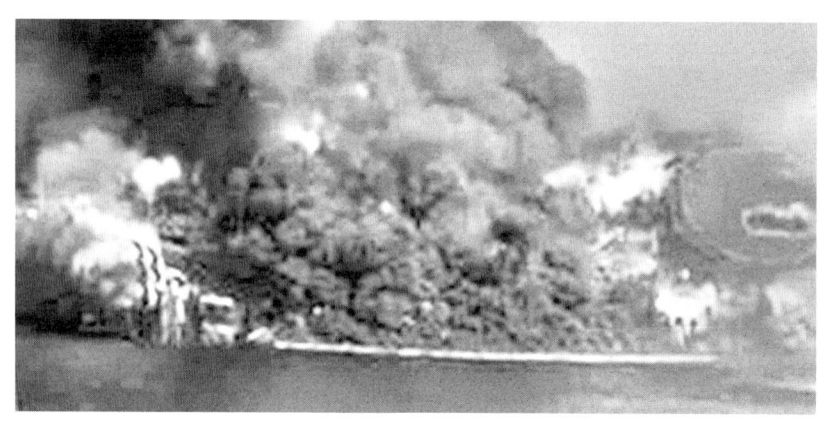

凯霍加河位于俄亥俄州东北部，汇入美国/加拿大五大湖之一的伊利湖。尽管看起来很奇怪，俄亥俄州的凯霍加河至少发生过13次火灾。第一次火灾发生在1868年。1952年，一场河流火灾造成了100万美元的损失。1969年，这条河被认为是美国污染最严重的河流之一。

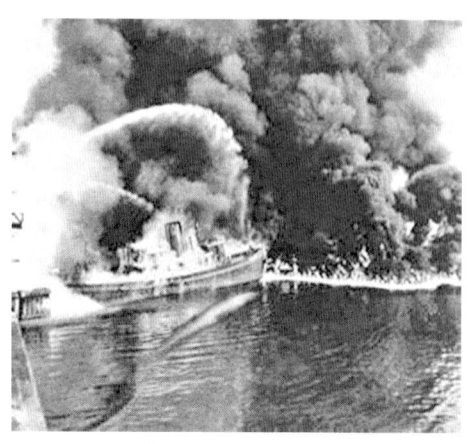

几英寸厚的黏稠油块漂浮在水面上，河面经常漂满了垃圾，成为一个完美的燃烧物源。《时代》杂志报道了1969年发生的一场火灾，引起了广泛关注。污染和火灾助推了清理河流的努力，一些人认为，污染和火灾也促进了《清洁水法》和《五大湖水质协议》确立，以及联邦环境保护署（EPA）和俄亥俄州环境保护局（OEPA）的成立。这些新的规章制度通过控制工业的点源污染，显著改善了水质。

弗林特河灾难：饮用水中的铅

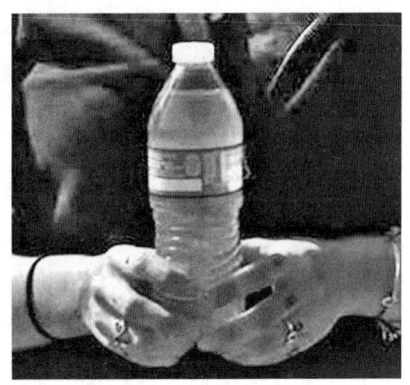

2014年4月25日，密歇根州弗林特市将其饮用水水源从休伦湖转移至弗林特河，由底特律供水和污水处理部门供水。然而，弗林特市未能向水中添加适当的化学缓蚀剂，导致老化管道中的铅和其他污染物渗入水中。检查采自弗林特市居民家中的水，发现含铅量为13 200 ppb，而EPA规定的最高污染水平为15 ppb。水源改变后，血铅水平升高的儿童人数急剧增加，特别是在贫困社区。据估计，有6 000至12 000名儿童接触到含铅量高的饮用水。CDC表示，铅暴露没有安全水平，特别是对儿童。弗林特灾难尤其悲惨，因为我们多年来就知道铅暴露对大脑发育有毁灭性的影响。弗林特是一个贫穷的城市，居住着大量的非裔美国人，这引发了人们对这场灾难是环境种族主义一个例子的担忧。向水中添加缓蚀剂这一简单的步骤就可以避免弗林特人遭受的痛苦。

伦敦井水：霍乱爆发，1854年

水也可能被致病细菌污染，当人们摄入这些细菌时，这些细菌会使人病入膏肓，甚至导致死亡。一个典型的例子是霍乱弧菌，它会引起霍乱，在小肠发生感染，其主要症状是腹泻和呕吐，会导致死亡。

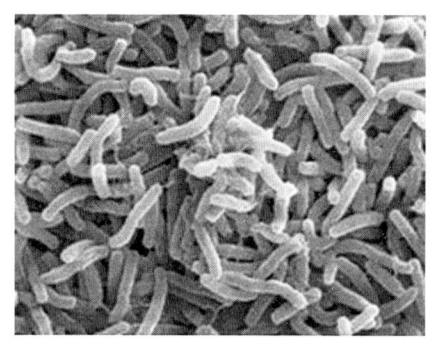

霍乱弧菌主要通过饮用或食用污染的水或食物传播。严重的腹泻和呕吐会导致快速脱水和电解质失衡。主要治疗方法是口服补液，如果不能耐受，则静脉输液。截至 2010 年，全世界每年有 300 万至 500 万人感染霍乱，造成 10 万至 13 万人死亡。在一个正常的健康成年人体中，大约需要有一亿个细菌被摄入才能引起霍乱。然而，这种剂量在胃酸较低的人群中较难达到。儿童也更易受感染，2 至 4 岁的儿童感染率最高。最近的一次霍乱大流行发生在 1910—1911 年的美国。如果及时制定和遵守有效的卫生措施，通常足以制止流行病。

医生和医学科学家约翰·斯诺（1813—1858）对抗击霍乱做出了重大贡献。他在 1854 年发现了伦敦霍乱与受污染饮用水之间的联系。因为他在追踪英国索霍的霍乱爆发源头方面的工作，他被认为是流行病学之父之一。斯诺博士在 1849 年提出了流行性霍乱的微生物来源。他从伦敦某地区的一台水泵上拆下了一个水泵手柄，从而阻止了霍乱的流行。在他 1855 年的主要"最新技术"回顾中，他提出了一个基本完整和正确的疾病病因模型。在两项开创性的流行病学实地研究中，他证明了人类

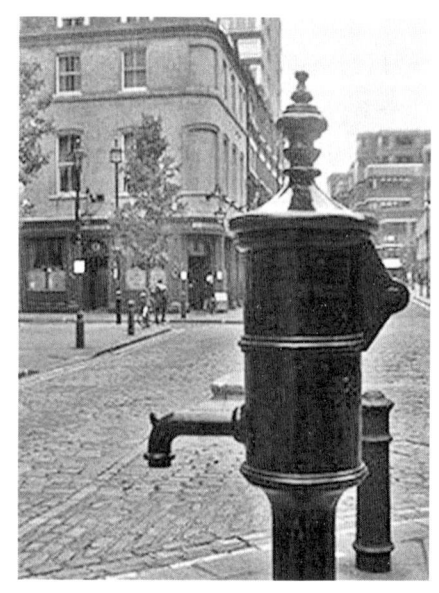

污水造成的水污染是 1854 年伦敦两次流行病中最可能的疾病媒介。他的模型没有立即被接受,但随着医学微生物学在后来 30 年左右的发展,越来越被认为是合理的。这一事件表明了安全饮用水和公共卫生基础设施对维护社区健康和福祉的重要性。

水:简介

正如我们所知,清洁水(H_2O)是生命所必需的,而清洁水相对稀缺,而且越来越稀缺。关于水的一些惊人事实有:① 按体重计算,水占我们身体的大约三分之二;② 地球表面大约三分之二被水覆盖着,但其中大部分是咸水;③ 大约 3% 的水是淡水,其中 2% 是冷冻水;④ 因此,地球上只有 1% 的水可供饮用、洗澡、种植和食用烹调,用于制造业。水循环就是水在大气、地表水(如河流、植物、海洋和土壤)之间的循环过程。水的自然循环对于确保饮用水的清洁至关重要。2016 年,全球 74 亿人口中约有 10 亿人无法获得清洁用水。

什么导致水污染?

最主要的问题是人类添加到水中的污染物,这些污染物会对人类或野生动物的健康造成不良影响。有句老话说"解决污染的办法是稀释",但这真的正确吗?在小范围内是的,但在大范围内不是。一个人可以用一条河甚至一条小溪作为他或她的个人排污场,但是管理一个有 100 万人口的城市的垃圾量需要一种完全不同的方法。与我们的身体相似,河流和其他水体代谢或排泄有害污染物的能力有限。区分污染点源和非点源很重要。点源,比如向河流倾倒材料的管道,通常可以很容易确定和制止,而非点源的污染是分散的,难以解决。例如,农业径流或被道路污染的水，其所有者或来源不容易被识别。同样重要的是，要区分造成水质不适合饮用或使用的原因和来源。水污染的主要原因包括病原体、汞、多氯联苯、营养物质和有机物富集、氧溶解度低。造成污染的事件包括大气沉降、农业、水文改造和陈旧的采矿方法，这里仅举几例。

化学污染物概述

化学污染物包括各种各样的物质，它们可以以不同的方式进行分类。除了上述点源和非点源的区别外，还可以将水污染分为微观污染与宏观污染。微观污染是我们在家里、工作场所或学校所能控制的。例如，把用过的油冲进下水道，或者把不需要的药物冲进马桶，都是我们个人可以阻止的微污染。作为一个社区，石油或毒品可能被认为是非点源污染。宏观污染通常只能通过社区政策决定来解决，比如清理河流，往往影响范围很广。宏观污染几乎是个人无法控制的。作为地球的管理者，我们的任务是从四个维度来思考：点源与非点源，宏观与微观水污染。

挥发性有机化合物

挥发性有机化合物（VOC）是一种类别广泛的化学品，包括汽油、煤油、取暖油、苯和甲苯等燃料产品，以及四氯化碳、三氯乙烯和氯乙烯等氯化溶剂（表22.1）。燃料产品在交通、供热等行业有广泛应用。由于担心地下水受到污染，有各种各样的法规来处理家用油箱和加油站油箱中的挥发性有机化合物。氯代溶剂被广泛用作工业清洁剂和脱脂剂，这些化合物渗漏在土壤中，需要做许多工作来清理场地中的这些物质。例如，一些军事地点附近的水被溶剂污染了，包括美国海军陆战队（US Marine Corp.）的莱琼营地（Camp Lejeune），那里发现有过量的四氯乙烯、干洗溶剂、三氯乙烯、脱脂剂和其他污染物。挥发性有机化合物通常存在于较老的工业场地或垃圾填埋场附近。

从饮用水中摄入的挥发性有机化合物对健康的影响往往因吸入而复杂化，但可导致神经系统疾病和癌症，如淋巴瘤或白血病。通常，这些挥发性有机化合物在体内停留的时间相对较短（半衰期短），但长期接触对健康的影响可能会很严重，儿童尤其容易受到严重影响。许多州和美国环境保护署已经制定了饮用水中挥发性有机化合物的最高污染物水平，但可能没有纳入最新的毒理学信息。

表 22.1　挥发性有机化合物

氯化溶剂	燃料产品和成分
四氯化碳	汽油
1，2-二氯乙烷	煤油
1，1-二氯乙烯	取暖油
顺-1，2-二氯乙烯	苯
反式-1，2-二氯乙烯	飞机和喷气燃料
二氯甲烷	机油
四氯乙烯	甲基叔丁基醚
1，1，1-三氯乙烷	甲苯
三氯乙烯	二甲苯
氯乙烯	正己烷

水生生物

水中通常含有各种各样的生物，包括病毒、细菌和寄生虫，如果摄入其中一些会对健康造成影响。最近的一个例子是 2010 年海地地震后爆发的霍乱，70 多万海地人受到影响，9 000 多人死亡。伤寒是另一种由受污染水传播的疾病。有毒藻华可导致贝类在体内积累软骨藻酸。软骨藻酸是一种神经毒素，人食用后可引起暂时性记忆丧失（记忆丧失性贝毒症）。

在发展中国家更容易遇到被有害生物污染的饮用水，旅行者应谨慎。工业化国家需要在世界各地缺乏清洁和安全用水的国家中对供水系统进行投资。WHO 指出：全球估计有 19 亿人所依赖的水源被粪便污染。这需要许多人使用家庭水处理技术来帮助预防疾病和确保饮用水的安全。

放射性污染

水放射性污染的危害是复杂的，因为它取决于许多变量。电离辐射释放出 α 粒子、β 粒子或 γ 射线，这些粒子具有不同的能量。如果摄入放射性污染物，则潜在危险通常更大，这意味着细胞更靠近放射性污染物。福岛第一核电站的核灾难凸显了水污染和随后的食品供应污染，主要是放射性锶或铯的污染。还有人担心氚，这是一种放射性氢，很容易使水变成放射性水，可以从运行的核电站泄漏。此外，还有一些在冷战期间用来制造钚的受污染场所，通常设置在河流旁边，例如汉福德核保留地。铀等天然放射性元素在采矿过程中会受到不当处理，成为尾矿的一部分。EPA 规定的最相关的放射性污染物水平为：

α 粒子（低能）每升 15 皮居（pCi/L）

β 粒子每年 4 毫雷姆（氚发射 β 粒子）

铀 30 微克/升

总的想法是，保持每年暴露在水中的放射性污染物低于 4 毫雷姆（见第 18 章）。

饮用水中的药物

水污染的一个日益重要的来源是药品，它可以是处方药、补充剂或非处方治疗药物、非法药物或兽药。这些有时被称为环境持久性药物污染物。药物通过污水进入水体，污水中含有人体排泄的活性成分或代谢物，以及厕所、动物粪便、个人护理产品或垃圾填埋场径流中排出的不需要的药物。咖啡和茶中的咖啡因以及节育激素通常存在于废水中。在污水处理过程中，药物分子因为很小而难以去除，而且处理成本高昂，它们可能会进入水体或被回收到处理过的饮用水中。防止不需要的药物进入水源的最好方法是实施药物回收项目，把不需要的药物丢弃在特定的地点，通常是药店，以便妥善处理。目前，美国只有阿拉米达、金、旧金山和圣马特奥四个地方有这样的项目。

水 氟 化

从科学和伦理的角度来看，向饮用水中添加氟化物以控制或预防蛀牙仍然存在争议。1945年1月25日，密歇根州的大急流城成为第一个向饮用水中添加氟化物以防止蛀牙的城市。附近的马斯科贡市的饮用水被作为进行氟化处理实验的对照，以便于比较。在这项试验之后，科学界还没有就氟化能减少儿童蛀牙达成共识，但这被誉为公共卫生的胜利。这一做法仍得到CDC的支持。目前美国大约70%城市的饮用水是含氟的。氟化物也存在于一系列消费品中，包括牙膏（1 000—1 500 ppm）、漱口水和氟化物补充剂，用含氟水制成的食品（如饮料和罐装汤）也含有氟化物。美国环保署已经将4毫克/升设定为最大污染物浓度。而在某些水系统中，它是一种天然污染物。

生 态 问 题

（1）化学污染/毒性

化学污染物往往最终进入我们地球的海洋或河流。鱼类和贝类可以直接从水中或通过食用其他生物吸收这些污染物。一种污染全球水体的有毒化学物质是燃煤发电厂排放的汞,它以无机汞的形式释放,细菌然后将无机汞转化为甲基汞或有机汞,然后将其传递到食物链中,通过食物链进行生物放大(浓度增加)和生物富集(总量增加)。汞在肌肉中积聚,其他化合物,如多氯联苯,则储存在脂肪中。这一过程始于受污染的水,对野生动物以及食用鱼类和贝类的人类有着深远的影响。这促使州和联邦机构发布鱼类消费咨询。对鱼类污染的担忧反过来又推动了水净化工作,以降低水中的污染物水平,从而降低鱼类的污染水平。

(2)热污染/毒性

热污染是指水温提高或降低导致的影响。最普通和最常见的问题是从河流或湖泊中取水用于工业冷却过程后,河流或湖泊中的水温升高。最常见的用途是在核电厂或燃煤发电厂。在最初的设计中,这些核电站呈单基地运行,在那里河水被加热产生蒸汽,然后在相对较高的温度下送回河流。更现代的设计有封闭的系统,使用巨大的冷却塔来显著地冷却水。温度较高的水其含氧量降低,也杀死了不能忍受高温的鱼类和其他野生动物。

(3)采矿污染和废物

采矿业是造成地表水和地下水污染的最大因素之一。尾矿和矿石加工产生的污染,可能包括高浓度的化学物质和金属,如砷、汞、铅、镉和硫酸。例如,汞通常用于提取黄金,而金矿石中可能含有高浓度的铅。酸

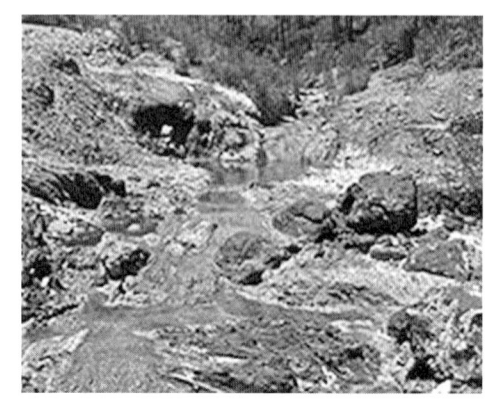

性矿井排水，或酸性水的流出，也是金属矿或煤矿开采的一个严重问题，它会暴露硫酸盐土壤。酸性矿井排出的水也可能含有较高水平的镍和铜。同样重要的是，要认识到由于向露天坑或从山顶倾倒土壤造成的地表水破坏。

室内水污染和水质

在发达国家，大多数家庭都有室内用水或自来水供应，但在发展中国家却常常缺乏。EPA 根据《安全饮用水法案》对公共饮用水进行监管，但约 10% 的饮用水来自私人水井，没有受到监管。众所周知，对水进行处理可以减少污染物，但在密歇根州弗林特市，由于缺乏适当的处理，导致水被铅污染。地下水和饮用水也会受到诸如煤灰中砷等的污染。

水污染控制

控制水污染时需要小心控制所有污染源，包括来自空气和土壤的污染物。最容易控制的是点源，如污水处理设施。大型工业设施可运行自己的预处理设施，或设计用于处理特定化学品的更完整的废物处理设施。然而，更负责任的是设计和采用使用较少危险材料的工艺。随着农场和家庭更倾向于有机植物管理，可以减少农业和家庭使用杀虫剂和肥料的数量。

（1）儿童健康与水污染

儿童体型虽小，但根据单位体重，他们比成年人吃得多、喝得多、呼吸也多。因此，一个成人小剂量的接触对儿童来说就是一个大剂量接触，因为他们的体重小。无污染的水对孩子的健康至关重要。

（2）减少暴露

根据地理位置和社会性承诺，减少对污染水的接触可能是一项挑战。

水污染治理法规

有许多法律和法规来监管水质，这证明了清洁水对所有生命体的重要性。以下是美国和国际上一些最重要法律的简要概述。

（1）美国清洁水法案

《清洁水法案》最早于1948年由美国国会通过，被称为《联邦水污染控制法》。它在1972年被完全修订和扩展，部分原因是1969年发生在凯霍加河的火灾。1977年和1987年又作了重大改动。该法案只涉及地表水，不涉及地下水。一些美国国家层面的法律，特别是《安全饮用水法案》《资源保护和恢复法案》和《超级基金法案》，都涉及地下水污染问题。

（2）美国安全饮用水法案

《安全饮用水法案》于1974年12月16日生效，由美国环保署实施管理，旨在"确保向公众提供安全饮用水"。EPA制定了微生物、有机和无机化学品，以及放射性核素的水质标准。这些标准适用于对大约155 000个公共供水系统的监管，但不用于私人水井。瓶装水由FDA根据《联邦食品、药品和化妆品法案》进行监管。

（3）美国环保署铅和铜管理条例

EPA承认铅和铜对健康的不利影响，于1991年6月7日发布了第一份铅和铜管理条例，并随后进行了修订。该条例不仅将铅的含量水平设定为0.015毫克/升、铜的含量水平设定为1.3毫克/升，而且还要求进行监测，并设定管道和固定装置中允许的铅含量标准，以及应用必需的腐蚀控制技术。关于水取样的程序有相当大的争议。尽管做出了这些努力，类似于密歇根州弗林特的事件仍会继续发生。

建 议 和 结 论

水污染无国界，因此是一个地区性、国家性和国际性的问题。无污染的水需要投资和规划。市政用水在源头可进行监控和处理，而管理私人水井则是用户的责任。应该永远记住，儿童更容易受到伤害，他们需要在干净的淡水中茁壮成长。

（顾新生　译）

第 23 章

土壤污染

名称：	土壤污染物
土壤污染的定义：	任何化学、物理或生物因素对室内或室外土壤的污染，这些因素改变了土壤的自然属性，降低了土壤被人类和生态系统的有益利用率
用途：	除非开采污染物，否则无预期用途
推荐限制量：	无必要摄入
吸收：	皮肤、吸入和进入肠道系统
敏感人群：	胎儿、儿童、育龄妇女、老年人、有慢性健康问题的人
毒性及症状：	因化学品而异
法律规范：	在美国，EPA 为土壤污染物制定了一些标准
一般常识：	农业、工业、各种物品，以及煤和汽油等化石燃料的燃烧，每年排放数十亿磅的化学品和颗粒物
环境影响：	广泛分布于环境中，与气候变化和酸雨有关，可影响野生动物和生态系统的健康
健康与安全性建议：	在全球范围内尽量减少土壤污染，避免儿童和其他敏感群体接触，扩大对毒性和替代能源的研究，采取预防措施，减少使用矿物燃料和杀虫剂，支持国际条约，减少使用所有产生废物的材料

值得注意的土壤污染事件

(1) 塔科马冶炼厂

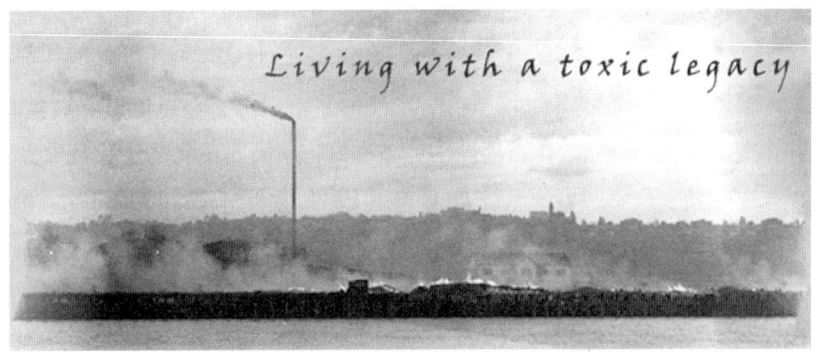

美国冶炼和精炼公司在华盛顿塔科马附近的鲁斯顿的起始湾（Commencement Bay）海岸经营着一家铜冶炼厂，已有近100年的历史。该厂于1889年开始作为铅冶炼厂使用，1902年改为铜冶炼厂，1905年卖给美国冶炼和精炼公司。塔科马冶炼炉于1889年9月12日点火，开始熔化金属矿石，提取铜、铅和砷，这些物质很容易通过水路和铁路运输，污染周围地区。这家冶炼厂以562英尺高的烟囱而闻名，烟囱将污染物从冶炼厂排放到周围社区。他们遵循的是一条久经考验的"真理"：解决污染的办法是稀释。虽然1986年该冶炼厂被永久关闭，1993年烟囱被拆除，但对环境的破坏已经造成。邻近地区和附近甚至瓦松岛的土壤受到了铅和砷的污染。

(2) 煤灰

煤灰是燃烧煤后留下的物质。煤灰的组成因煤的类型而异，通常包括大量的二氧化硅、氧化铝和氧化钙，以及不同数量的砷、铅、铍、镉、铬、汞、硒，以及少量的二噁英和多环芳烃化合物。面临的挑战是找到

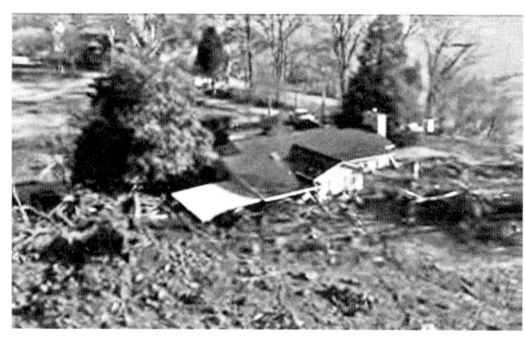

与大量废物有关的东西。一些灰烬被回收到混凝土等产品中，未使用的灰烬通常被储存在大型池塘中。2008年12月22日，美国田纳西州罗恩郡的田纳西河谷管理局下属的金斯敦化石厂发生堤坝决口，向周围环境释放了11亿加仑的煤灰浆，这是煤灰释放量最大的一次。煤灰浆泄漏面积超过300英亩，摧毁了几所房屋。淤泥和污染物从当地河流中泛滥出来。许多鱼被杀死，河水被阻塞了一年多。换句话说，到处都是被污染的土壤。

辐 射 污 染

（1）切尔诺贝利禁区

1986年4月26日，乌克兰普里皮亚特市切尔诺贝利核电站的一座核反应堆发生爆炸并起火，向苏联西部和欧洲释放了大量放射性物质，污染了土壤和植被。在放射性铯和锶排出并扩散之后，建立了约1 000平方英里的禁区，大大限制了人类的活动。放射性铯-137的半衰期约为30年，很容易被动植物吸收。放射性锶-90的半衰期约为28年，是钙代谢的

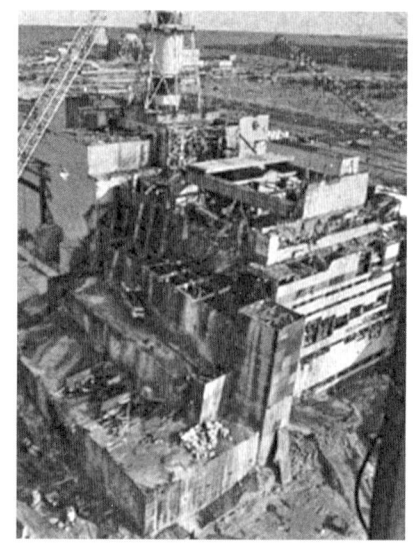

替代品，也是生物富集物。2011 年 3 月 11 日日本福岛发生核灾难后，福岛附近也设立了类似的禁区。这种规模的放射性土壤极难处理，只能选择等待放射性的自然下降。

（2）汉福德核保留地

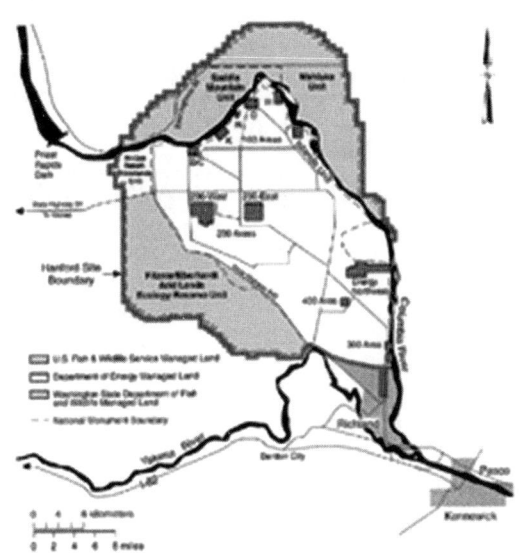

华盛顿州里奇兰附近的汉福德核保留区是西半球污染最严重的垃圾场。冷战期间用于制造和试验核武器的钚约有三分之二是在汉福德制造和提取的，造成了巨大的污染。含有各种化合物和放射性物质的废物通常会被允许泄漏到土壤中，或故意排放到沟渠或池塘中。已经困扰着后代的最大遗产是 177 个储罐，这些储罐总共容纳 5 300 万加仑的危险废物。水箱里装着各种化学品和放射性化合物的混杂物，有些已经泄漏或正在泄漏到土壤中。

（3）土壤中的铅

铅可能是最严重和最普遍的土壤污染物之一。铅暴露，特别是对儿童来说，非常严重，以至于 CDC 将血铅浓度标准降低到 5 微克/分

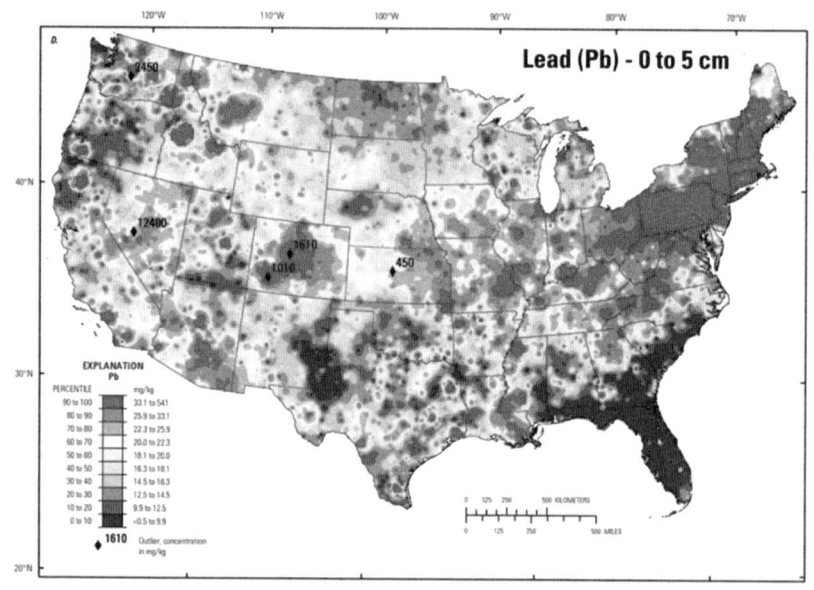

图 23.1 美国本土土壤中铅的分布情况

升,并宣布没有安全的铅暴露水平。铅暴露是常见的,因为铅在各种应用场合中都很有用,而且相对容易开采。铅矿或其他贵金属(如银或金)开采作业附近的土壤通常会受到铅污染。铅矿被冶炼时通常会通过烟囱释放出大量的铅,分布面积广。儿童在院子里或附近的泥土里玩耍,然后吸入或摄入含铅的灰尘。铅污染的土壤和灰尘随后被带到家中,放大了家庭中的暴露。儿童不是小大人,因为他们的发育器官不仅比成年人更易受影响,而且他们比成年人吃得更多,喝得更多,呼吸也更多,因此铅暴露也更多。此外,铅被添加到油漆和汽油中。含铅油漆会污染房子周围的土壤,包括花园和后院。汽油中的铅还会污染繁忙道路沿线的土壤。幸运的是,大多数含铅涂料和汽油已经停止使用,但污染仍在继续。邦克山矿和冶炼厂是一家大型冶炼厂,位于爱达荷州凯洛格科乌尔达伦盆地,建成后是世界上最大的冶炼厂。

一个世纪以来，这里一直用于提取银和其他金属的开采和加工。20世纪70年代，人们终于认识到土壤中铅的危害，并投入数百万美元清除土壤中的铅。

土壤污染概论

一般来说，土壤很容易被污染，但清理起来要困难得多。土壤污染是指土壤的任何变化使其对动植物，包括人类有害。土壤污染通常很难与空气和水污染分开，因为污染物可能在这些不同介质之间移动。土壤污染往往与工业活动或任何密集的人类活动有关。

造成土壤污染的原因，可能来自石油直接泄漏到土壤中，来自冶炼厂向空气中释放铅和砷等污染物，来自家用取暖油罐泄漏，来自核反应堆、垃圾填埋场产生的废物，以及来自非法倾倒废物或工业副产品，还有很多其他情况。受污染的土壤就是一个污染物储存点，逐渐将污染物释放到空气或地下水中。土壤污染也可能带到汽车里或家中，增加了污染物的暴露，尤其对儿童。这方面的例子如铅和杀虫剂，已经有了很详细的记录。

自从人类开始生活在大型社区，我们就一直在为如何处理我们的垃圾而挣扎。人类排泄物处理不当会造成水污染并导致霍乱。污水处理厂与精密的废物管道系统相结合，基本上解决了这个问题，但大型集约化农场的动物粪便仍然是一个问题。

储油罐是土壤污染的另一个来源。埋在土里的储油罐在没有泄漏之前似乎是个好主意。例如，有数以千计的家庭取暖油罐埋在业主的院子里。最终，这些油箱泄漏并污染了土壤，产生了昂贵的清理费用。更大的商业油罐，比如加油站的油罐，也有类似的问题。华盛顿州的汉福德核保留地，使用了非常大的储罐来存放提取钚后留下的化学品和放射性物质。这些水箱已经向土壤中泄漏了超过一百万加仑的污染废物，但这些物质并没有停止流动，正流向哥伦比亚河。

有一个关键问题是土壤污染可能有各种各样来源。很难确定土壤中有哪些化学物质，以及它们是否迁移到另一个地方。土壤暴露的方式也多种多样：孩子们吃到它，我们的皮肤吸收它，土壤跟随我们的鞋子带到室内，我们暴露在家里或车里的污垢中。

土壤污染实例

（1）放射性污染

土壤中含有自然产生或人类活动释放的放射性元素。例如，氡气是铀自然放射性衰变的产物。氡颗粒会被吸入肺部，在那里它们会进一步衰变，释放出的能量会破坏 DNA，导致肺癌。铀是一种天然存在的元素，存在于岩石和土壤中，浓度不同。在露天环境中，氡气呈放射状扩散，因此不太会得到关注，但在家庭、学校和工作场所的室内环境中，尤其是在地下室等不通风区域，氡气可达到危险水平。（有关电离辐射的更多信息见第 18 章）

大约 2 000 年前，罗马人用铀制造黄色玻璃，但在第二次世界大战期间，铀是核武器非常理想的燃料。全世界都在开采铀以生产钚，并为核动力反应堆提供燃料。铀的开采产生了数量惊人的被放射性污染的土壤。尽管工人们知道铀及其次生物氡的危害，但他们并没有被告知可能患肺癌。随着矿山的废弃，尾矿和其他受污染的土壤常常被留下。清理工作交给了其他人，包括联邦机构。美国国会通过了《1978 年铀厂尾矿辐射控制法案》，以解决部分清理问题。1990 年，美国国会通过了《辐射照射补偿法》，对遭受铀矿开采危害的工人进行补偿。铀矿开采产生的废尾矿只是采矿废物产生并未得到妥善处理的一个例子。

（2）杀虫剂

土壤是生命所必需的，它本身就有一个非常复杂的生态系统。健康的土壤促进植物生长，促进粮食作物生长。长期以来，杀虫剂一直被用于控制看似不受欢迎的植物、动物、昆虫和真菌，并用于植物或土壤。当杀虫剂伤害人类或破坏生态平衡时，它们就会成为一个问题或一种污染物。有些农药具有很强的持久性，会在环境和土壤中积累。农药可以从土壤中被带至工人家中，被家庭成员身体接触。土壤熏蒸剂可直接应用到土壤中，在那里它们通常形成一种气体，可以杀死昆虫、真菌或植物。一般来说，农药和土壤污染物的问题是，它们会被风吹走，污染邻近地区。因此土壤污染还必须考虑整个农药产品，其中包括活性成分以及其他药剂，这些其他成分通常被认为是机密的商业信息，还包括防腐剂、石油产品和化学品，这些成分帮助活性成分的生物吸收和体内分布。二战前，苹果园中使用砷酸铅来防治害虫，战后农民改用有机磷农药等化学农药。

（3）铅污染

2 000多年来，铅一直是一种众所周知的危害。公元前2世纪，狄奥斯科里德斯首次指出"铅使人的思想屈服"（见第9章）。现在人们承认，儿童没有安全的铅暴露水平。2011年，美国疾控中心将儿童血铅有效水平从10微克/分升调降至5微克/分升。在此之前，EPA将居住区裸露土壤的铅污染判定水平定为400 ppm，工业区的铅污染判定水平定为1 200 ppm，以努力为儿童提供高水平的保护。这些数字很难确定，因为它们是基于对儿童土壤消耗量或接触受污染土壤的估计。对于未受污染的或"天然"的土壤，其中铅的含量约为50 ppm。理想情况下，当疾控中心降低血铅水平时，环保署会将可接受的土壤铅水平降低至400 ppm以下。

砷酸铅作为一种农药广泛应用于苹果园，以防治多种害虫。农药在土壤中积累或被带入室内，使农业工作者的家庭成员暴露。虽然砷酸铅杀虫剂的使用在二战后显著下降，但直到1988年才被EPA禁止。土壤中的铅成为一个问题，因为果园后来被用来盖住房或学校。

铅还会污染当地花果园和蔬菜农场的土壤。铅可能来自使用含铅汽油或含铅油漆剥落产生的空气沉积物。水果和地面之上的蔬菜通常不会积累铅，如西红柿或南瓜。在地里种的蔬菜，如胡萝卜或土豆，往往含铅量更高。

土壤污染治理

水和空气污染影响人们的健康，这通常首先被关注，其严重程度足以导致这些污染需要进行监管。土壤污染不是一个需要优先考虑的事项，因为没有人靠吃土壤或呼吸土壤生存。随着工业革命和放射科学的发展，以及人口的增加，产生了大量的固体废物，它们污染了土壤。为了解决这些问题，美国国会通过了一系列法律来规范、管理和减少废物的产生量（表23.1）。

EPA负责执行所有固体废物法。第一部处理固体废物的法律是1965年国会通过的《固体废物处置法》，该法案是为了应对企业产生的大量固体废物。将废物倾倒在附近的垃圾填埋场是一种常见做法。但它很快被认为过时了，并进行了反复修改。1970年的《资源回收法》是第一个加强政府对废物管理的参与度的法案。国会于1976年颁布了《资源保护与恢复法》，该法的首要目标是保护人类健康和自然环境免受工业化学放射性废物的危害。

美国有大量的化学和放射性废物场，现在被遗弃了，因为受污染的土壤使现场甚至周围地区无法使用。例如，旧的和废弃的冶炼厂留下了一个很大的污染场地，必须加以处治和清理。为了解决这一问题和其他相关问题，1980年国会通过了《综合环境反应、赔偿和责任法案》（超级基金法案），该法案允许EPA当局开始清理工作，并决定谁是责任方。

表23.1 美国有关土壤污染的法规

年份	名称	说明
1936	《土壤保护和国内配额法》	向农民支付减产损失的费用，以保护土壤和防止水土流失
1965	《固体废物处理法》	联邦政府首次努力改进废物处理技术
1970	《资源回收法》	加强政府对废物管理的参与度
1976	《资源保护和回收法》	规定了固体废物和危险废物的处置
1984	《危险和固体废物法修正案》	加强环保署对危险废物和储罐处理的参与度
1980	《综合环境反应、赔偿和责任法案》	发现污染源，清理有害物质造成的自然资源损害（借助超级基金进行清理）

建议和结论

土壤污染有多种形式，没有边界，因此是一个地区性、国家性和国际性的问题。清洁、多产的土壤是生命的重要组成部分。就像空气和水一样，我们必须把土壤视为一种需要保护的基本资源，而不是让它被危险化学品破坏或为了短期利益去开发它。

（顾新生 译）

第三部分

化学品与神经系统、生殖发育以及癌症

第 24 章

化学品对神经系统的毒性作用

迄今为止，人类大脑是发育得最为复杂的结构。直到过去的几十年，我们才开始真正地了解它的灵活性、复杂性及脆弱性。人类神经系统的灵活性让人印象深刻：远古时代，我们的祖先依靠火、狩猎、避害用的洞穴聊以生存，而今天，我们的生活依靠的是电、超市和空调。大脑的复杂性最直观地反映在大脑结构上：在一个狭小而局促的空间里，数以亿计的细胞形成了几十亿个连接。这些细胞通过不同的化学物质进行交流，而起传递信息作用的介质被称为神经递质。神经递质通常是药物和化学物质作用于神经系统的靶点。为此神经系统极易受到各种因素的短暂影响和持久损伤。

数千年来，人类已经找到了很多会对神经系统造成影响的因素。在生活中我们无论愿意与否，都会接触到一系列影响神经系统的化学物质。比如我们主动消费的咖啡因、酒精和尼古丁等，非法化学物质（毒品）以及一些药物。我们中的很多人都熟知过多摄入咖啡因或酒精产生的不良反应，这些不良反应是神经毒性的一种表现形式。幸运的是，我们可以从咖啡因或酒精的神经毒性作用中快速康复。我们可以从经验中学会如何管控我们对这些化学物质的消费，从而使不良反应最小化、理想效果最大化。

主动消费非法化学物质（毒品）也很常见。这些毒品包括从容易种植的大麻等植物中提取出的活性成分，也包括非法实验室中生产的化学物质。数以十亿计的美元被用来购买非法毒品。然而，为了阻止毒品的生产和购买，往往需要投入更多的金钱。在当今的社会里，在"毒品战争"中耗费的钱财绝对是一个天文数字。

我们平时使用的一些药物会对神经系统产生不良的副作用，从而影响它们在疾病治疗过程中的疗效。如抗癌药长春新碱（vincristine）和顺铂（cisplatin）会损伤手指的感觉神经，抗生素庆大霉素（gentamicin）会影响听力。

当今时代，新型化学物质领域飞速发展，随着这些化学物质应用范围的不断扩大，我们人类对这些化学物质的接触也在持续增多。这些接触会给我们的神经系统造成不可逆转的损伤。如果神经系统受损，人们将无法发挥出全部的遗传潜力。

神经系统的组成

神经系统分为中枢神经系统（CNS）与周围神经系统（PNS），前者包括脑与脊髓，后者负责把信号传递到中枢神经系统或把信号从中枢神经系统传递出去。PNS 是一条信息高速公路，CNS 则是协调中心。感觉信息如触觉、痛觉通过 PNS 的神经传递到 CNS。如果我们接触到一个热的物体，CNS 会发出指令，通过 PNS 的传输移动我们的肌肉，使我们免受痛苦。CNS 通过 PNS 与许多腺体和器官相连。

大脑的复杂程度让人难以置信。据估计，大脑拥有 100 亿～1 000 亿个细胞，细胞之间形成了将近 10^{15} 个连接，这些连接与先进的微处理芯片上 4 200 万个晶体管相比，数量相差几千万倍。可见大脑的信息处理能力有多么强大。在怀孕早期，婴幼儿的神经系统就开始发育。大脑中不同的功能由相互关联的不同区域负责。比如，大脑中有专门负责处理视觉信息的区域，发育过程中眼睛的细胞必须与视神经的细胞相连，并将信号传递到大脑的视觉处理中心。这一复杂过程需要细胞在大脑的另一个区域找到搭档共同完成，这也解释了为何大脑对化学物质引发的破坏作用如此敏感。

周围神经面临着相似的挑战。想象一下，你身体里最长的神经从你的脊髓根部延伸至你的脚趾。这些很长的细胞，既要连接、成长、与脊髓里相对应的细胞沟通，又要与大脑中的细胞相互沟通，这一过程的不确定性太大。

神经系统的细胞

组成神经系统的细胞叫作神经元（图 24.1），主要负责在中枢和周围神经系统及其支持细胞之间进行信息传递。周围神经系统的神经元可能很长。举个例子，试想一下各种信息，如触觉、痛觉的信息，都必须从你的手指或脚趾发出，通过周围神经元传输到中枢神经系统（脊髓与脑）。神经元包含一个细胞体和一个叫作轴突的连接结构。为了加快信息沿着轴突传递，另一种叫作神经膜细胞的细胞（也叫雪旺细胞）包裹住轴突，形

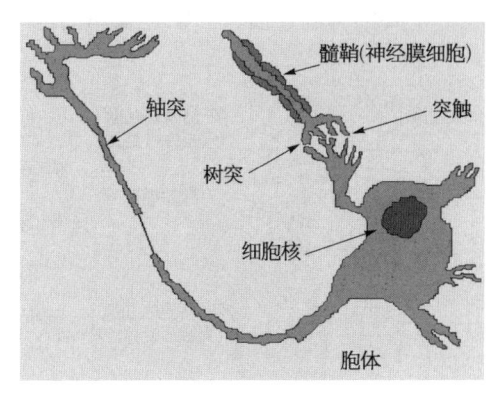

图 24.1　周围神经系统的神经元

成一种绝缘体,从而促进电信号的移动。雪旺细胞包裹在长轴突周围,形成类似于年轮的环形多层结构。由于轴突较长、对能量的需求较高,雪旺细胞对外界的损伤非常敏感。

中枢神经系统中的神经胶质细胞主要负责神经元之间的通信。这些细胞也是血脑屏障的重要组成成分。血脑屏障可阻止某些种类的化学物质进入脑内,这也使得治疗大脑的某些疾病尤为困难。然而,一些化学物质,如咖啡因,很容易进入大脑,还有一些具有神经活性的化学物质也是如此。大脑毛细血管内皮细胞中还有多种载体蛋白,可使一些难以通过血脑屏障的物质顺利转运,迅速入脑,例如葡萄糖是脑组织代谢的主要能源,本来通过血脑屏障较慢,但借葡萄糖载体可以很快通过血脑屏障,及时满足脑代谢的需要。

神经系统的信息传输

神经细胞通过释放到细胞间隙的化学物质(称为神经递质)进行信息交流。神经递质被储存在一个小小的口袋里(称为突触囊泡),在接收到细胞突触传递来的信号后即刻释放。如图 24.2 所示,多巴胺是一种重要的神经递质,与帕金森病的运动功能障碍有关。多巴胺被释放到间隙(称为突触间隙)里,与相邻细胞上的特异性受体结合并发生反应,继而又引起另一个相邻细胞发生反应。间隙中的多巴胺可被分解或被释放它的细胞回收再利用。

帕金森病病人的多巴胺释放细胞受损或死亡,导致多巴胺释

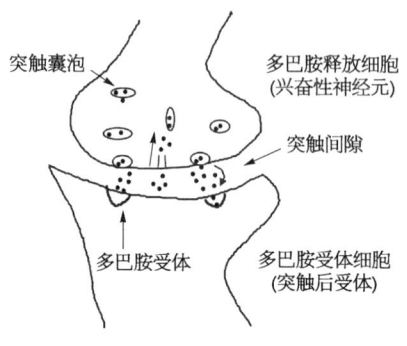

图 24.2 神经系统的信息传输

放减少。多巴胺缺失导致运动功能障碍。多巴胺减少是衰老的一个特征。长久以来人们一直认为帕金森病与老化有密切关系。20世纪70年代，化学家首次发现在毒品制作过程中生成的一种杂质会引发不易患上帕金森病的年轻人出现帕金森样症状。这种特殊的杂质名为1-甲基-4-苯基-1，2，3，6-四氢吡啶（MPTP），会导致大脑释放多巴胺的细胞死亡。吸毒者使用含有MPTP的毒品后，会出现与帕金森病症状相似的震颤、肌肉控制力缺失等症状。这是有史以来第一次发现一种化学物质能够诱导帕金森样疾病。虽然这个结论对于个人而言是个悲剧，但MPTP也是用于研究这类疾病、开发治疗新方法的重要工具。

神经毒效应的三种类型

20世纪70年代，为了增加对化学物质神经系统效应的了解，神经毒理学应运而生。神经毒理学这门学科着重于研究各类因素对神经系统的不良作用。神经毒性或神经毒效应的定义是神经系统接触化学物质或物理因素后在化学组成、结构或功能方面发生的不利改变。即使神经系统结构或功能发生的改变非常细微，也可能对人体机能产生深远的影响。神经毒效应一般可以划分为五个领域（表24.1）。

表24.1 有毒物质接触对神经系统和行为的影响

影响领域	症　　状
对运动的影响	抽搐、无力、震颤、抽动、共济失调、步态不稳、麻痹、反射异常等
对感觉的影响	神经平衡系统改变、视力障碍、痛觉障碍、触觉障碍、听觉障碍等
对认知的影响	记忆力问题、意识不清、说话障碍、学习障碍等

续 表

影响领域	症 状
对情绪和人格的影响	睡眠障碍、易兴奋、抑郁、易怒、躁动不安、神经质、精神紧张、谵妄、幻觉等
总体影响	食欲不振、神经元活动受抑制、昏迷、疲劳、神经损伤等

目前尚无简单、准确的方法可以检测出引起神经毒效应的原因。神经毒效应可大致分为三种相互交叉的类别：神经递质-受体效应，常表现为暂时性的病变；周围神经损伤，常表现为永久性损伤；正在发育的神经系统损伤，一般都是永久性损伤。

神经细胞具有独特的结构和生理特征，因而容易受到化学因素的损伤。中枢神经系统的细胞具有高代谢率的特点，这使得它们高度依赖葡萄糖和氧气，就像电脑芯片的运转需要大量的电力一样。细胞中任何干扰葡萄糖流动或能量利用的因素都有可能导致神经功能缺失和长期损伤。神经细胞与肌肉细胞不同，如果没有氧气的供给只能工作较短时间。当我们的大脑缺乏富含氧气的血液供应时，我们会迅速失去意识和知觉。像一氧化碳这类物质，它能降低大脑获取氧气的能力并迅速使我们失去知觉，甚至死亡。氰化物的作用机制又不一样，它通过抑制细胞利用氧气的能力造成同样的后果。周围神经系统中，细胞长度越长，它对损伤的敏感性越高，这类损伤的主要元凶是阻断营养素沿着细胞转移的物质。丙烯酰胺会损伤细胞转运系统，并造成始于脚部的麻痹。

在大多数情况下，神经系统中的细胞不可分割和替代，因此大多数损伤都是永久性损伤。然而，周围神经可以生长，受损之后某些细胞连接和功能可以恢复，某些身体部位（尤其是手脚）的感觉和运动功能也可以得到恢复。

1. 神经递质-受体效应

许多自然界存在或是人工合成的化学物质，通过影响特异性神经递质的有效性来发挥作用。通常神经递质由一个神经细胞释放后，通过狭窄的突触间隙，被相邻细胞上的对应受体摄取，从而完成信号传递，并使接收细胞发生反应。一旦神经递质完成了信号传导功能，就会被分解清除或被释放它的细胞回收后重新加以利用。化学物质通过四种方式影响神经递质和接收细胞的反应：1）阻断受体，使得神经递质无法到达受体，接收细胞无法发生相应的反应；2）模仿神经递质，使接收细胞在没有自然生成的神经递质的情况下也能发生反应；3）阻断神经递质的分解，迫使神经递质与其他受体发生反应；4）阻断释放细胞对神经递质的回收，使得神经递质再次与受体发生反应。

表24.2举例说明了不同神经活性剂及其作用机制。咖啡因通过影响腺苷受体而起作用。腺苷是一种天然的镇静剂，咖啡因通过阻断腺苷的镇静作用，起到刺激作用。百忧解（Prozac，盐酸氟西汀）通常用于治疗轻度抑郁症。百忧解可以阻断释放神经递质的细胞回收神经递质5-羟色胺，因此细胞间隙里会积累越来越多的5-羟色胺，5-羟色胺的积聚可缓解抑郁症状。有一系列的药物，包括知名的迷幻剂LSD，也通过5-羟色胺来发挥作用。

表24.2 神经活性剂的作用机制

化学物质	作用机制	具体作用
咖啡因	阻断腺苷受体	兴奋剂
有机磷杀虫剂	阻断乙酰胆碱的分解	兴奋剂
尼古丁	模仿乙酰胆碱	兴奋剂
百忧解	阻断5-羟色胺的回收	兴奋剂

续 表

化学物质	作用机制	具体作用
LSD（麦角酸酰二乙胺）	模仿5-羟色胺	幻觉
D-9-四氢大麻酚（THC）	大麻素受体	松弛、精神快感、感官增强、食欲增强、时间感增强
可卡因	阻断多巴胺转运蛋白	增强警觉和力量、精神快感、失眠、心神不宁、恐惧、幻想
软骨藻酸（贝类）	谷氨酸盐、天冬氨酸盐	记忆丧失

2. 对周围神经的损伤

周围神经负责传输各种信息和中枢神经系统发送的指令，使手指、脚趾等远距离的肌肉也能运动。周围神经被一种特殊的细胞包裹，从而形成一层绝缘体（称为髓鞘），有助于电信号沿着神经细胞传导。各种因素会通过破坏神经细胞（神经疾病），侵袭轴突（轴突病）或侵袭髓鞘（髓鞘质病）来损伤周围神经系统（表24.3和图24.3）。干扰神经递质传输也是毒性作用的一种形式，在上文中已进行了深入的探讨。

表24.3　化学物质对周围神经系统的损伤

名　称	表现形式	化学物质
神经疾病	神经细胞死亡	MPTP、三甲基锡
轴突病	轴突变性	正己烷、丙烯酰胺
髓鞘质病	髓鞘损伤（如雪旺细胞）	铅、六氯酚
传输毒性	神经传递中断	有机磷杀虫剂、可卡因、DDT

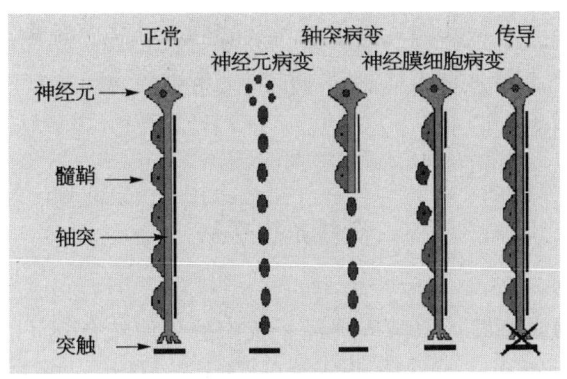

图 24.3　周围神经系统的损伤

3. 对正在发育的神经系统的损伤

　　正在发育的神经系统比成熟的神经系统更易受到损伤。中枢神经系统的血脑屏障在幼儿期尚未发育完整，导致毒性物质较易进入神经系统。神经系统的发育贯穿整个怀孕期，出生后仍然继续发育，直至青少年时期才发育完全。发育期间，细胞数量增多、体积和长度增加，细胞迁移到新的位置或与其他细胞形成连接。在这个过程中，毒性物质可以破坏细胞，干扰细胞的迁移，或干扰细胞连接的形成。不同区域的神经系统在不同的时段发育成熟，比如孕妇在怀孕 4 个月内接触酒精对胎儿造成的后果比 6 个月时严重。

　　大脑的损伤可以很严重，也可以很轻微，但即便是轻微的影响，也会使正在发育的个体蒙受终生无法摆脱的不利影响，而无法发挥其最大的遗传潜能。对于正在发育的大脑而言，脂溶性化学物质（如多氯联苯或含氯杀虫剂）的暴露问题尤其值得关注。人类的大脑60%由神经细胞膜等脂肪构成，是能够通过血脑屏障的脂溶性化学物质的绝佳储存地。当脂溶性有害化学物质侵入体内时，脑细胞以及支配思维、学习、记忆、注意力及情绪等的神经递质容易受其影响，而胎儿和婴幼儿的大脑最容易蓄积脂溶性化学物质。这也解释了为何近年来患有自闭症、学习障碍、多动症及适应性障碍的儿童呈增多的趋势。

神经系统疾病

有毒物质能够导致某些神经系统疾病，如帕金森病、阿兹海默病、多发性硬化或肌萎缩侧索硬化（ALS，又称渐冻人症）。以化学物质MPTP为例，有数据表明MPTP可以有针对性地损伤大脑某一区域的神经元，而这一区域正是帕金森病患者大脑中发生异常的区域。为此，MPTP能够引发与帕金森病类似的症状。另有研究表明，MPTP的活性代谢产物与神经损伤密切相关，而这种物质的化学结构与某些杀虫剂非常相似。那么接触杀虫剂会否导致帕金森病发病率上升，或使这种疾病的发病年龄提前？这还有待进一步的研究。

金属暴露与一系列神经障碍有关，尤其是与年龄有关的神经功能障碍。研究者发现，许多阿兹海默病病人的大脑细胞内铝的水平有所增高，肾透析病人的神经功能障碍与体内铝的水平升高有关，但目前尚无足够的数据证明铝接触会导致阿兹海默病。然而，已有数据证明汞接触会加快随年龄增长而出现的认知能力下降。

研制治疗神经和精神疾病的药物，比如抑郁症、多动症和躁郁症，向来是医药界极为活跃的领域。早期开发的用于治疗精神疾病的药物不良副作用较多，多不可长期服用，或需服用辅助药物控制并发症。新的药物特异性更强，不良副作用更少。

表 24.4　与神经毒性有关的历史事件 *

年　代	地　点	物质名称	注　释
公元前 400 年至今	全世界	铅	希波克拉底认识到采矿业中铅的毒性；罗马时期铅被用作酒的甜味剂；现代社会铅用于油漆和汽油；低水平铅接触会损伤儿童的神经系统
古代	全世界	汞	煤矿工人中毒；20 世纪 30 年代的帽子工业（疯帽病）；20 世纪 50 年代，日本的鱼中发现汞；20 世纪 70 年代，谷物中发现汞；人们认识到汞具有神经发育毒性；汞从燃煤电厂释放；鱼类持续受到污染
20 世纪 30 年代	美国（东南部）	三邻甲苯磷酸酯（TOCP）	禁酒时期，污染一种叫作"牙买加姜汁酒"的酒精类药酒，5 万人神经受损；常用作润滑剂
20 世纪 30 年代	欧洲	欧芹脑（w/TOCP）	流产诱导药物中含有 TOCP，产生 60 个神经病变的病例
1932	美国（加利福尼亚州）	铊	用涂有硫酸铊的大麦灭鼠，大麦被偷走之后制成玉米粉圆饼；13 个家庭因为神经症状住院，6 人死亡
1937	南非	三邻甲苯磷酸酯（TOCP）	60 个南非人食用受污染的烹饪油后出现麻痹症状
20 世纪 50 年代	法国	有机锡	因使用含三乙基锡的药剂治疗皮肤病而造成 100 多人死亡
20 世纪 50 年代	摩洛哥	锰	150 名矿工慢性锰中毒，患有严重的神经系统疾病
20 世纪 50—70 年代	美国	乙酰乙基四甲萘满（AETT）	被证实为一种具有神经毒性的香水成分；1978 年从市场撤出

* 表格摘自《神经毒性：识别与控制神经系统毒物》，美国国会，技术评价部（1990）。

续表

年代	地点	物质名称	注释
1956	—	异狄氏剂（一种杀虫剂）	用被异狄氏剂污染的面粉制作食物，导致49人患病，病人出现了惊厥症状
1956	土耳其	六氯苯（HCB）	用六氯苯杀谷物中的真菌，食用谷物后，三四千人中毒，死亡率为10%
1956—1977	日本	氯碘羟喹	用于治疗旅行者腹泻的药物被证实可致神经系统疾病，在过去的20年里有1万人受到影响
1959	摩洛哥	三邻甲苯磷酸酯（TOCP）	烹饪油被润滑油污染，1万人受到影响
1968	日本	多氯联苯（PCBs）	多氯联苯泄露，污染米糠油，1665人受到影响
1969	日本	正己烷	接触正己烷（用于制造乙烯拖鞋），93人患上神经系统疾病
1971	美国	六氯酚	浓度为3%的六氯酚用作婴儿沐浴露，多年后发现其对神经系统和其他系统都具有毒性
1971	伊拉克	汞	汞用作谷物的杀真菌剂，污染的谷物被用来制作面包，导致450人死亡
1973	美国（俄亥俄州）	甲基正丁基酮（MnBK）	布料厂工人暴露于MnBK，80多人患有多种神经系统疾病，180人症状稍轻
1974—1975	美国（霍普维尔，弗吉尼亚州）	十氯酮（开蓬）	化工厂工人接触了这种杀虫剂后，20多人患上严重的神经系统疾病，40多人症状稍轻
1976	美国（得克萨斯州）	福赐松（对溴磷）	工人在制造杀虫剂的过程中受到暴露，至少有9名工人患有严重的神经系统疾病

续表

年代	地点	物质名称	注释
1977	美国（加利福尼亚州）	二氯丙烯（Telone II）	交通事故后接触杀虫剂，24人住院治疗
1979—1980	美国（得克萨斯州）	BHMH（四氯喹恶啉-7）	在塑料浴缸制造厂接触BHMH后，7名工人患上严重的神经系统疾病
20世纪80年代	美国	MPTP	非法毒品合成过程中产生的杂质被证实可引发帕金森病样的症状
1981	西班牙	毒油	2万人因油中的有毒物质中毒，造成500多人死亡；许多人患上严重的神经系统疾病
1985	美国、加拿大	涕灭威	美国加利福尼亚州、西部各州及加拿大不列颠哥伦比亚省共有1 000多人食用了被杀虫剂涕灭威污染的甜瓜，导致他们的神经肌肉和心脏都出现了问题
1987	加拿大	软骨藻酸	贝类被软骨藻酸污染，129人食用后患病，2人死亡；症状包括记忆丧失、方向感下降和癫痫发作
1991	美国	软骨藻酸	西北部的贝类被软骨藻酸污染
2001	美国	毒死蜱	家用的强力杀虫剂逐步淘汰

建议和忠告

就作用于神经系统的化学物质而言，正在发育的胎儿和幼儿是最敏感的人群。家庭、工作场所和公共环境，每一处都可能与各种刺激神经系统的化学物质接触（表24.5）。家庭环境有一系列影响神经系统的物质：咖啡和茶、酒精、药物、杀虫剂、洗涤剂、油漆和溶剂等。

在工作场所，工人接触最多的是清洁剂或化工处理过程中的溶剂。室外环境中浓度持续升高的持久性化学物质，也会影响我们的神经系统，如铅、汞和含氯杀虫剂。

表 24.5　神经毒性化学物质的暴露情况

家　庭	胎儿在发育过程中由母亲带来的暴露 家中的铅 清洁剂 溶剂
工作场所	溶剂 杀虫剂
环　境	铅 汞（鱼中含有） 杀虫剂 持久性环境污染物

（张素慧　译，周志俊　校）

第 25 章

化学品对生殖发育的毒性作用

> 自然创造怪物,惊吓我们,取悦自己。
>
> ——罗马作家,小普林尼(公元 61—105)

包括人在内的许多生物通过有性生殖及后代的发育来进化。男(雄)性和女(雌)性各自的生殖细胞(精子和卵子)能够融合,并发展成为一个独立的有机体。为了便于讨论这个庞杂的课题,我们将从三个方面入手:1)生殖,与卵子和精子相关的问题;2)怀孕,人早期发育的重要环境;3)婴幼儿的发育。本章将简要地讲述各种化学物质对生殖与发育的不良影响。

在过去的一个世纪中,我们才开始明白生殖和发育的奥秘。在生物科学发展之前,古代文明社会里人们向掌管传宗接代的生育女神求子求育。当时许多人认为畸形婴儿是对未来事件的预兆或警告。在土耳其曾经发现一个公元前 6500 年的连体婴儿小雕像。底格里斯河沿岸也曾发现一块公元前 2000 年的泥板,上面描画了 62

个畸形儿。在 15 和 16 世纪，畸形婴儿被认为是魔鬼的产物，母亲和婴儿常遭杀害。有人认为婴儿发育受其母亲看到的事物所影响。因此，亚里士多德建议，母亲在怀孕时应多看美丽的雕像，从而让孩子更加漂亮。"怪物"的英文是"Monster"，派生自拉丁语"monstrumomen"（预兆）和"monere"（警告），反映了畸形婴儿警示未来的概念。

对畸形发育的科学研究始于 19 世纪 30 年代。当时，法兰西科学院院士艾蒂安·若弗鲁瓦·圣伊莱尔开始研究不同条件对鸡胚发育的影响。直到 19 世纪末、20 世纪初，遗传学在发育中的重要作用才被广泛认可。20 世纪 30、40 年代，著名畸胎学家约瑟夫·瓦卡尼（Josef Warkany）等人的实验揭示了维生素 A 缺乏、氮芥、烷化剂、缺氧和 X 射线等因素会导致啮齿类动物畸形。1941 年，人们发现了风疹病毒感染与畸形婴儿的相关性。当时许多人认为怀孕期间胎盘环境给胎儿提供了很好的保护。然而，当人们发现了甲基汞的发育毒性，以及 20 世纪 60 年代反应停引发严重畸胎事件发生之后，这个认识产生了巨大变化。

尽管人们很晚才认识到有毒物质会对正在发育的胎儿产生极大的影响，但对生育的研究已有相当悠久的历史。自古以来，人们想方设法通过杀死精子进行节育，所使用的多种天然制品效力不一。现今，更多对精子有毒的现代化学品被用作杀精剂，如壬苯醇醚-9。随着我们对生育过程的了解不断深入，我们掌握了关于激素的详细知识，并将其用来控制女性生育。20 世纪 50、60 年代，科学家们研制出了避孕药，通过调节体内产生的雌激素和孕激素，控制生育的发生。早期的避孕药有许多不良反应。在降低药物剂量后，这些不良反应有所缓解。避孕药是一种广受欢迎的内分泌干扰物。随后人们发现了很多可以影响或干扰内分泌系统的化学品（详见第 16 章）。其中的一些，如滴滴涕、二噁英和邻苯二甲酸盐,在环境中广泛存在,并开始导致野生动物生育率下降。

欧洲、北美和亚洲的政府监管部门都要求对食品添加剂和新药进行大量有关生殖和发育毒性的测试。反应停事件使得药物测试的规模显著扩大。一些可能被释放到环境中的农药和其他可能被人体较多接触到的化学品,也被要求进行这方面的测试。现在大约有5万到6万种常用工业化学品,然而我们对于这些化学物质是否具有生殖和发育毒性仍然知之甚少。

生 育

对所有的物种来说,生育都是必经的过程。生殖在大多数情况下始于精子与卵子的结合。就人来说,估计有50%的怀孕会自然流产或小产,这常常在孕妇意识到自己怀孕之前发生。妊娠中止最常见的原因是染色体异常。正常人类细胞有46条染色体,它们携带着控制细胞功能和保持个体独特性的基因。精子和卵子各有23条染色体,在生育期间,它们必须正确结合才能产生含有46条染色体的细胞,并开始正常的发育过程。在这个结合过程中以及细胞分裂早期出现的差错常被认为是早期流产最主要的原因。

成功的生殖涉及许多复杂的化学过程,其中任何一个步骤发生紊乱,都会降低受精成功率和生育率。有数据表明约15%的育龄夫妇不孕不育。生殖过程部分由内分泌系统来控制,内分泌干扰物可能会影响胎儿发育,并造成肌无力症和女性化的后代,进而导致下一代生育能力的降低。释放到环境中的很多化学品都能扰乱内分泌系统,并降低野生动物的生育能力(表25.1)。

表 25.1　影响生育的化学品

化学品类别	举例
内分泌干扰物	滴滴涕、二噁英、邻苯二甲酸盐
重金属	铅（精子减少或异常）
有机溶剂	苯、甲苯、正己烷
药品	酒精、毒品、降压药、化疗药、类固醇、己烯雌酚
农药	二溴氯丙烷、甲氧滴滴涕、利谷隆（除草剂）
疾病	糖尿病

化学制品也可以直接影响男性生殖器或精液。精子数量减少、活力下降或畸形都会导致男性不育或生育能力下降。例如，职业性接触铅可以引起精子畸形而导致不育。暴露于杀菌剂二溴氯丙烷也会导致男性不育。酒精、毒品等会影响中枢神经系统的药物或化学物质，也会减少性活动，从而降低生育率。女性生殖器也易受化学品的伤害，造成排卵期或月经周期的异常、受精卵着床成功率降低或无法维持妊娠的情况。

怀　孕

在怀孕期间，女性身体的生理变化显著（表 25.2），对一些有毒化合物更敏感，也更易受伤害。健康的女性很容易适应怀孕带来的一系列变化，但重要的是了解这些变化导致的后果。考虑到孕妇血容量与排尿量增加，在开抗生素处方时，剂量方面必须针对这一变化作出适当的调整。在怀孕期间需要增加营养，如铁和钙，为此胃肠道会发生相应的变化，使得特定营养成分的吸收增加。这种变化的一个意想不到的后果是怀孕期间铅的吸收会增加。通常情况下，经口摄入的铅，成人仅吸收 10%，但在怀孕期间，铅会被当作人体急需的物质而被吸收。孕妇肝功能的下降，导致某些药物的半衰期加长。例如，咖啡因的半衰期会在妇女怀孕期间大约增加一倍，导致血液中高浓度咖啡因可以保持较长时间。

表 25.2　怀孕期间的生理变化

器官与系统	变　化
心血管	心输出量、血压增加、心率加快、血容量扩大
呼　吸	耗氧量增加 15% 至 20%
泌尿输出	增加
肠道吸收	铁和钙（或有毒化合物铅）吸收增加
肝脏代谢	肝脏代谢能力降低

另外，需要注意的是草药中含有许多具有生理活性的化学成分。与经过严格质量检测的医疗药品不同的是，制造商们无需证明草药或天然产品的安全性，因而使用者无法确定草药的成分对正在发育的胎儿或婴儿会否产生不良影响。草药用作避孕药的历史很长，有的可以引发流产，有的可以推迟或增加子宫收缩。任何这些可能产生的作用都告诉我们，怀孕期间应当谨慎对待草药。

发　育

比起成人，正在发育的个体更易受到化学物质的伤害。这种敏感性从受精开始持续至整个童年。正在发育的胎儿敏感度高的一个主要原因是其体内细胞数量迅速增加。细胞快速分化为特定器官的细胞。单是神经系统，就有超过 1 000 亿个神经细胞来传递信息以及超过 1 万亿个的连接细胞。这些细胞中许多会迁移到大脑的各个区域，并与其他细胞的突触形成连接。在整个妊娠过程中，不同的器官或器官内的细胞会经历不同的生长和发展阶段。化学物质可能会以不可预知的方式干扰这一进程。

婴儿在出生后对化学物质的接触仍然很敏感。婴儿约6个月大时，其肝脏才开始运作。如果婴儿暴露于依赖肝脏代谢的化学物质，最初的6个月将几乎无法代谢。婴儿不能代谢咖啡因，只能从尿液中排出咖啡因，在婴儿的体内咖啡因的半衰期应当以天来计，而不是像成人一样以小时来计。婴儿能够吸收50%的经口摄入的铅，而成年人只能吸收10%。由于婴儿体形比成人小得多，因此即使少量的接触仍会导致很大的剂量。婴儿吮手指的行为，会增加与房内灰尘或玩具上污染物的接触。此外，婴儿的呼吸速率较高，而且相对体重而言其食物消耗更多。所有这些因素结合起来，会增加婴儿对有害化学物质的敏感性。表25.3中列出了几个影响胎儿和婴幼儿发育的常见化合物。

表 25.3　影响婴幼儿发育的药剂和化学品

化学品分类	举　例
金　属	铅、甲基汞、砷（动物中）
化学品	氯化联苯、溶剂（甲苯）、内分泌干扰物（滴滴涕、二噁英）
辐　射	X射线（治疗）、放射性沉降物
感　染	风疹病毒、单纯疱疹病毒、弓形体病、梅毒
医疗药品	抗生素（四环素）、抗癌药物、抗惊厥药（丙戊酸）、锂盐（碳酸锂）、维甲酸（维生素A）、反应停、己烯雌酚（DES）、抗凝剂（华法林）
娱乐性药物	酒精（乙醇）、烟草、可卡因、溶剂
植　物	植物药材、寄生虫（青蛙）

（刘江红　译）

第 26 章

化学品与癌症

癌症是一个不受欢迎、具有潜在生命威胁的疾病,世界上三分之一的人在其一生中会经历癌症。最古老的癌症描述可追溯至公元前1600年的古埃及。艾德温·史密斯纸草文稿(Edwin Smith Papyrus)上记载了8例疑似乳腺癌的病例。古埃及人用一种叫作"火钻"(fire drill)的工具对乳腺肿瘤进行烧灼。然而,结论却是"没法治疗"。直到最近的100年,才发明出了更高级的癌症治疗手段。

目前,我们已经获得了许多关于癌症以及癌症起因和治疗的知识。从专业角度来说,癌症是细胞DNA损伤后引起的细胞生长失控。肿瘤细胞能够持续分裂,取代正常组织。肿瘤分为良性和恶性两类。良性肿瘤局限在它所发生的组织中生长,而恶性肿瘤能够扩散到其他器官。就癌症的治疗来说,癌细胞的二次生长或转移是一种严重的并发症。肿瘤就是任何占用体内空间的细胞群,它可能具有癌性也可能没有癌性。

英文中表示良性赘生物或肿瘤的词通常以"oma"(瘤)结尾,比如"adenoma"指的是腺上皮发生的良性肿瘤,见于乳腺、垂体、甲状腺、卵巢等内分泌腺和胃、肠、肝等处。表示恶性肿瘤的词常以"sarcoma"（肉瘤）或"carcinoma"（癌）结尾，比如肾上腺皮质恶性肿瘤可用腺癌（adenocarcinoma）表示，骨恶性肿瘤则可用肉瘤（osteosarcoma）表示。

  毒理学提供给我们关于癌症的信息主要分为两方面。首先，毒理学研究能让我们深入了解癌症的病因和患癌的各种可能性。第二，许多癌症的治疗有严重的毒副反应。肿瘤的治疗必须经常在杀死肿瘤细胞的同时避免损伤机体的正常细胞。

  起初，我们对癌症的了解来自人体试验（表26.1）。1700年，人们发现修女的乳腺癌发病率较高，这是历史上首次注意到癌症与职业的关联性。1775年，英国医生波希瓦·帕特（Percivall Pott）观察到煤灰暴露导致烟囱清洁工阴囊癌高发，这首次让人们意识到暴露于化学物质可能致癌。19世纪末、20世纪初的工业革命向人们证明了与职业相关的化学物质暴露确实能够致癌。第一个明显的迹象是皮肤癌和膀胱癌的发病率升高与接触润滑油和染料有关。1895年，人们又发现膀胱癌高发病率与苯胺染料厂工人之间存在关联。研究人员以工人为研究对象进行进一步的研究，证实了暴露于某种特殊的化学物质是导致他们发生肿瘤的原因。1915年，据日本学者报道，将煤焦油溶液持续涂在兔子皮肤上，可以在动物身上诱发出皮肤癌。这些早期试验开辟了系统观察化学品毒副反应的先例，也提供了研究癌症化学成因的新途径，在很多方面奠定了毒理学研究的基石。

表 26.1 肿瘤发现小史

年份	肿瘤类型	病因
1775	阴囊癌	煤灰
1822	皮肤癌	砷

续 表

年份	肿瘤类型	病因
1879	肺癌	铀矿开采*
1895	膀胱癌	苯胺染料
1902	皮肤癌	X射线
1908	白血病	可过滤因子（filterable agent）
1915	试验诱导的皮肤癌	煤焦油
1928	试验诱导的皮肤癌	紫外线

然而，化学品并非是唯一的致癌因素。1898年玛丽·居里发现了放射性元素镭。当时很多人认为镭能够治愈包括肿瘤在内的许多疾病。直到表厂女工因用镭装点表盘而患上骨癌，镭的致癌性才悲剧性地显现出来。核武器以及随后发展起来的核工业，让所有人意识到放射性暴露带来的后果。此后，人们还发现自然界的基础辐射及医源性和工业源性的放射性暴露，也会导致肿瘤的发生。

随着我们观察能力的提高，我们对肿瘤病因的认识也更为深入。针对不同种族而进行的人类流行病学研究表明，砷和镍等无机金属具有致癌性。这个结论也在动物研究中得到证实。不同种类的激素则与特定器官的肿瘤相关，乳腺癌就是例证。营养和饮食也与肿瘤有关，尤其是高热量饮食。受黄曲霉素污染的谷物会导致肝癌。接触多种化学制剂或化学混合物，会增加肿瘤的发病率，比如吸烟者接触石棉，患肺癌的概率更高。最后，我们还知道基因构成也会增加某些肿瘤发

---

* 1879年，肺癌出现于欧洲采矿工人中。20多年后，德国化学家弗里德里希·恩斯特·多恩（Friedrich Ernst Dorn）发现了致癌物氡元素。氡是一种我们经常吸入的有毒物质，它是一种无色、无味的放射性气体，广泛分布于地壳中，经常暴露于氡的人，肺癌患病风险增加。在部分氡含量较高的区域，氡能够渗入家庭、学校或公共建筑中，在美国每15个家庭中就有1个家庭氡含量超标。

生的可能性。比如,乳腺癌就与某些特定基因有关。

我们的细胞和机体进化出一些抵御肿瘤的机制。特殊的 DNA 修复机制能够校正损伤的 DNA。免疫系统能够识别和杀死癌细胞。肿瘤似乎是生命的一部分,更为不幸的是它是衰老的表征之一。我们可以确定的是,避免暴露于某些物理、化学因子,能够减少肿瘤发生的可能性,或至少延缓肿瘤的发生。

肿瘤与 DNA 突变

肿瘤是细胞内部"机器"运转严重失控造成的结果。最常见的情况就是细胞的 DNA 发生了永久性的改变,导致细胞持续分裂,并将这种改变传递给下一代细胞。要想了解肿瘤,有必要探究细胞怎么从一个正常细胞变成一个持续失控性分裂的恶性细胞。当细胞 DNA 结构发生遗传性损伤或改变时,细胞转化就发生了。

遗传毒理学是研究理化因子对遗传物质发生作用的学科。它不仅研究导致活体细胞发生癌变的 DNA 损伤,还研究从亲代遗传给子代的 DNA 改变。一些遗传性疾病,诸如苯丙酮尿症(代谢苯丙氨酸障碍)、肺囊性纤维化(一种肺疾病)、镰状细胞性贫血或泰-萨克斯病等,它们与遗传毒理学息息相关。近年来分子生物学和基因组学的发展,加深了我们对这些疾病遗传因素的认识,甚至为治疗这些疾病指明了方向。

```
正常 DNA 链……突变 DNA 链
GCAGCAT……GCAACAT
CGTCGTA……CGTTGTA
```

脱氧核糖核酸简称 DNA，是组成基因、编码生命的材料。DNA 的魅力在于以简单的结构造就复杂的生命。DNA 分子是脱氧核糖核苷酸的聚合物。每个脱氧核糖核苷酸都是由一个脱氧核糖分子、一个磷酸分子和一个含氮碱基组成。DNA 分子内的碱基通常有四种：腺嘌呤、鸟嘌呤、胸腺嘧啶和胞嘧啶。DNA 分子是由两条平行的脱氧核苷酸长链盘旋而成。脱氧核糖和磷酸交替联结，排列在外侧，构成长链骨架，排列在内侧的碱基通过氢键联结起来，形成碱基对。四种碱基必须按照 A–T，G–C 的原则配对。

基因是 DNA 上有遗传效应的片段，A、T、G、C 的不同排序构成了不同的基因。基因携带的遗传信息会被转录到核糖核酸（RNA），被"读取"后再由 RNA 转译到蛋白质上。理想状态下，DNA 序列在这个转录过程中不会发生改变，除非在它本身复制过程中发生了重新组合。DNA 所处的细胞环境多变而又脆弱，这个环境中 DNA 极易发生损伤。幸运的是，细胞内有一套成熟的修复机制，能够快速、准确地修复 DNA 损伤。然而，如果因为某种原因导致 DNA 修复错误，就会发生突变。突变指的是构成 DNA 链上的 A、G、C 或 T 发生细微或明显的变化。大多数突变不会造成太大的影响，但如果突变发生在不恰当的位置，可能会造成细胞分裂失控，转变为恶性细胞，从而引发癌症。如果生殖细胞的 DNA 发生突变，则突变会传给下一代。1926 年，美国遗传学家赫尔曼·约瑟夫·穆勒（Hermann J. Muller, 1890—1967）用 X 射线诱导果蝇的基因发生突变，有些发生在果蝇生殖细胞上的突变被传给了下一代。

化学品能损伤 DNA 并诱导突变。诱导 DNA 突变的化学品被称为诱变剂，如果因 DNA 的改变而导致肿瘤，那么这种化学品就被称为致癌物。不是所有的诱变剂都是致癌物，也不是所有的致癌物都是诱变剂，但在通常情况下，最好还是避免接触诱变剂。1946 年，人们发现氮芥（源自1917年第一次世界大战中首次使用的神经毒气芥子气）能够诱发果蝇基因突变并抑制小鼠体内肿瘤的生长。随着基因突变和癌症之间的关系逐渐明朗化，遗传毒理学家研究出许多方法以检测化学物质与物理因素的诱变特性。1970年代，布鲁斯·艾姆斯（Bruce Ames）发明了至今仍被广泛使用的Ames试验*，化学物质诱变特性的检测被大大简化。

还有一种常见的情况是化合物的代谢产物引发肿瘤。一般来说，外源性化学品经过代谢后，其代谢产物的毒性会变低，但有时其代谢产物的毒性反而会变高。毒性更高的代谢产物会与细胞DNA或蛋白质发生反应，从而产生癌变细胞。外源性化学品经过代谢后转化成高毒性代谢产物的过程被称为生物活化。在一种化合物发生生物活化的过程中，另一种化学物质有可能会促进这一过程，或因两者之间的相互作用而加速肿瘤的发生。上述认识会影响到检测化学物质所采用的方法，因为某些化学制品在经肝酶代谢后才成为诱变剂。目前已经发展出许多改良版的Ames测试方法，而在新的化学品被批准使用前，政府管理机构也会采用更为先进的方法来检测化学品是否具有致突变性。

常见的致癌因子

肿瘤的病因是多种多样的，已知病因多为综合因素所致，未知病因可能只是一个随机事件。我们对于肿瘤的认识还不全面，关于肿瘤

---

* Ames试验可用来快速鉴别化学品、新农药和新食品添加剂的致癌性。原理是用遗传学方法培植一种不能自行制造组氨酸的鼠伤寒沙门氏菌的变异体，这种菌株在无组氨酸的培养基中不能生长。如果将这种菌株与化学致癌物一起培养，则可使其DNA再次突变，恢复到能制造组氨酸的原型（野生型），即在无组氨酸的培养基中也能生长。利用这一特征性变化来测试化学物质有无致突变作用，且根据生长的菌落数目还可以判定其致癌性的强弱。

的病因以及如何减少肿瘤发生的风险还存在许多互相矛盾的信息。我们只是刚刚开始了解基因构成如何影响患癌及其他遗传性疾病的概率，在未来我们会更加了解环境与基因如何相互作用从而导致癌症。表26.2中我们简要列举一些已知的肿瘤病因。

表26.2 常见的致癌因子

致病因子	举例
生活方式	吸烟、饮酒、饮食
环境暴露	空气、饮水
有机化合物	苯并芘（存在于煤焦油中）、苯
无机化合物和金属	砷、镍、镉
纤维	石棉
辐射	阳光（紫外线）、放射性物质
药品	己烯雌酚（DES）
病毒	EB病毒、艾滋病毒、乳头瘤病毒
遗传	增加发病率（乳腺癌）

生活方式的选择与许多肿瘤的发生有关。比如吸烟和肺癌的关系，据统计吸烟导致的死亡人数很可能占所有肿瘤死亡人数的25%～40%。除了吸烟，与肿瘤相关的主要生活方式包括饮食和饮酒。酒精增加了肝脏疾病和肝癌的发病率；饮食则会产生广泛的影响。有些煮熟的肉类含有潜在的致癌因子，而多吃蔬菜却能够减少肿瘤的发生率。高热量和高脂肪饮食本身并不一定具有致癌性，却会激发其他致癌因子的启动。多数情况下，剂量与效应成正比。摄入高热量、高脂肪的食物越多，抽烟抽得越多，或是饮酒饮得越多，肿瘤发生的可能性就越大。

不少有机化学制剂已被证实具有致癌性或是极有可能诱发癌症。20 世纪 30 年代，苯并芘从煤焦油中被分离出来，并被发现能够导致皮肤癌。进一步研究之后，还发现了一类名为多环芳烃的致癌物。二战前是化学合成的兴盛期，当时人们发现偶氮染料也能致癌。自然界中，污染谷物的霉菌（黄曲霉菌）也是肝脏的潜在致癌物。如今最应当警惕的是苯，它提取自石油，广泛用于橡胶、尼龙、合成纤维、润滑剂、胶水、洗涤剂、染料、药品和农药等产品的生产中。苯很容易通过呼吸道被吸收。肝酶能够将苯转化为更有毒性的代谢产物，这被认为是苯产生致癌效应的作用机制。苯的慢性暴露能够影响骨髓造血功能，引起贫血，最终导致白血病。

无机化合物和无机纤维也是致癌物。由于饮用水中含有砷（参见第 11 章 砷），因此砷是最重要的人类致癌物。镉、铬、镍都是肺部致癌物，而最常见的肺部致癌物是石棉。石棉硬度高、柔韧性好、耐热、耐大部分酸及溶剂，它是工业甚至家庭中理想的隔热材料。石棉的广泛应用导致大量工人暴露于石棉，并且引起一系列包括肿瘤在内的肺部疾病。石棉暴露引起的间皮瘤就是一种非常独特的肺部肿瘤。间皮瘤发生的机制是石棉纤维对肺部进行慢性刺激，引起炎性反应，最终导致一些细胞发生癌变。

激素参与调节机体的许多重要功能，它与肿瘤也有千丝万缕的联系。修女乳腺癌发病率比较高这一事实，让人们开始意识到激素与肿瘤之间可能存在关联。过去，这种现象的发生会与修女没有孩子联系起来，但现在我们知道这可能与激素相关。从那个时期开始，人们就开展了许多关于生育控制、分娩乃至激素替代与肿瘤关系的研究。对于男性而言，前列腺癌与激素的相关性研究也在进行中。尽管人们可以确定激素与癌症之间存在相关性，但对这种相关性具体特征的研究还处在摸索阶段。

监 管 与 标 准

为了让公众更好地了解化学品的致癌性，也为加强对致癌物的管理，各国或者国际机构会根据致癌的可能性对各种化学制剂进行分类，其中国际癌症研究机构（IRAC）建立的分类系统（表26.3）最具权威性。如果要了解某种化学物的致癌性，应当首先查阅IRAC的资料。

表 26.3　IRAC 关于化学品人类致癌性的分类体系

分　　类	证　　据	举　　例
1. 人类致癌物	充分的人体研究证据	黄曲霉素、苯、砷
2A. 很可能是人类致癌物	有限的人体研究证据，充分的动物研究证据	多氯联苯，氧化苯乙烯
2B. 可能是人类致癌物	有限或不充分的人体研究据，充分的动物研究证据	苯乙烯、二噁英
3. 无法归类于人类致癌物	人体或动物研究证据均不充分	地西泮
4. 很可能不是人类致癌物	人体研究证据不足，动物研究证据不足	

建 议 和 忠 告

人类与肿瘤的对抗将是一场永无止境的斗争。虽然科学家在对肿瘤病因的认识和治疗上取得了长足的进步，但个人发生肿瘤的风险永远存在。患癌风险与个体敏感性及剂量-效应关系有关。减少暴露就能降低患癌风险。最为重要的是任何一种化学品都应有更详尽的成分标识，而人们应有更方便的途径了解致癌化学品的信息。

（黄海力　译）

第四部分

化学品的风险评估以及多学科交叉融合的思考

第 27 章

化学品的风险评估

风险评估这一概念既古老又新颖。古老是因为从古至今人类和动物一直在对每一次行动中的风险和收益进行权衡。在原始社会，觅食、尝试新植物都包含风险，但不冒险就会饿死。在当代社会，非正式的风险评估更多的是指评估某些行为带来的可能危害，比如吃没熟的汉堡或骑单车不戴头盔，而正式的风险评估是基于物质毒性与接触水平而进行的一种数学计算。

历史上的一些职业暴露事件，让人们意识到化学物质接触带来的风险，而屡屡发生的食物中毒事件更是当权者关注的焦点。波希瓦·帕特是首位将职业暴露与癌症发生联系起来的医生。1775 年，他注意到烟囱清扫工人阴囊癌的发病率比一般人群高。1895 年，人们发现在苯胺染料厂工作的工人患膀胱癌的可能性较大。自工业革命后，接触化学品的工人数量迅猛增长，化学工业发展后，该人数又进一步增加。对化学品风险的第一次系统性评估始于 1938 年成立的美国工业卫生学家联合会（ACGIH）。1941 年，ACGIH 的化学物质委员会成立，并开始审查并制定化学物质的接触限值。如今，ACGIH 已经公布了

642种化学物质和物理因素的接触阈限值（TLVs），并为部分化学物质设定了38个生物暴露指标（BEIs）。

在化学物质致癌性方面，1958年美国国会通过了德莱尼条款，这一条款是对《食品、药品与化妆品法案》的修订。这一条款禁止使用所有具有致癌性的食品添加剂。不过，当时检测潜在危害物的技术并不成熟，而且人们还未意识到食品中即便含有微量的有害物质，也会产生致癌性或是其他不利影响。到了70年代，化学品评估体系开始趋于完善。风险评估从初期着力于为致癌物设定接触限值，扩展至非致癌物，比如会对神经系统发育、生殖和免疫系统产生影响的化学品。

此外，风险评估中存在两大难点：一是健康效应数据具有不确定性；二是对评估结果的解读包含一定的主观性。在对风险评估结果进行解读与交流的过程中，评估人必须充分理解并全面公开所有假设、数据缺失、可能发挥作用的经济利益。考虑到风险评估存在的缺陷，越来越多的科学家呼吁对那些有待确认的风险采取预防措施。这一以预防为主的原则已被应用于毒理学、公共卫生、可持续发展和环境保护等多个领域，也已成为一项全球性的原则。

风 险 评 估

风险评估是一个逐步确立化学物或物理因素接触与不良反应之间关联的过程。危害、接触以及个人易感性之间的关系很难确定。对危害的理解可以是致癌，也可以是出现免疫系统或神经系统反应；接触又涉及多个变量，比如接触途径、接触时间的长短；个人易感性可能受到遗传、年龄、性别或其他因素的影响。起初风险评估关注的是人类健康，而现在已经扩展至环境和生态。风险管理是一项公开的政治程序，具体来说，是在全面考量环境与公共卫生目标、成本、社会问题以及其他相关甚至不相关的问题之后，最终决定是否采取某项措施。风险管理中重要的一环就是权衡风险、成本和效益——这绝对不是一项轻松的工作。

> **风险评估的步骤**
> - 危害鉴定
> - 剂量-效应关系评估
> - 暴露评估
> - 风险特征分析

风险评估的第一步就是收集有关暴露对健康影响的信息。理论上，危害鉴定应当在某一物质投入使用前进行。研究人员会将化合物的结构与那些已知的有毒物质进行比较，用细胞学实验进行毒性筛查。最后，为了给化学物质建立一份毒性档案，还需进行动物鉴定和人群研究。此外，为确定化合物的毒副作用，应当选用多个与健康相关的毒性终点（toxicity endpoints）。

> **危害鉴定常用的毒性终点**
> - 致癌性
> - 影响免疫功能
> - 影响生殖功能
> - 特定器官效应
> - 致突变性
> - 致畸性
> - 神经行为毒性
> - 生态学效应（野生动物、环境可持续性）

风险评估时，利用动物实验的好处是便于控制，剂量的度量也比较精确。不过在从动物实验或从人群观察中得出结论之前，需要进行更为正式的人群流行病学研究。人群研究的好处是研究对象是获益最多的利益相关方,研究结果也更具针对性,但需要花费大量的时间和金钱,同时还将面临很多难以控制的不确定因素。

如果危害鉴定显示某一化学物质存在潜在危害,下一步就是评估暴露的各种可能性(表27.1)。哪一项是最有可能的暴露途径:经口、呼吸道还是皮肤?不同的接触途径吸收率是多少?此外,还需收集剂量、暴露时间以及暴露频率的信息。暴露是发生在住所、工作场所、学校还是其他地方?这些信息将有助于确定最敏感的毒性终点,对于下一步剂量-效应关系的建立也非常重要。

表27.1 暴露评估的考虑因素

暴露途径	考虑因素(暴露的量、频率、时间)
消化道	摄入物中的毒物浓度、摄入量、摄入频率、吸收率
皮肤	接触物中的毒物浓度、皮肤接触面积、吸收率
呼吸道	空气中的毒物浓度、呼吸速率、接触时间、吸收率
暴露涉及的对象	动物、人类或环境

暴露评估之后是建立研究对象的剂量-效应(反应)关系。危害鉴定结合暴露信息后,可以确定最敏感的毒性终点。从已有的资料中可得出无可见毒副作用时的剂量(NOAEL)以及剂量-效应关系的曲线图(图27.1)(ED_{50}为半数有效剂量,即一半个体发生反应时的剂量)。最终确定剂量-效应关系曲线还需进行更多的研究。

最后一步是综合所有危害鉴定、暴露评价及剂量-效应关系的信息,对化学物质的风险特征进行描述。所有数据中的不确定因素和信息缺失都应被纳入评估。专业的判断来自翔实的数据,但我们常会发现所需信息无法获得。尽管如此,我们还是需要针对特定的人群给出可以接受的接触剂量,从而确保受保护人群中最敏感的个体也不会出

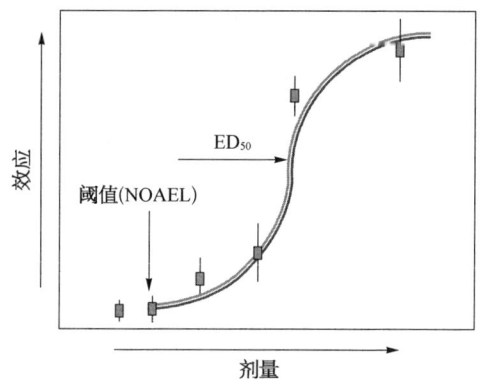

图 27.1 剂量-效应关系

现不良反应。这一剂量被称为参考剂量（RfD）或每日允许摄入量 *（ADI）。

  进行风险评估需要进行许多复杂的数学运算，但是生物学资料的获取是最关键的一步。一种标准的风险评估方法是"除 10 法"。将 10 作为安全系数，所得剂量值除以 10 后作为安全剂量，以确保最敏感的个体也能受到保护。动物研究常被用于确定剂量-效应关系曲线和最敏感的毒性终点，而从剂量-效应关系曲线中我们可以获得 NOAEL。在 NOAEL 剂量下，动物研究中任何一个毒性终点（肿瘤、肝损伤、神经行为毒性等）都不会出现不良反应。如果动物研究资料不够充分，例如，存在多个变量，最低剂量时也有不良效应，或仅测试了短期暴露于化学物质的情况等，那么应当将剂量再除以 10。从动物外推至人类时应当再除以 10。最后，考虑到人群的差异性或易感人群（儿童和老年人），应当再除以 10。最后得出的就是参考剂量或每日允许摄入量。图 27.2 描述的正是这一过程。

---

* 化学物质的每日允许摄入量是指在这个限值内，终身接触也不会引起任何可观察到的危险。

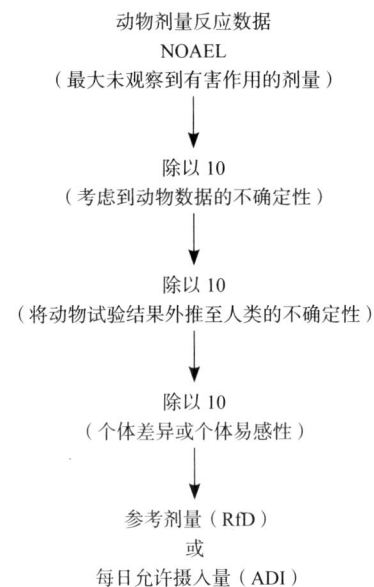

图 27.2 确定参考剂量或每日允许摄入量的过程

风 险 管 理

风险管理是决定如何采取行动以减少已知或可疑风险的过程。风险管理需要权衡各种社会需求和风险评估得出的科学信息,还要考虑公众对风险的认识度。表 27.2 列举了影响风险认知的一些因素。

表 27.2 风险的特征

特 征	程度、水平	举 例
知识性	很少人知道 很多人知道	食品添加剂 喝酒
新颖度	旧 新	枪支 航天旅行

续表

特　征	程度、水平	举　例
自愿性	非自愿 自愿	犯罪 攀岩
可控性	不可控 可控	自然灾害 吸烟
恐惧度	略恐惧 极度恐惧	免疫接种 神经毒气
灾难的潜在性	不可能 可能	日光浴 战争
公平性	可分配 不可分配	滑雪 有害垃圾

一个人对风险的认知度常与根据客观数据分析得出的风险评估结果大相径庭。比如说，人们常将核武器列为最高危险等级，但大多数专家认为它的危险等级较低。早期的风险评估主要以死亡为评估指标，关注的是特定行为或暴露会否导致死亡率上升或工龄缩短。如今的风险评估更为复杂，更多评估的是生命质量而不只是死亡的危险。风险评估和风险管理共同面临的挑战是如何把生命质量和个体价值纳入决策过程中。

谨慎性预防原则与预防评价

另一种基于风险的决策方法就是谨慎性预防原则。美国使用的风险评价和风险管理策略十分依赖数据的确定性。谨慎性预防原则强调的是不确定性永远存在，决策必须以可能存在的危害为基础。即使现有资料中存在不确定性，依然要采取措施减少对危害因素的接触。资料中的不确定性不应作为不开展行动的借口。与美国相比，这一原则在欧洲执行得更为彻底。多年前这一原则就被用于减少含铅汽油和油漆造成的有害影响，并取得了成功。

　　谨慎性预防评估（PA）超出了风险评估的范畴，它允许公众和个人结合他们的知识、价值观和伦理道德，对危险状况作一个更为综合的评价。谨慎性预防评估将预防原则所涉及的原理和道德准则与科学的危害评估方法联系起来。谨慎性预防评估包含三个基本要素：社区与社会问题；暴露；危害和毒性。每一个要素都细分成一系列问题，然后对每一个问题打分，再把每一个要素的得分相加计算出总分。谨慎性预防评估主要是以社区为单位进行，旨在向公众普及知识。与传统的风险评估相比，谨慎性预防评估更全面地评价人类和环境的健康风险。综上所述，谨慎性预防评估能够更合理、理性、可靠地对化学物质的风险进行评估。

（刘萍　译，周志俊　校）

第28章

毒理学与伦理、法律及社会问题

科学技术的快速发展产生了巨大的效益，也造成了对人类健康和环境的不利影响。毒理学致力于了解和评估化学物质和物理因素对环境和健康的影响。最近一个世纪，这一科学体系的发展对社会产生了不可估量的影响，而其本身的内涵也不断地扩大，增添了金融、法律、个体等维度。尽管人的理解力与科学数据与日俱增，但决策也变得更为复杂与困难。为了做出正确的决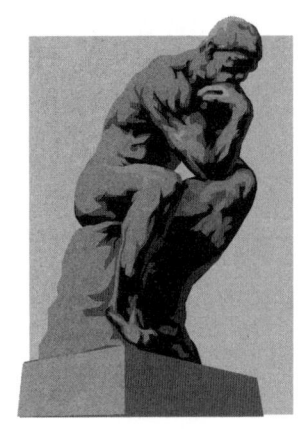策，全面考虑伦理、法律和社会问题对于公共卫生专家、毒理学家与决策者而言变得越发重要。

从伦理和哲学的角度来考察我们的工作，其历史过程丰富而多变。回顾历史，我们可以发现建立伦理学框架的工作源于古希腊医生希波克拉底。他研究了食品、职业和气候对人体健康的影响，并坚信"不造成伤害"是基本的医学信条。意大利医生贝纳迪诺·拉马齐尼

（Bernardino Ramazzini, 1633—1714）检测了来自 52 种职业的工人所接触的化学品、粉尘、重金属和其他物质的健康危害，并在他的著作《工人的疾病》中进行了描述。1949 年，美国第一位生物伦理学家奥尔多·利奥波德（Aldo Leopold）在一份声明中对伦理责任进行了总结。

> 一个事物当其倾向于保持生物群落的完整、稳定和美好时是正确的，反之则是错误的。
>
> ——利奥波德，1949

从这一伦理观点推断，让人群（尤其是儿童）接触有害物质，相当于剥夺了他们的"完整、稳定与美好"，也就是剥夺了他们的潜力，这是违背伦理的行为。关于化学物质接触引起的健康、生态和伦理问题，雷切尔·卡森在她的《寂静的春天》中对此进行了强调。卡森敲响了环境污染物对健康影响的警钟，促成了许多关于化学物质使用的法规制定与修订。

> 被要求承担风险的一方是公众，必须由公众来决定他们是否愿意继续在目前的道路上走下去，而公众只有在充分了解事实的情况下才能做出这样的决定。
>
> ——雷切尔·卡森

第二本让公众关注这一主题的出版物是西奥·科尔伯恩、戴安娜·杜曼诺斯基和约翰·彼得·迈耶斯于 1996 年首次出版的《失窃的未来》（*Our Stolen Future*）。这本书着重描述了合成化学物质对生殖和发育的影响，真正唤起了公众对内分泌干扰物的关注。

与此同时，各方正不断努力，试图以一种更加合乎伦理的方法来管理我们越来越依赖的化学物质。1987年,《地球宪章》的设想首次被提出,旨在提供一份适用于全球公民社会的广义伦理学声明。1992年,为了推进《全球宪章》,全球峰会(又称"里约峰会")在里约热内卢举办,会上发布了包含27项原则的《里约环境与发展宣言》。《里约宣言》第15项原则将预防原则定为保护人类健康和环境的途径之一。具体表述为"为了保护环境,各国应按照本国的能力,广泛采取预防措施。遇有严重或不可逆转的危害威胁时,不得以缺乏充分的科学证据为由,延迟采取符合成本效益的措施防止环境恶化。"峰会参与国签署并批准了《里约宣言》,但在运用预防原则方面,欧洲较之美国和其他国家而言,远远地走在了前面。1998年1月,推行预防原则的温斯普莱德(Wingspread)会议在美国威斯康星州举办,对预防原则进行了进一步的定义与说明。

> 当一种行为威胁到了人类健康或环境时,就应当采取预防措施,尽管其中一些因果关系还不能在科学上得到验证。
> ——关于预防原则的温斯普莱德声明,1998年1月

经过长期的发展,《全球宪章》最终被许多国家、政府和组织采用。《全球宪章》中与毒理学相关的一条原则是:防止危害发生是保护环境的最佳方法。在知识有限的情况下,应采用预防性措施,将预防原则作为决策的基础之一。

毒理学与伦理问题

作为一名有道德的毒理学家,应当考虑的基本原则可以概括为以下六条:1)尊重,包括尊重人和动物的自主权;2)真实,坚持公开透

明地呈现所有事实,让各个群体都可以发现事实的真相;3)公正,包括合理分配成本、危害和收益;4)正直,要采取诚实和直率的方式;5)责任,所有参与群体承担各自应尽的义务;6)持续性,认识到影响会持续很长一段时间。除了这些基本原则,拥有建立在伦理道德基础上的环境健康观也十分重要,即我们拥有"一个能使所有生物最大可能地实现和保持全部遗传潜力的环境"。

在实施毒理学研究和阐释研究结果的过程中,毒理学家需要具备正直和诚实的品格。利益冲突的调查与确定十分重要。与毒理学相关的协会以及美国联邦、各州政府、非营利性机构及大学都制定了关于利益冲突及其披露的细则和指南。此外,毒理学家必须遵守在科学研究中使用动物和人群进行实验的规范和条例。有关把人作为研究对象的实验规范正在不断细化,以确保参与者对研究有足够的知情权与选择权。

毒理学与法律问题

毒理学在社会中的使用,也受到法律法规的影响。公元前 82 年,罗马皇帝苏拉颁布了与毒理学相关的最早法律之一,目的是阻止妇女为获得男子的财富而毒杀之。1880 年的食物中毒事件触动了美国农业部首席化学家彼得·科利尔,他建议制定国家级食品和药品法。1937 年,美国发生了磺胺酏剂事件,100 多人在服用以二甘醇作溶剂的磺胺酏剂后死亡,其中许多是儿童。1938 年,美国颁布了《食品、药品和化妆品法》。1976 年,美国国会通过了《有毒物质控制法》(TSCA),旨在"防止化学物质在生产、加工、流通、使用和处置过程中对健康或环境产生不合理的危害"。后经多次修订,TSCA 现已成为美国有效管理化学物质的法规。TSCA 将物质区分为现有化学物质以及新化学物质，它并不像名字所指将物质分为有毒物质和无毒物质来进行管理。法规的执行主要是通过现有物质名录来实现，目前名录已收录83 000多种现有化学物质。对于已列入TSCA名录的物质，当生产或进口的量超过一定吨位的时候，这些物质的生产商或进口商需要定期（最新为5年一次）向EPA提交物质暴露、使用等相关信息。如果物质未列入TSCA名录，就可能是新物质，企业必须在生产或进口前90天向EPA提交预生产通知，在获得EPA审核通过后，才可以开始生产或进口。目前美国正努力制定关于化学品政策改革的法律。同时，欧洲正不断推进REACH项目，建立关于化学品注册、评估和授权的系统，要求化学品在进入商业流通前接受检测和评估。

毒理学与社会问题

毒理学家和公共卫生专业人员在整个社会保护和促进公众健康的工作中起着重要作用。与儿童健康相关的社会问题是公众关注的焦点之一。美国毒理学会道德规范中明确规定，毒理学家应当积极维护公共健康。此外，毒理学家还应承担以下三项社会责任：1）共享和使用知识的责任；2）促进儿童健康和福利的责任；3）所有的物种均有权实现并保持他们全部的潜能。

（徐雷蕊　译，周志俊　校）

第 29 章

科学、历史、伦理、行动连接点体系

本书介绍了基于科学的毒理学原理和常见化学品对健康的影响。除科学外，还有其他一些方面需要考虑，比如历史、伦理和监管。本书的潜台词是把知识变成行动。在保护人类和环境健康免受危险化学品危害的过程中，需要一种新的方法来解决问题和制定政策。通常，当社区或组织致力于进行化学品政策改革时，他们会受到阻碍，这些阻碍来自向决策者传达问题和所需行动的挑战。另一方面，政策制定者可能会依赖过时的公式化方法来解决社区对化学品接触的担忧，而没有考虑到与化学品使用有关的历史问题，甚至没有考虑到保护弱势群体的伦理原则。沟通（谈话内容、所做之事等）常常是互不相干、互不理解、令人困惑的。我们正在提出一种新的标准化的方法来收集、整理和交流科学、历史背景和伦理原则，以解决化学品暴露问题和化学品政策改革所需的预期行动。

通常用于决策和法规的危害评估和风险评估，涉及标准的剂量-反应研究（主要是动物研究）考虑，以及关于概率和安全因素的假设。但风险评估只是答案的一部分。挑战不仅在于继续产生更多数据来完善我们对剂量-反应的理解，而且在于利用我们已掌握的知识来做出决定，以保护人类和环境健康。这一新的框架被称为连接点（CtD），它拓宽了决策框架，为决策提供了一种更细致的方法。CtD 关注受影响的个人、社区和环境，而不仅仅关注剂量-反应研究，它将现有科学与伦理原则与对有关化学品的用途和历史决策的回顾联系起来。该框架旨在帮助所有各方，包括希望采取行动的各方和负责制定政策的各方，更好地沟通，并就解决危害暴露问题所需采取的行动作出敏感和公平的决定。

> 让你自由的不是真相，而是你拥有的发现真相的力量。我们的困境是不知道如何提供这种力量。
> ——理查德·莱温廷（纽约书评，1997 年 1 月 7 日）

科学家、公共卫生专业人员和政策制定者，从事探索、发展和交流事实、制定决策甚至政策的工作。但是，对使用这些信息的人来说，最大的挑战往往不是查明科学事实，而是有效地交流这些事实，并根据这些事实采取行动，使信息与过去联系起来，符合公民社会的期望。本章描述了一种新的策略："连接点"（CtD）策略。它就一个确定的问题，发展出一个科学事实、历史和伦理的框架，支持和指导用来解决问题所提出的行动（图 29.1），将科学事实纳入这一框架，为有关公民、社区、组织、科学家和决策者提供理解和使用信息的工具。其目的是提供一种工具，帮助整理信息以解决问题，并说服决策者或其他人做出改变并采取行动。这可以增强每个人仔细探索解决问题的方法、简洁地传达信息，最终指导采取的行动。

问 题 识 别

科学技术的进步带来了巨大的好处，但也产生了不良的影响，影

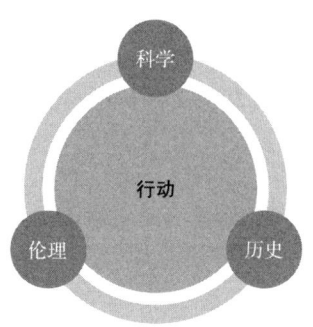

图 29.1 连接点（CtD）

响人类和环境的健康。尽管科学数据和对事物的理解越来越多，然而决策却已经变得更加困难和复杂。考虑毒物学家、公共卫生专业人员和决策者所面临的伦理、历史、法律、经济和社会问题也很重要，发展一种将科学事实、历史分析和伦理学联系起来的方法，以促进或阻止一项具体行动，正是基于这些考虑。开发连接点是一项多步骤的工作，首先确定问题，对科学、历史和相关伦理原则进行研究，然后设计一套旨在解决已确定问题的行动，最后形成一个简洁的行动方案。CtD 是一种以透明方式呈现基于事实的信息工具，旨在支持一些解决特定问题的行动。

"连接点"工具由四个要"点"组成：科学、伦理、历史和行动。根据问题或需要，随着某一特定领域研究的深入，类似的点可能会有所增加。下面将更详细地讨论这四个方面内容。之所以选择这三个点（科学、伦理和历史）（图 29.1），是因为它们代表了问题内容的一般领域，如果不是必需的，也有助于制定解决问题的方法。法律方面的考虑没有包括在内，因为法律和条例往往会在历史回顾中体现出来。一旦确定了一项行动，就可进一步处理和探讨。另一个可能要考虑的要点是经济学，它通常是寻求解决方案过程中要考虑的一个重要因素。拟议的 CtD 框架中没有包括具体的经济学内容，然而 CtD 模式是灵活的，可以在保持对最相关问题简明表述的同时，列入更多的点。收集的信息应针对已确定的问题，且应以不超过四页的篇幅简洁地呈现出来，以便时间有限的决策者清楚审查信息的主要内容。如果这些汇编的信息用于在政府委员会面前作证，则需要简短且尽可能完整。

连接点流程

建立 CtD 流程旨在应用标准化方法解决已识别的问题，并支持特定的行动。CtD 介绍的四页内容包括：第一页概述要点，后面三页用来为行动目标提供支持性细节，有科学、历史（包括相关监管标准）和伦理方面的内容。CtD 流程实际上是从需要解决的问题开始。通常，这需要对科学事实、历史和伦理进行研究。然后起草行动声明的初稿和 CtD 情况说明书。第一页提供关于所述问题的非常简短的概述和重点介绍，以此专门传递信息给决策者、政策制定者和公众，去达成共识，进而采取行动应对挑战。第一页要点旨在提供问题的重点，确定具体的行动目标，并简要说明具体行动的理由。剩下的三页提供有关科学、伦理和历史的信息，包括当前适用的监管标准和参考文献。全部资料可以进一步修改定制，以满足特定受众的需求，如监管机构、公共利益团体、公众、学者、立法者或立法工作人员。

制定和使用 CtD 流程的进程也旨在激发对一个问题的批判性思考，并提出解决这个问题的办法。这个过程从清晰阐明问题开始，对科学、历史和伦理进行研究，从而制定行动方案。制定行动方案实际上是一个不断发展和迭代的过程，这个过程中可能出现的问题包括：什么是重要的科学发现？导致这个问题的突发事件有哪些？谁是弱势群体？谁现在或曾经从目前的状况中受益？为什么要改变？信息、立场、利益相关者的价值观、既得利益如何相互作用和联系，这是决策不可或缺的一部分。

同样重要的是要考虑到 CtD 情况说明书的受众。一旦科学、历史和伦理的总体结构得到解决，CtD 概述表就可以进行修改，以适应特定的受众或演示。例如，面向公众的 CtD 情况说明书可能与面向立法决策者的 CtD 情况说明书的语言略有不同。例如，伦理或历史点可能会扩展，以包括过去几十年的政策举措的更多信息。CtD 流程应该灵活，以适应不同的情况或受众。

CtD 情况说明书的作者有几项重要职责。最重要的考虑之一是了解听众。例如，学生的知识基础与一群科学家有很大的不同。人们还应该考虑并承认作者存在的个人偏见和利益冲突或相关的财务关系。

风险评估和风险沟通

风险评估和风险管理已经存在了 1 000 多年，毕竟判断一下是否成为剑齿虎盘中餐的可能性是很重要的。过去 100 年里，风险评估和风险管理已成为公认的科学。20 世纪 70 年代中期以来，美国环保署一直在使用风险评估模型，作为评估人类因接触杀虫剂和其他化学品而罹患癌症的健康风险过程。风险评估方法和相关风险沟通策略，正越来越多地被用于评估和讨论非常低水平化合物暴露的影响。风险评估被奉为制定监管限制以保护人类健康的黄金标准，在美国和其他地方被广泛使用。这个过程包括四个基本步骤：危险识别，剂量效应评估，暴露评估，风险表征。

危害识别用以检查事物是否有可能对人类和（或）生态系统造成伤害，如果有，是在什么情况下。剂量效应评估考虑暴露和效应之间的数值关系。暴露评估关注于暴露频率、持续时间和浓度相关的数据。风险表征则是检查数据对暴露健康风险性质结论的支持程度。这一过秤涉及对各种条件或特征出现的可能性进行假设，这些条件或特征与试图使用指南的实际人群或社区可能几乎没有关系。

虽然这种方法值得称赞，总比根本不考虑这些基本条件好，但它是不完整和过时的。在这个过程中没有考虑除癌症以外的健康影响，如生殖、神经毒性、发育和免疫毒性。在这个过程中，也没有考虑到个体的易感性、先前存在的条件、性别或遗传倾向，没有考虑非常年轻或脆弱的老年人的独特易感性，没有考虑暴露于几种化合物或环境压力源的交互作用，也没有考虑化学混合物对健康的影响。不幸的是，美国环保署的风险评估过程通常是允许污染，这意味着风险评估指定的暴露水平是"安全的"，而不管暴露的个人或社区的独特暴露或潜在健康问题。同样重要的是，风险评估所依据的假设和不完整的数据不充分或根本没有向公众传达。正如威廉·卢克希斯（美国环保署第一任行政主管）曾经说过的，"我们应该记住，风险评估数据可能就像被抓获的间谍：如果你折磨它足够长的时间，它会告诉你任何你想知道的事情"。风险评估的问题是"我们能容忍多少伤害"，而不是关注我们应该采取什么行动来减少对人类和生态的伤害。因此，需要开发一种不同于风险评估的新方法。

超越风险评估模式

目前的生物学和毒理学知识使我们能够在保护人类和环境健康的努力中，超越基本的风险评估模式。现在是时候考虑当前采取的风险评估是否符合社会的需要和满足化学品监管的新要求。必须满足的一项要求涉及环境正义，美国环保署将其定义为"在制定、实施和执行环境法律、法规和政策方面，应该不区分其种族、肤色、国籍或收入，所有人都得到公平对待和有意义的参与"。鉴于环保署风险评估模型的不确定性，以及接触有害化合物可能产生的不利、非癌症后果，需要采取更为谨慎的方法。连接点的设立应该建立在带有这种愿望的基础上：加强毒理学的科学基础、风险评估、伦理，以及如何定义危害的其他要素。

当化学暴露产生非癌性结果时，有时会对易受伤害的人群产生微妙或不同的影响，预防原则应纳入科学审查。预防原则最广泛接受的定义来自1998年的温斯普莱德会议："当一项活动对人类健康或环境造成危害或威胁时，即使某些因果关系没有完全科学地建立起来，也应采取预防措施"。预防原则的核心组成部分是：确立公共卫生目标，在面临不确定性时采取预防行动，将举证责任转移给活动的支持者，探索各种办法替代可能有害的行动，增加公众对决策的参与度。

广义上讲，预防性评估的目标是使社区和个人能够考虑到特定社区的独特需要和挑战，并将其价值观纳入对危险状况更全面的评估。它将预防原则的哲学和伦理学与对危险的标准科学评估相结合。预防性评估包含三个基本要素：社区和社会问题，暴露，危害和毒性。每个元素被分解成一系列的问题，对这些问题用数字打分，每个元素获得一个总得分。与传统的风险评估方法相比，预防性方法是一种更全面、更具关联性的评估人类和环境健康风险的方法。

关于理解DNA表达如何被环境条件（如饮食或压力）改变方面的最新科学进展表明，健康结果的变化很微妙，这就是所谓的"表观遗传学"。在确认遗传和环境交互和综合效应的基础上，建议风险评估的预防性方法是实施"顿悟"伦理的工具。预防性评估超越了通常的风险评估方法，纳入了伦理结构，不仅通过"不伤害"或"尽量减少伤害"来降低风险，而且转向"行善"。我们对孩子负有伦理责任，要有一个支持和培育的环境，一个他们能够充分发挥和保持全部潜力的环境，而不仅仅是一个不接触化学品的环境。

开发一份"连接点"情况说明书

科学——知识的基石

科学是一个持续不断的过程,通过对可检验预测的系统研究来获得知识和事实。科学方法被科学界很好地描述和认同,它是检验假设预测的系统观察和实验。牛津在线词典将科学方法定义为"自17世纪以来自然科学的一种方法或过程,包括系统的观察、测量和实验,以及假设的制定、检验和修改"。随着知识的扩展和不断发展,科学发现被分为许多类别和子类别。在这个列表中可以添加生命科学,如生物学、毒理学。医学和毒理学等的分支学科通常被认为是作为科学方法的应用科学。当对科学发现的解释存在争议时,重要的是制定一个流程来检查科学信息,或者至少弄清楚为什么会有分歧。

过去的几年里,"科学"被用来证明各种个人观点的合理性。有些人把重点放在科学固有的不确定性上,以此作为一种策略来贬低科学或扭曲科学在决策中的用途。诚然,科学方法的本质包括对不确定性的认识,但事实上,科学的一大优点是,对知识的追求总是在不断发展中。像大多数人类的努力一样,科学发现在某种程度上受到主导研究的科学家和解释已发表研究结果的个人偏见的影响,因此需要付出更多努力使得个人偏见、利益冲突和研究资金来源等更透明。毒理学并不能避免这些影响,因此发展出一个称为循证毒理学的分支。毒理学尤其容易受到关于特定发现的争议,因为盈利公司解释和使用科学发现的方式可能会导致获得或损失金钱。

一般来说,任何科学学科都可以分解为一组具有明确方法论的研究分支。值得注意的是,毒理学是其中为数不多的几个学科之一,这些学科已经发展出一项大型且充满活力的盈利业务,支持数据开发和报告生成。毒理学既有明确方法学的研究，也有更灵活方法的研究，允许探索作用机制和有效剂量。这些实验室进行一组规定的研究，研究的主要变量是试验化合物的剂量。这些研究是为了确定什么剂量下显然出现不良反应。一般来说，对于某一种化合物，分布越广，人类暴露得越多，对该化合物的研究就越深入，产生的报告也就越多。CtD科学点的重点是总结可获得的科学信息。由于某些数据不可公开或被认为是机密的而不可获得。有许多例子是关于科学信息被隐藏或扭曲以促使得出有关产品具有安全性的偏颇结论。还有一种可能的情况是，争议的焦点是科学研究过程中的不确定性，而不是采取像后期教训里记录的早期预警那样更有预防性的方法。有两份欧洲环境署分别于2002、2013年发布的关于欧洲经济区的报告，详细研究了在化学品管理中由于未采取预防措施而对人类生命造成的后果。

过去10到15年里，许多科学家致力于总结与儿童接触一系列化合物有关的科学文献。这些综述论文可以作为一个CtD过程的文献支持。其中一个特别好的例子是关于儿童化学暴露的神经毒性效应的共识声明。此外，还有几位作者在化学品对健康的影响方面拥有长期发表著作的记录。

使用科学点

科学点着重于与已确定的问题和可能的政策或行动有关的科学数据和报告的研究结果。例如，关于儿童铅暴露的一个科学事实是，儿童会比成人吸收更多铅，因为他们比成人小，他们在相同的暴露下会接受更大剂量。这些信息可以作为科学点的一部分，并引导采取行动制定政策，以减少儿童铅暴露。具有讽刺意味的是，由于科学研究处于不断的发展中，科学点可能是写作上最难和最复杂的。它通常占用最多版面，需要最多的参考信息。重要的是要记住，你正在构建一个故事，以便人们能够理解伦理和历史背景下的科学事实，并理解这些信息如何解决所陈述的问题,并导致可能的行动选择。

历史——继往开来

理解一个问题的历史观点是做出正确决策的关键部分。历史帮助我们了解人类是如何塑造环境的,以及环境又是如何塑造人类的。但它也给了我们一个从错误中吸取教训的机会,使我们能够运用知识和经验来指导当前的行为。当前保护人类健康和环境的监管方法的思想和论点本质上是历史性的,随着时间的推移,文化、希望和科学的发展,可以利用这些历史记录来帮助做出更好的决策、采取更好的行动。

为什么研究历史?

历史提供了一个框架,在此基础上我们可以更好地理解当前的问题、规则、规章制度和行为。理解和利用历史发现、报告和经验是当今利用毒理学信息的一个重要甚至必要的要素。历史参考可以用来为当前的实践和政策提供基础,提供预测未来的经验,解释科学思想的演变,并帮助我们从过去的错误中学习。毒理学的历史可以追溯到千百年前。它通过反思和学习研究者、教师和倡导者过去的想法和错误,帮助我们预测甚至预见未来。了解事物是如何变化的,为什么会发生变化,以及尽管做出了改变的努力,但什么东西保持不变,有助于预测甚至预见未来的行动和活动将如何进行。

过去的人们常常用他们的想法、他们的工作,以及他们如何应对与我们所面临的类似挑战的想法来启迪我们。回顾历史活动中的经验教训,或者回顾人类面对困难的方式,或者回顾成功的例子,都可启迪我们继续沿着类似的道路前进,甚至可以为在现代日益复杂的世界中行为处事提供指导。

历史是一种反复试验的研究，提供了一种关于什么有效、什么无效的观点。科学也是一个不断探索和信息演变的过程。科学和历史都建立在过去工作的基础上，有助于了解今天甚至未来。即使是50年前进行的研究也能对解决当前问题作出重要贡献。科学逐渐接近于更好地理解事物为什么是这样，以及事物是如何工作的。从这个角度来看，历史和科学携手并进，帮助决策者不断朝着更好地解决我们面临问题的方向前进。

历史毒理学的相关性

人类很早就对植物和矿物质怎样影响人体感兴趣了，比真正的科学学科"毒理学"出现之前更早。人类经常密切观察在食入草药、香料、发酵液和各种混合物后的反应，无论好和不好的反应，都被记录下来，传递给下一代。因为这些历史经验通过口头传递或最终以书面形式传递，所以实验和试错成为后人发展的基础。甚至致命的效应也会影响到后来的使用者。中医和药理学之父神农（公元前2696年）在尝试了一种草药后死去，这为后人的工作提供了一个深刻的教训。

历史如何影响今天的一个例子就是金属铅的使用。2 000多年前，人们就认识到了接触铅尘和烟雾对人类健康的影响，观察者指出"铅会让人失去理智"。尽管有这样的"科学"观察，后来在金属加工、盖屋顶、烹饪、油漆、汽油和弹药中使用铅的人，往往忽视了有关接触铅对健康不利影响的历史知识，从而损害了许多人的生命。然而，这一科学知识的演变最终影响了对各种产品中铅的使用监管，尽管监管和政策决定往往更多的是基于经济和实用性，而不是健康影响。直到20世纪20年代，含铅涂料才在欧洲被禁止使用，直到1978年才在美国被禁止使用。儿童铅暴露尤其令人担忧，因为越来越多的研究表明，铅暴露对儿童早期智力发育具有高度负面影响。不幸的是，含铅汽油仍在世界大部分地区使用，许多其他含铅产品也是如此。即使历史上铅似乎是在以一个"安全"的形式在使用，在今天也仍可影响健康。巴黎圣母院大教堂最近发生的火灾，蒸发了建筑物的铅基屋顶，导致城市内外的铅烟和灰尘含量极高。

帕拉塞尔索斯（Paracelsus，1493—1541）是现在所说的"毒理学"的早期实践者之一，他是一位内科医生、炼金术士和占星家。毒理学的经典（也是历史性的）原理"剂量产生毒性"被认为是他首先提出的。这句话反映了科学观察的历史演变，即根据接触剂量的不同，所有物质都有可能有毒。17世纪，珀西瓦尔·波特（Percivall Pott，1714—1788）提出了对暴露与效应之间联系的理解，他记录并报告了定期和频繁地清理维多利亚时代英国充满煤尘和烟尘的烟囱内部的烟囱清洁工易患阴囊癌，这是由于他们经常性和累积性地暴露于壁炉烟尘，后来发现多环芳烃是致病因素。

科学过程和科学理解是建立在观察、发现、成功和失败历史基础上的过程，因此它也要把当前的问题放置于科学思想多年演变的背景框架下。

使用历史点

阅读和理解历史使我们有机会从过去的错误中吸取教训，并将知识和经验应用于当前的情况。当前关于保护人类和环境健康的监管方法的想法和论点，本质上是历史性的，随着时间、文化、期望和科学的发展和演变，我们可以利用这些历史记录来做出更好的决策，并采取更好的行动。

历史是伦理决策的重要组成部分。历史为我们提供了一个机会，让我们看到过去的决定可能对某些群体产生了不公平或不相称的影响。历史的视角提供了一个更清晰的视野，让我们看到谁受益，谁受到伤害，以及人们在做决定时得到了什么样的信息。如果人们没有获得足够或正确的信息，或者信息被隐瞒，那么决策可能做得不好，所造成的伤害需要通过当今的决策和行动加以解决和改变。如果没有历史的视角，许多不公正现象是无法被承认或修正的。

重要的是，我们回顾过去，展望未来，将我们的经验整合到有用的实践中，使我们能够从错误中吸取教训。利用当前机会回顾过去的行动、研究、成功和失败历史，并将这些东西纳入当今的思维中，这是教育决策者在实践和行动中为每个人做得更好的关键部分。

伦理——决策框架

伦理学是一种思考是非概念的哲学方法。因此，伦理道德可以为决策提供一个框架或指导，使行动或政策途径纳入行动的受众、支持者和其他有关各方的价值观。伦理点部分提供了一个明确探索受影响人群和个人的观点、价值观、利益、环境正义和关注点的机会，确定谁的风险最大，谁从行动中受益，以及付出什么代价。

为什么包括伦理？

伦理考虑包括行为准则和我们如何选择生活。它确定理想的活动或行为，包括公正和公平的讨论和考虑。伦理学有几种方法，如功利主义（行动过程最大限度地发挥积极作用）、义务论（通过检查行动确定善恶）、结果论（基于后果的正确性）或实用主义（道德正确性不断演变）。在本章中，伦理学被认为是一种思想过程，包括价值观的识别以及它们与行动目标的关系。政府利用法律和法规来激励"良好"行为，伦理含蓄地处理政府无法控制的行为。一些人改进了解决环境问题的伦理方法（环境伦理），或通过将伦理与法律和社会问题结合到伦理、法律和社会影响中（图 29.2）。

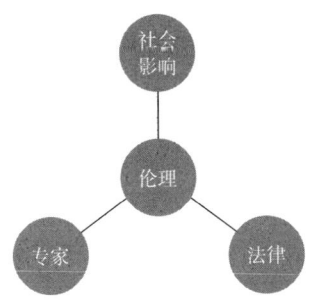

图 29.2 伦理体系

毒理学的基本伦理原则可以概括为：1）尊严，尊重人和动物主体的自主性；2）真实性，坚持透明和陈述所有事实；3）公正，公平分配成本、危害和收益；4）正直，诚实和直率；5）责任，承认所有相关方的责任；6）可持续性，考虑到行动应长期保持。

政策讨论越来越多地纳入伦理原则，这一点正越来越变得更明确。许多人认为奥尔多·利奥波德是美国第一位生物伦理学家，他在1949年用一个简单的声明概括了伦理责任。

> 当一个事物倾向于保持生物群落的完整性、稳定性和美好时，它就是正确的。相反，它就是错误的。
>
> ——利奥波德，1949

一些人认为，这种伦理声明表明，让人们特别是儿童接触有害物质，就是剥夺了他们的"完整性、稳定性和美好"，实际上就是剥夺了他们的潜力，因此是错误的。雷切尔·卡森在1962年首次出版的《寂静的春天》(Silent Spring)一书中强调了对化学品暴露的健康、生态和伦理问题。卡森对环境污染物的影响敲响了第一声警钟，并催化了许多与化学品使用相关的法规的变化。

> 公众被要求承担风险时，公众必须决定是否愿意继续走目前的道路，只有在完全掌握事实的情况下才能这样做……
>
> 只有到了本世纪，才有一个物种——人类——获得了改变世界的巨大力量。
>
> ——雷切尔·卡森（1994）

《地球宪章》（*Earth Charter*）的构想最早是在 1987 年提出的，以此作为建立广泛伦理声明的一种方法，目的是建立一个全球公民社会。1992 年在里约热内卢举行的地球问题首脑会议（又称里约首脑会议）上，《地球宪章》向前迈出了一步，会议提出了《里约宣言》的 27 项原则。原则 15 将预防原则定义为一种方法，有人会说是一种基于"不伤害"的伦理原则的方法，以保护人类健康和环境。1998 年 1 月，在威斯康星州的拉辛举行了预防原则的温斯普莱德会议，以进一步定义预防原则。此后，许多国家、州和组织都采纳了《地球宪章》。在解决问题和确定与人类健康有关的行动时，可以从这种方法中吸取经验教训。

> 当一项活动对环境或人类健康造成危害威胁时，即使某些因果关系没有完全科学地确定，也应采取预防措施。
>
> ——关于预防原则的温斯普莱德声明，1998 年 1 月

表观遗传学的概念也为"行善"的重要性提供了科学的生物学基础。这一概念可以称为"表观保护"或"表观防止"，意味着不仅要防止接触有害物质，还要有培养和支持性的活动与方法。我们有伦理责任确保我们的孩子有一个他们能够充分发挥和保持潜力的环境，不仅

不接触化学物质，而且有一个支持和培养的环境。

使用伦理点

在构建 CtD 文件的伦理部分时，对伦理和伦理原则的考虑鼓励从价值观的框架中评估可用信息，确定可能的危害或成本，并从所有相关方获得投入，目的是不造成伤害，以实现最佳的可能结果。

将伦理组成部分纳入 CtD 文件将需要深思熟虑地发展和阐述基本伦理原则，商议的行动应以此为基础。这种方法在与利益相关者一起以阐明他们的价值观和目标时可能会很耗时，其中一些甚至对他们来说可能都不透明。它需要超越法律的要求，朝着探索、讨论和融合各方价值观的方向发展。

行动——解决问题

一个所期望的行动就是科学、历史、伦理和其他"点"如经济学信息围绕的中心。行动点致力于解决所述问题，是理解和联系相关科学、历史和伦理学研究和努力的结果。行动是解决问题或解决问题所需的努力。这方面一个很好的例子是制定一项法案，通过立法程序加以审议，并有望最终能表决通过。在这种情况下，目标和受众是明确的。另一种可能更直截了当一点的方法是，对科学、历史和伦理这三点的内容进行有组织、有条理的研究，探讨为实现某一特定目标可能采取的行动，或确定是否需要缩小目标的范围。CtD 方法是连接、组织、评估和交流现有知识的工具。CtD 可作为行动的支持工具。

所期望的行动可以是大的，也可以是小的，但是应该尽可能简单和具体地说明。例如，根据职业安全与健康管理局（OSHA）的规定，在工人离开工作场所之前，工人的职业性铅暴露可达到 60 微克/分升。CtD 行动可能是"减少工人铅暴露，使血铅水平低于 5 微克/分升"。其他 CtD 行动可能会以保护儿童免受含铅涂料污染或通过法案减少杀虫剂的使用的形式陈述。

结　　论

　　连接点（CtD）范式旨在促进对已识别问题的系统探索，并与公众和决策者沟通。CtD 方法鼓励人们更深入地思考科学、历史和伦理之间的关系，同时支持解决特定问题的行动。CtD 方法的制定是基于这样一种理解，即在某一特定专题上有大量可用的信息，但它并不经常以简明的格式提出，也没有定期反映有关各方的价值观，也没有为商议的行动提供明确的理由。通过从科学、历史和伦理中选择与所需行动相关的高度具体的例子，作者可以将 CtD 文件保留为四页（前后各两页），这增加了目标受众阅读和使用信息的可能性。我们需要在科学传播和教育领域投入更多的时间和精力。

　　CtD 方法是在认识到存在很多复杂问题的情况下制定的，而又确实需要向各方提供简明、有条理和有充分支持的信息，以帮助他们作出有效的政策决定并采取行动，确保安全和健康的环境。CtD 方法将科学信息放在历史、社会、文化和价值观的背景下，帮助人们将这些点联系起来，共同做出更好的决策。

　　加勒特·哈丁在他的论文《公地的悲剧》（*The Tragedy of the Commons*）中总结说，"这是我们经过深思熟虑的专业判断，即这种困境没有技术上的解决办法。"在我们创造的复杂世界中，我们绝大多数的问题都必须得到管理或预防。CtD 方法旨在帮助我们向前迈进，为我们所有的孩子创造一个更健康的世界。

连接点（CtD）的两个示例

健康连接点——儿童铅暴露

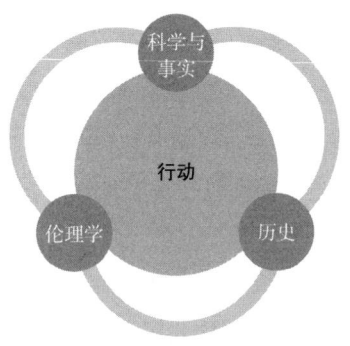

行　　动

减少儿童铅暴露，使血铅水平低于1微克/分升

科学与事实

- 无安全的铅暴露水平
- 伤害神经系统−降低智商
- 铅替代钙
- 儿童吸收50%而成人仅吸收10%

伦　理　学

- 无铅环境的权利
- 儿童应能够充分发挥和保持他们的全部潜能
- 将"社区"添加到与健康相关的伦理结构中

> **历 史**
> - 公元前 2000 年认识到 "铅会让人心神不定"
> - 1920——汽油中添加铅
> - 1922——欧洲禁止使用铅涂料
> - 1978——美国禁止使用含铅涂料
> - 2012——铅暴露安全水平 5 微克/分升

前言

尽管人们普遍认为，儿童接触铅的"安全"设定水平不高，但世界各地有许多儿童血铅水平偏高。美国儿童平均血铅水平（BLL）约为 1.3 微克/分升。高于 1.3 微克/分升的水平都可被认为是偏高的，这最有可能是环境铅暴露的结果。研究表明，即使铅接触量极小，也会导致智力下降。

行动

消除儿童铅暴露，使个人血铅水平低于 1 微克/分升。

> 铅暴露导致智商变化

科学

最新文献表明，血铅水平低至 2 微克/分升也会导致智力损伤和智商下降。现在人们普遍认为，没有安全的铅暴露水平，儿童特别容易受到铅暴露的伤害。这有几个原因：首先，他们身材较小，使得按体重计算的吸收剂量更大；其次，按体重计算，孩子比成年人吃得多、呼吸得多、喝得多；第三，他们更有可能把东西放进嘴里，增加了接触铅的可能性；第四，他们会吸收更多摄入的铅，他们摄入的铅约有50%被吸收了，而成年人只吸收摄入铅的10%；第五，铅可以替代快速生长的骨骼所必需的钙，沉积在骨骼中的铅可能还有其他长期影响。一个女孩在童年时期接触铅，会在骨骼中储存铅，一旦怀孕，这些铅可能会释放给胎儿，对胎儿健康造成负面影响。最后，儿童正处于发育阶段的神经系统和其他器官更易受到铅的影响。回顾多项研究发现，发育中的神经系统特别容易受到暴露的影响，哪怕最低水平的铅；当血铅含量从零增加到10微克/分升时，智商损失甚至比从10微克/分升升到20微克/分升的还高。

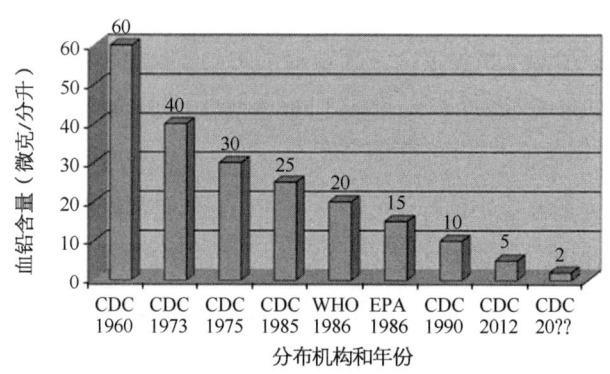

图 29.3　可接受的儿童血铅水平

历史

早在公元前 6500 年，土耳其就开始开采铅矿，铅由于其低熔点和耐用性而得以使用。罗马人从公元前 500 年到公元前 300 年开采和冶炼铅，导致铅持续释放到大气中，直到工业革命时期。2 000 多年前，希腊医生狄奥希里德斯观察到铅暴露对人类健康的影响，他说："铅会让人的思维退步"。随着铅在汽油中的使用，以及人们认识到铅基涂料具有高度的保护性和耐久性，铅的商业用途迅速扩大。在欧洲，含铅涂料的危害很快被人们认识到，并于1922年被国际联盟禁止使用。1978年，美国禁止使用含铅涂料。大约在1990年，美国从汽油中去除了铅，这导致平均血铅水平大幅下降。"可接受的血铅水平"（又名"执行血铅水平"）随着监管机构就铅对健康影响的研究数据的不断增长的反应而逐渐降低。2012年，开始执行血铅水平降低至5微克／分升。值得注意的是，在血铅水平的监管中，从未应用过保护敏感人群的安全系数。还需要解决的是，要努力规范职业性铅暴露，以减少因铅暴露"带回家"而使儿童暴露的可能性。

伦理学

支持减少儿童接触铅的伦理基础是儿童享有安全环境的权利，以及儿童有机会充分发挥和保持其全部潜力的权利。多年来，从急性铅中毒的临床表现来看，儿童铅暴露的后果一直是被公认的。现在，人们基于对神经系统发育对低铅、甚至极低水平铅的敏感度的理解和认识，主张在制定监管水平时，要包含人类的全部潜能。伦理学家比彻姆（Beauchamp）和奇尔德雷斯（Childress）在概述他们的四个基本伦理结构时，都注重保护个人：尊重自主、受益、免受伤害和正义。我们在考虑一个伦理框架时已经超越了个人。一个更具包容性的伦理结构不仅应涉及个人，而且还应涉及社区，尊严、真实性、可持续性和正义（环境正义）是伦理准则的一部分。

结论

铅对人体发育的危害已经没有争议。我们面临的问题是如何将这些信息转化为卫生政策，并为公共卫生专业人员和公众提供保护儿童健康和发展所必需的指导。在制定监管政策时，这是一个需要考虑科学、历史和伦理交叉点的问题。

美国现行法规

CDC：没有安全的铅暴露，但监管行动执行的水平设定为 5 微克 / 分升。

OSHA：空气中的铅含量标准为 0.5 毫克 / 米³，工人不能待在导致超过 BLL 60 微克 / 分升的工作环境中。

EPA：公共饮用水系统中铅的最高含量为 15 微克 / 升。

EPA：空气中的铅含量标准为 0.15 微克 / 米³（滚动 3 个月平均值）。

EPA：游乐场所裸露土壤中铅含量标准为 400 ppm（按重量计），非游乐场所为 1 200 ppm（按重量计）。该规定适用于使用联邦资金的清理项目。

OSHA：血铅含量超过 40 微克 / 分升，就要书面通知进行体检，超过 60 微克 / 分升，就要离开暴露场所并进行医治。

健康连接点——氟化物摄入

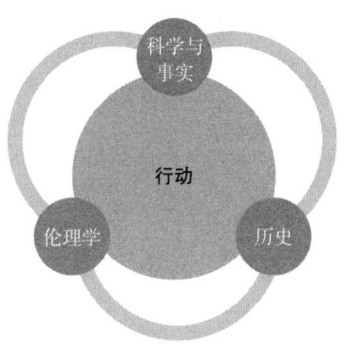

行　动

停止水氟化，这将大大减少氟的摄入

科学与事实

- 神经毒性会降低儿童的智商并增加多动症
- 可能增加甲状腺功能减退症
- 导致氟斑牙
- 与牙齿直接接触对牙齿有益,但不是摄入

历　史

- 1950 年,美国公共卫生服务机构认可氟化,安全性研究很少
- 2006 年,美国国家科学院《饮用水中的氟化物》报告将氟化物确定为内分泌干扰物,可导致多种健康风险
- 2012 年,荟萃分析显示,27 项研究中有 26 项显示高氟水平会降低智商
- 2017—2019 年,高质量研究证实,普通暴露水平下智商降低

伦　理　学

- 水中的氟化物被用作药物
- 没有对摄入的知情同意
- 低收入家庭无法避免
- 应该保证儿童能够充分发挥和保持他们的潜力

前言

在社区饮用水中添加或不添加氟化物是个问题。目前,约 74% 的美国人口在不知情或未经他们同意的情况下饮用含氟水。关于饮用含氟水的有效性、安全性和伦理问题,人们争论了 70 年。美国牙科协会

（ADA）和疾病控制与预防中心（CDC）以及其他机构认为，饮用含氟水是安全的，可减少儿童和成人的龋齿，因此具有重大的公共卫生效益。另一些人则声称，在饮用水中添加氟化物会造成严重的危害，其好处被大大夸大，而且是不道德的。摄入氟化物的风险包括智商降低，多动症和甲状腺功能减退症的发病率增加。自20世纪60年代以来，含氟牙膏开始广泛使用，这种局部使用通常被认为比通过水摄入能更有效地预防蛀牙。这被认为是龋齿率下降的主要原因，而不是因为水的氟化（图29.4）。鉴于越来越多的风险证据和不确定益处的证据，越来越多的公共卫生专业人员建议停止饮用水的氟化。

行动

停止水氟化，以便大大减少氟的摄入。

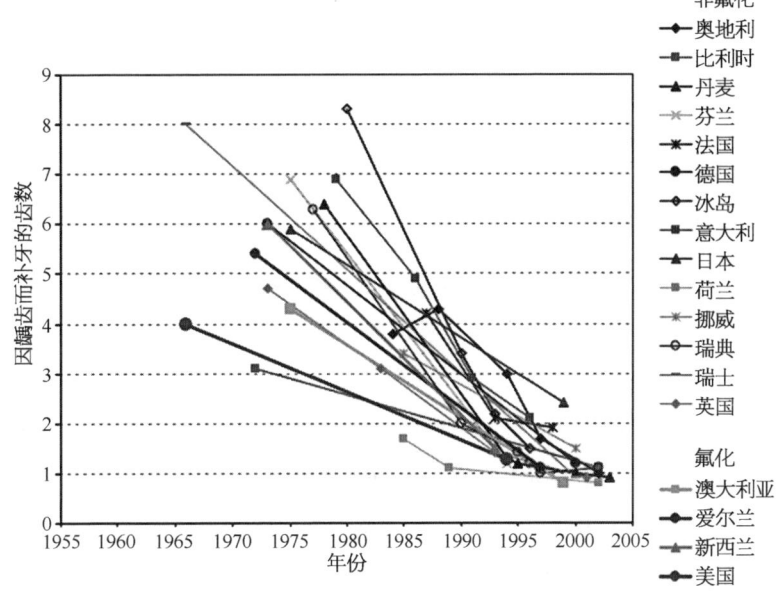

图29.4　氟化与非氟化国家的蛀牙发生情况（数据来自WHO）

科学与事实

有关氟化的科学有两个重要方面：1）是否有显著的益处，且大于任何危害；2）从毒理学角度看，在预期的暴露水平下是否有显著的危害（剂量/反应），是否有些人比其他人更易受到伤害？毫无疑问，摄入氟化物会对人体健康有害。目前的挑战是确定是否存在一个水平，该水平的氟暴露是安全的，并能改善牙齿健康。

氟斑牙是由幼儿摄入过量氟化物引起的，它会损害牙釉质。在一个非常低或较低暴露水平下，氟会导致白色斑点或条纹的牙齿。在中等或严重暴露水平，斑驳更为明显，可导致产生黄色或棕色污渍和点蚀的珐琅质，这会增加蛀牙发生。2019年的一项研究发现，氟中毒的患病率和严重程度都有所上升。在美国，近65%的12—15岁青少年患有抑郁症，其中27.9%为中度，2.6%为重度。这支持了2018年的一项研究，该研究发现16—17岁青少年的患病率也有类似的增长。氟化水是导致抑郁的主要因素。

氟化物已被确定为内分泌干扰物。20世纪50年代发现氟化物具有降低甲状腺功能的作用，就被用于治疗甲亢患者。2006年《美国国家科学院评论》明确指出，它"降低了甲状腺功能"。加拿大和英国的研究进一步证明，氟暴露增加会导致甲状腺功能减退。

2006年美国国家科学院的研究也明确了"氟化物有干扰大脑功能的能力"。从那时起，在动物和人类身上进行的数百项研究进一步验证了这一结论。2012年哈佛大学的荟萃分析发现，在27项研究中有26项显示摄入高水平氟化物的儿童其智商平均下降了7分。在这些研究中，大多数儿童接触的氟化物浓度高于美国典型水中的氟化物浓度，但在许多儿童中，他们接触氟化物的总量与数百万美国人的接触量相似。

2017年，美国国家卫生研究院资助的一项前瞻性研究发现，孕妇尿液中每增加 1 毫克 / 升的氟化物，其子女的智商就会降低 5—6 分。2018 年，在 60 项研究中，53 项研究将儿童高氟水平与低智商联系起来。另外值得关注的是，通常用于水氟化的化学物质氟硅酸可能受到铅和（或）砷的污染。这两种物质都有神经毒性，没有安全水平。

从 20 世纪 50 年代起，公共卫生服务局（PHS）对美国大部分地区含氟水浓度的建议为 1.0 毫克 / 升，范围为 0.7 至 1.2 毫克 / 升。2015 年，该建议降低至 0.7 毫克 / 升，以减少摄入氟化物的毒副作用，同时保持其有益效果。对于毒理学评估，摄入剂量通常根据体重进行调整。从单位体重衡量，儿童比成年人吃得多，呼吸得多，喝得多，所以他们吸收的氟化物剂量比成年人高。此外，儿童的大脑和骨骼等器官系统仍在发育，因此更容易受到氟化物的毒性影响。通常，在管理化合物的风险和益处时，应用标准毒理学协议，包括安全因素，以确保最易感群体的安全。

历史

社区用水氟化的历史反映了 20 世纪 50 年代人们的认知水平，当时许多人认为某种形式的化学物质几乎可以解决任何问题。目光集中在化学品的有益特性上，而不是潜在的危害上。一个典型的例子就是滴滴涕（DDT），它除了是一种有效的杀虫剂外，也几乎杀死了掠食性鸟类，最近被发现对人类有害。

自 20 世纪 30 年代以来，人们就知道氟化物有两个特点：减少蛀牙，但增加氟斑牙。也有早期证据表明，它可以削弱骨骼和降低甲状腺功能。

在 20 世纪 40 年代，人们开始讨论在最大限度地提高效益的同时，尽量减少危害的水平上给水加氟。1945 年，开始了两项研究，比较一个用含氟水（1 毫克 / 升）的城市区域（密歇根州大急流城 / 马斯科贡市）和一个类似的不用含氟水的城市区域（纽约州纽堡 / 金斯顿市）的情况，原计划研究时间跨度至少 10 年。但早期来自大急流城关于龋齿减少的报告和威斯康星州牙医已经说服该州至少 50 个城市开始使用氟化剂，导致公共卫生服务局在仅仅 5 年后于 1950 年批准使用氟化剂。随后，美国牙科协会、美国公共卫生协会和美国医学协会迅速认可了这一说法。尽管从未对任何疾病进行过长期的安全性研究，也从未对内分泌紊乱、神经毒性、癌症、糖尿病或化学敏感性进行过任何研究，但所有的氟化都是安全的。他们关于确定没有健康风险的声明一直持续到今天，虽然美国国家科学院评论在 2006 年引用了许多有关健康风险的研究，并且需要进行更多的研究，包括癌症、糖尿病、肾病、神经毒性和其他疾病，他们的声明也没有改变。

如今，美国政府和大部分医疗机构对氟化处理的认可与世界上大多数国家形成了鲜明对比。世界上约 95% 的人饮用无氟水。在 196 个国家中，只有 24 个国家进行了人工氟化，欧洲超过 98% 的人口饮用无氟水，48 个国家中只有 8 个国家有氟化水供应。一些国家有出售氟化盐，但它总是由消费者自己选择购买的。

1999 年，美国疾控中心将氟化列为 20 世纪十大公共卫生成就之一。但也是所有十大成就中，唯一一个被世界上大多数国家、城市和卫生组织拒绝甚至不考虑的成就。同样重要的是，自 1999 年以来，即使许多反对氟化的最权威的科学证据就已经出来了，美国疾控中心也没有改变其立场。

伦理学

FDA 将药物定义为用于疾病诊断、治疗或预防的任何物质。例如，FDA 要求在含氟牙膏上贴上标签，该标签上声明，对于 6 岁以下的儿童，"如果不小心吞下了超过刷牙的使用量，立即就医或联系毒物控制中心。"但当饮用水中添加氟化物时，FDA 则采取了相反的态度，拒绝对其进行监管。与其他药物不同，氟化水从未经过临床试验来确定其安全性和有效性。氟化水处于一种没有任何监管的"黑洞"状态。环保署在氟化自然发生时，将其作为污染物进行监管，但声明当氟化物故意添加到饮用水中时，它们甚至不会考虑其带来的健康风险。

医生根据个人需要开药，确保药物为药品等级（未受污染），并明确使用的特定剂量与特定时间。他们还必须告知患者潜在的有害副作用。然而，是否服用药物的最终决定权在患者手里。而使用氟化水，所有这些安全和伦理协议都被违反，剥夺了个人的知情同意权。

许多欧洲国家，包括法国、德国、比利时、荷兰和捷克共和国，把在饮用水中放药的伦理问题作为他们不允许氟化的理由。

氟化也是一个环境和社会公正问题。在低收入人群中，健康状况使人们更容易受到氟暴露，如肾病和糖尿病在低收入人群中更为普遍，营养缺乏也是如此。此外，低收入家庭无法负担昂贵的过滤器或瓶装水，以避免使用氟化水。但他们别无选择。

最后，根据"预防原则"，只要有证据表明某种物质正在造成健康或环境损害，就应该采取预防措施，即使证据不能完全确凿。举证责任应当是毫无疑问地表明该物质是安全的，而不是绝对证明它是有害的。许多发现氟化危害的科学研究始于 20 世纪 50 年代，至今仍在不断进行。停止氟化这种做法是谨慎的预防措施。

美国现行法规

EPA：饮用水中氟的最大污染物水平为 4.0 毫克 / 升

CDC：建议氟化饮用水的剂量为 0.7 毫克 / 升

NSF：氟最大允许浓度为 1.2 毫克 / 升；砷最大允许浓度为 1.0 微克 / 升；铅最大允许浓度为 1.5 微克 / 升

（顾新生　译）

参考资料

第 1 章

文献

Hayes AN, Gilbert SG. Historical milestones and discoveries that shaped the toxicology sciences//Molecular, Clinical and Environmental Toxicology. Volume 1: Molecular Toxicology Series: Experientia Supplementum, Vol. 99 Luch, Andreas (ed.) 2009, XIV, 470 p. 90 illus.

Stirling DA. History of toxicology and allied sciences: a bibliographic review and guide to suggested readings. Int J Toxicol, 2006, 25(4): 261-8.

Watson KD, Wexler P, Holmgren, S. Highlights in the history of toxicology//Information Resources in Toxicology, Wexler P, Hakkinen PJ, Mohapatra A, Gilbert SG, 4th ed. New York: Academic Press, 2009.

Wexler P, Hayes AN. The evolving journey of toxicology: an historical glimpse//Klaassen CD, ed. Casarett & Doull's Toxicology: The Basic Science of Poisons. 9th ed. New York: McGraw-Hill Company, 2019: 3-25.

网络资料

毒理学里程碑, 互动海报, PDF 文件在线提供
https://www.asmalldoseoftoxicology.org/milestones-posters。

第 2 章

国家、地区和国际机构

国际癌症研究机构（IARC），http://www.iarc.fr，其任务是协调和研究人类癌症的原因、致癌机制，并制定科学的癌症控制策略。

国际毒性风险评估（ITER），http://www.tera.org/iter，一些国际卫生组织和独立团体的人类健康风险值汇编。

国际化学品安全方案（IPCS），https://www.who.int/ipcs/en，WHO 通过 IPCS 致力于建立健全化学品管理的科学基础，并加强国家化学品安全能力。

国际化学品安全卡（ICSC），https://www.cdc.gov/niosh/ipcs，以清晰简洁的方式提供基本安全和健康信息的数据表。

加拿大 CHEMINDEX 数据库，http://ccinfoweb.ccohs.ca/chemindex/search.html，数据库包含关于 20 多万种化学品的信息；记录中载有关于化学物质的唯一识别信息，包括化学名称和同义词、CAS 注册号和载有该物质信息的 CCINFO 数据库列表。

加拿大材料安全数据表（MSDS）数据库，http://ccinfoweb.ccohs.ca/msds/search.html，收录来自 600 家北美制造商和供应商 12 万多种化合物的材料安全数据。

加拿大职业健康与安全中心（CCOHS），http://www.ccohs.ca，通过提供有关职业健康和安全的信息和建议，促进安全和健康工作环境。

加州环境保护局（CalEPA），http://www.calepa.ca.gov，其使命是恢复、保护和改善环境，确保公众健康、环境质量和经济活力。

加州环境健康危害评估办公室（OEHHA），http://www.oehha.ca.gov，其使命是通过对有害物质构成的风险进行客观的科学评估，保护和加强公众健康和环境。

健康加拿大，http://www.hc-sc.gc.ca/index-eng.php，加拿大卫生部提供英语或法语的广泛健康相关信息。

经济合作与发展组织（OECD），化学品安全和生物安全，https://www.oecd.org/chemicalsafety，包含关于环境和化学健康与安全的一般信息及各种工具。

美国国家毒理学计划（NTP），https://ntp.niehs.nih.gov，其存在是为了开发政府机构和工业界所需要的信息和工具，以便我们都能在同一个世界安全地生活在一起。

美国国家环境健康科学研究所（NIEHS），http://www.niehs.nih.gov，有联

系环境、毒理学和健康的广泛信息。

美国国家职业安全与健康研究所（NIOSH），http://www.cdc.gov/niosh，NIOSH负责开展研究，并提出预防与工作相关的疾病和伤害的建议。

美国环境保护署（EPA），http://www.epa.gov，包含大量关于铅、汞和杀虫剂等常见环境污染物的信息及监管信息。还有一个很棒的关于儿童的栏目。

美国环境保护署（EPA），毒物排放清单（TRI）计划，http://www.epa.gov/tri，这是一个公开的数据库，包含某些行业团体和联邦机构每年报告的有毒化学品排放和其他废物管理活动的信息。

美国环境保护署（EPA），综合风险信息系统（IRIS），http://www.epa.gov/iris，这是一个数据库，它记录了暴露于环境中的各种物质可能对人类健康造成的影响。这是一个极好的获取许多化合物信息的来源——一个很好的起点。

美国疾病控制与预防中心（CDC），http://www.cdc.gov，CDC是保护美国人民健康和安全的主要联邦机构。

美国食品和药物管理局（FDA），美国食品和药品法历史上的里程碑，http://www.fda.gov/opacom/backgrounders/miles.html。

美国食品和药物管理局（FDA），http://www.fda.gov，可了解药品批准流程以及疾病和当前事件主题的基本信息。

美国消费品安全委员会（CPSC），http://www.cpsc.gov，该委员会致力于通过降低与消费品有关的伤亡风险，来拯救生命和保护家庭安全。

美国职业安全与健康管理局（OSHA），http://www.osha.gov，OSHA负责对工作场所环境进行规范，有关于当前标准和业务需求的信息。

欧盟—公共卫生，http://www.ec.europa.eu/health，以多种语言提供广泛的健康相关信息。

欧洲环境署，https://www.eea.europa.euc，以多种语言提供广泛的环境健康相关信息。

人类和环境风险评估（HERA），http://www.heraproject.com，HERA是一项自愿的关于家庭清洁的行业计划，进行家庭清洁产品成分的人类和环境风险评估的工作。

日本国家健康科学研究所（NIHS），http://www.nihs.go.jp/index.html，日本国家卫生研究院管理的药品和化学品。

世界卫生组织（WHO），http://www.who.int/en，其目标是使各国人民达到尽可能高的健康水平，信息以英语、西班牙语和法语提供。

英格兰国家卫生保健卓越研究所（NICE），http://www.nice.org.uk，NICE

是作为英格兰和威尔士的一个特别卫生机构成立的，其作用是通过循证指导改善卫生和社会保健。

英格兰卫生部（DOH），http://www.doh.gov.uk，目标是改善英格兰人民的健康和福祉。

政府间组织提供的化学品安全信息，http://www.inchem.org，快速获取通过国际化学品安全方案（IPCS）发布的关于化学品的国际同行审查信息。

职业健康与安全百科全书，http://www.ilocis.org，由国际劳工组织《章程》出版，以促进保护工人免受因就业而引起的疾病和伤害。

非政府组织

北美环境教育协会（NAAEE），http://www.naaee.org，其使命是通过教育的力量，把最聪明的头脑聚集在一起，以加速公民环境素养的提高、并参与其中。自1971年以来，协会一直在促进环境教育、支持环境教育工作者的工作。

毒理学学会（SOT），http://www.toxicology.org，总部设在美国的国际毒理学专业组织。

风险评估毒理学卓越（TEFRA），http://www.tera.org，该组织的使命是通过制定、审查和交流风险评估价值观和分析，支持公共卫生的工作；通过研究改进风险方法；就风险评估问题教育风险评估员、经理和公众。

国际毒理学联合会（IUTOX），http://www.iutox.org，其使命是通过毒理学的科学和实践来改善全世界的人类健康。

环境保护，http://www.environmentaldefense.org，该组织致力于保护包括后代在内的所有人的环境权利。其中包括洁净的空气和水、健康营养的食物和繁荣的生态系统。

环境保护记分卡，http://www.scorecard.org，有关于健康影响和暴露问题的信息。

美国肺脏协会（ALA），http://www.lungusa.org，ALA对抗各种形式的肺病，特别强调哮喘、烟草控制和环境健康。

谢弗药物政策图书馆，http://www.druglibrary.org，提供历史和常用的娱乐药物的信息。

文献

Brunton L, Knollmann B, Hilal-Dandan R. Goodman and Gilman's the Pharmacological Basis of Therapeutics. 13th ed. New York: McGraw-Hill Education, 2017, 1808.［关于药物的药理学（即有益的）和毒理学（即有害的）影响的详细的书，还有相当多的基本生理学信息］。

Hayes AW, Kruge CL. Principles and Methods of Toxicology. 6th ed. London: Taylor & Francis, 2014: 2184.（一本关于毒理学原理的重要图书，重点是毒理学的测试和安全评估）。

Klaassen CD. Casarett & Doull's Toxicology: The Basic Science of Poisons. 9th ed. New York: McGraw-Hill, 2018: 1648.（经典的毒理学教科书之一，包含了多得无法想象的毒理学知识）。

U.S. Congress, Office of Technology Assessment, Neurotoxicity: Identifying and Controlling Poisons of the Nervous System, OTA-BA-436. Washington, DC: U.S. Government Printing Office, 1990.（对毒理学一个极好的概述，重点讲述影响神经系统的化学制剂）。

网络资料

毒理学教育基金会（TEF），为毒理学教育提供资助和资源，http://www.toxedfoundation.org。

国家医学图书馆，毒理学术语表，https://envirotoxinfo.nlm.nih.gov/toxicology-glossary.html。

华盛顿大学公共卫生学院职业和环境健康科学系．暴露、疾病、基因组学和环境跨学科中心，https://deohs.washington.edu/edge。围绕主题性的、以环境疾病为重点的主题，组织成协作研究小组。

幻灯片演示材料，www.asmalldoseoftoxicology.org，包含与本书相关的每一章的介绍材料和其他相关资料。

美国毒理学学会（SOT），K-12资源，https://www.toxicology.org/education/k12/k12.asp。SOT是美国国家毒理学组织，该网站有各种有用的信息和链接到毒理学和相关生物科学的教育资源。

美国国家医学图书馆，http://www.nlm.nih.gov，提供可方便访问的医学和科学文献及其他众多的数据库，健康信息有与毒理学相关的特定领域，以及许多其他可搜索的数据库。

美国国家医学图书馆，毒理学和环境健康信息门户网站，https://envirotoxinfo.nlm.nih.gov，有链接到许多网站的各种毒理学信息。

美国国家医学图书馆，毒理学、危险化学品和环境卫生数据库网络（TOXNET），https://toxnet.nlm.nih.gov，一个用于搜索毒理学、危险化学品、环境健康和有毒物质释放数据库的网站。

美国国家医学图书馆，显示释放到环境中的有毒化学品的数量和位置的信息（TOXMAP），https://toxmap.nlm.nih.gov。

第 3 章

文献

Lanphear B. Little things matter — unleashing the power of prevention. A series of short videos. 2019. http:// www.littlethingsmatter.ca.

Shaffer R. Can low doses of chemicals affect your health? A new report weighs the evidence. The Conversation. 2017. https://theconversation.com/can-low-doses-of-chemicals-affect-your-health-a-new-report-weighs-the-evidence-82132.

第 4 章

国家、地区和国际机构

国际酒精和成瘾理事会（ICAA），http://www.icaa.ch，ICAA 致力于防止和减少酒精、烟草、其他毒品和成瘾行为，在个人、家庭、社区和社会的有害使用及其影响。

加拿大卫生部，《胎儿酒精谱系障碍（FASD）》，https://www.canada.ca/en/public-health/services/diseases/fetal-alcohol-spectrum-disorder.html，给专业人士的关于 FASD 的原因、体征和症状、健康影响、预防和支持信息。

美国国家酒精滥用和酒精中毒研究所（NIAAA），http://www.niaaa.nih.gov，NIAAA 支持并开展有关酒精中毒和酒精相关问题的原因、后果、治疗和预防的生物医学和行为研究。

美国国家卫生研究院，国家药物滥用研究所，酒精，https://www.drugabuse.gov/drugs-abuse/alcohol，NIDA 拥有包括酒精在内的一系列药物的广泛信息。

美国疾病与预防控制中心（CDC），《胎儿酒精综合征障碍》，https://www.cdc.gov/ncbddd/fasd。

美国司法部酒精、烟草、枪支和爆炸物局（ATF），http://www.atf.gov，ATF 的独特职责，包括保护公众和减少暴力犯罪，执行与烟酒转移、枪支、爆炸物和纵火有关的联邦法律法规。

英格兰卫生部，《酒精和药物滥用防治指南》，https://www.gov.uk/government/collections/alcohol-and-drug-misuse-prevention-and-treatment-guidance。

非政府组织

《北欧酒精和毒品研究》（SAGE 出版发行），https://uk.sagepub.com/en-gb/eur/nordic-studies-on-alcohol-and-drugs/journal202614，一份完全同行评审、开放存取的从社会科学角度研究酒精和毒品的杂志。

公共利益科学中心（CSPI），http://www.cspinet.org，CSPI 是营养与健康、食品安全、酒精政策和健全科学的倡导者。

酒精和毒品史学会（ADHS），https://alcoholanddrugshistorysociety.org，其使命是促进关于跨时空的酒精和药物使用、滥用、生产、贸易和监管历史的学术和讨论。

母亲反对酒后驾驶（MADD），http://www.madd.org，MADD 的使命是制止酒后驾车，支持这一暴力犯罪的受害者，防止未成年人饮酒。

匿名酗酒者协会（AA），http://www.aa.org，一个致力于帮助酗酒者的国际组织。

全国胎儿酒精综合征组织（NOFAS），http://www.nofas.org，致力于防止产前接触酒精、药物和其他已知会损害胎儿发育的物质，方法是支持妇女在怀孕前和怀孕期间提高认识，并支持患有胎儿酒精谱系障碍（FASD）和其他可预防的智力/发育障碍的个人、家庭和社区。

胎儿酒精综合征，症状和原因，梅奥诊所，https://www.mayoclinic.org/diseases-conditions/fetal-alcohol-syndrome/symptoms-causes/syc-20352901，提供 FAS 的详细说明。在怀孕期间喝酒是不安全的，无论酒精多少。如果你在怀孕期间喝酒，会让你的宝宝有患胎儿酒精综合征的风险。

新泽西州立大学酒精和物质使用研究中心，http://alcoholstudies.rutgers.edu，该中心是一个致力于成瘾研究、教育和培训的多学科研究所，也是一个应用与专业心理学研究中心。

文献

Astley SJ. Diagnostic Guide for Fetal Alcohol Spectrum Disorders: The 4-Digit Diagnostic Code. Seattle: University of Washington. 2004. https://depts.washington.edu/fasdpn/pdfs/guide2004.pdf.

Cook JL, Green CR, et al. Fetal alcohol spectrum disorder: a guideline for diagnosis across the lifespan. Canadian Medical Association CMAJ, 2016, 188 (3) 191–197; doi: https://doi.org/10.1503/cmaj.141593, https://www.cmaj.ca/content/188/3/191.short.

Kathleen S, Cynthia H, Frederick CB. Fetal Alcohol Syndrome-Diagnosis, Epidemiology, Prevention, and Treatment. Washington, DC: The National Academy Press, 1996. http://www.nap.edu/catalog.php?record_id=4991.

Riley EP, Infantem MA, Warren KR. Fetal Alcohol Spectrum Disorders: An Overview Neuropsychology Review. 2011, Vol 21, Article No. 73.

Wattendorf DJ, Muenke M. Fetal alcohol spectrum disorders. American Family

Physician, 2005, 72: 279-282, 285. http://www.aafp.org/afp/20050715/279.html.

World Health Organization. WHO Global Status Report on Alcohol 2018. https://communitymedicine4asses.com/2018/09/22/global-status-report-on-alcohol-and-health-2018.

第 5 章

国家、地区和国际机构

公共利益科学中心，《咖啡因：好的，坏的，可能的》，https://cspinet.org/eating-healthy/ingredients-of-concern/caffeine-chart，有各种饮料中咖啡因的含量表。关于咖啡因对健康影响的一般信息也可以在这个网站上找到。

国际食品信息理事会基金会（IFICF），https://foodinsight.org，致力于为公众利益有效传播基于科学的健康、营养和食品安全信息。国际食品信息理事会主要由广泛的食品、饮料和农业行业提供支持。

畸胎学信息专家组织（OTIS）母婴专家组，《咖啡因和怀孕》，https://mothertobaby.org/fact-sheets/caffeine-pregnancy/pdf，关于各种药物的大量情况介绍，建议女性在怀孕期间限制咖啡因的摄入。

《咖啡因——爱洛维德的宝库》，http://www.erowid.org/chemicals/caffeine/caffeine.shtml，该网站有大量关于咖啡因的信息。

美国 MEDLINEplus 健康信息，http://www.nlm.nih.gov/medlineplus/caffeine.html，有许多关于咖啡因的文献，包括许多有用的基于 Web 的链接。

美国出生缺陷基金会，《怀孕期间咖啡因情况说明书》，https://www.marchofdimes.org/pregnancy/caffeine-in-pregnancy.aspx，该组织有许多情况介绍，其中包括咖啡因。

美国公共医学，https://pubmed.ncbi.nlm.nih.gov/?term=caffeine，有关于咖啡因的最新研究信息。

美国食品和药物管理局（FDA），《泄露秘密：多少咖啡因算太多？》，https://www.fda.gov/consumers/consumer-updates/spilling-beans-how-much-caffeine-too-much，FDA 网站提供了咖啡因的一般信息。

英格兰食品、消费品和环境中化学品毒性委员会（COT），https://cot.food.gov.uk，是一个独立的科学委员会，就化学品毒性问题向食品标准局、卫生部和其他政府部门和机构提供建议。2008 年发布了一份关于咖啡因对生殖影响的报告。

追求喝茶，http://www.inpursuitoftea.com，致力于"探索世界偏远地区，提供最好的茶"。

文献

Bennett AW, Bonnie KB. The World of Caffeine—The Science and Culture of the World's Most Popular Drug. New York and London: Routledge, 2001.

Brent RL, Christian MS, Diener R. Evaluation of the reproductive and developmental risks of caffeine. Birth Defects Res (Part B), 2011, 92: 152-187.

DePaula J. Farah A. Caffeine consumption through coffee: content in the beverage, metabolism, health benefits and risks. Beverages, 2019, 5: 37. doi: 10.3390/beverages5020037. www.mdpi.com/journal/beverages.

Doepker C, Franke K, Myers E, et al. Key findings and implications of a recent systematic review of the potential adverse effects of caffeine consumption in healthy adults, pregnant women, adolescents, and children. Nutrients, 2018, 10(10): 1536. https://doi.org/10.3390/nu10101536.

Gourmelon G. What you should know about the chocolate you're eating. 2017, http://blogs.worldwatch.org/chocolate-ethical-sustainable.

James JE. Caffeine & Health. New York: Academic Press, 1991.

Kolahdouzan M, Hamadeh MJ. The neuroprotective effects of caffeine in neurodegenerative diseases. CNS Neuroscience & Therapeutics, 2017, 23(4): 272-290. https://doi.org/10.1111/cns.12684.

Marina Kushner. The Truth about Caffeine. 3rd ed. Miami: SCR Books, LLC, 2010.

第 6 章

国家、地区和国际机构

加拿大卫生部,《烟草》, https://www.canada.ca/en/health-canada/services/health-concerns/tobacco.html, 加拿大卫生部关于烟草制品对健康影响的信息。

美国国家药物滥用研究所（NIDA）, https://www.drugabuse.gov/drugs-abuse/tobacconicotine-vaping, 有关烟草、尼古丁和电子烟的一般信息。

美国疾病控制与预防中心, http://www.cdc.gov/tobacco, 有多个关于健康、烟草和尼古丁的关系列表。

尼古丁和烟草研究学会（SRNT）, http://www.srnt.org, SRNT 是唯一一个专门支持研究人员、学术界人士、治疗专家、政府雇员以及其他在尼古丁与烟草研究领域从事跨学科工作的专业协会。

全球烟草管制信息系统（GISTOC）, https://www.who.int/tobacco/global_

data/en，无烟草倡议（TFI）正在努力建立一个全球烟草控制信息系统。

世界卫生组织（WHO），《烟草》，https://www.who.int/health-topics/tobacco，涵盖对烟草在国际市场上消费情况的追踪和为减少烟草消费所作出的努力。

US Medline plus，吸烟，https://medlineplus.gov/smoking.html，对吸烟有很多很好的参考信息。

英格兰卫生部，《健康事项：英格兰的吸烟和戒烟》，https://www.gov.uk/government/publications/health-matters-smoking-and-quitting-in-england/smoking-and-quitting-in-england。

非政府组织

儿童神经科学，《尼古丁》，http://faculty.washington.edu/chudler/nic.htm，解释吸烟和尼古丁对健康的影响。

烟草和尼古丁，艾洛维德的宝库，http://www.erowid.org/plants/tobacco/tobacco.shtml，有大量关于烟草和尼古丁的信息。

烟草门户网，https://tobacco.publichealth.gsu.edu/resources/data，一个提供烟草相关数据、报告、科学信息和出版物链接的资源中心。

文献

Barrington-Trimis JL, Urman R, Berhane K, et al. E-cigarettes and future Cigarette Use. Pediatrics, 2016; 138(1): e20160379.

Barrington-Trimis JL, Urman R, Leventhal AM, et al. E-cigarettes, cigarettes, and the prevalence of adolescent tobacco use. Pediatrics, 2016, 138(2): e20153983.

David MH, Neff LJ, King BA, et al. Vital Signs: Disparities in Nonsmokers' Exposure to Secondhand Smoke — United States, 1999–2012. http://www.cdc.gov/mmwr/preview/mmwrhtml/mm6404a7.htm.

Jennifer EB, Hertzel CG, Alison CH. Long-term consequences of fetal and neonatal nicotine exposurex: a critical review. Toxicological Sciences. 2010, 116(2): 364–374. doi: 10.1093/toxsci/kfq103.

MMWR. Green Tobacco Sickness in Tobacco Harvesters — Kentucky, 1992. Vol 42, No 13;237, www.cdc.gov/mmwr/preview/mmwrhtml/00020119.htm.

Odani S, Armour BS, Graffunder CM, et al. State-Specific Prevalence of Tobacco Product Use Among Adults — United States, 2014–2015. https://www.cdc.gov/mmwr/volumes/67/wr/mm6703a3.htm or http://dx.doi.org/10.15585/mmwr.mm6703a3.

Rabin RL, Sugarman SD. Regulating Tobacco. New York: Oxford University

Press, 2001.

第 7 章

国家、地区和国际机构

国家科学院、工程学院和医学院. 大麻和大麻素对健康的影响：证据现状和研究建议，华盛顿特区：国家科学院出版社，2017。doi: 10.17226/24625. http://nap.edu/24625。

加拿大政府，大麻，https://www.canada.ca/en/services/health/campaigns/cannabis.html。

美国国家医学图书馆，MedlinePlus 医学百科全书，大麻中毒，https://medlineplus.gov/ency/article/000952.htm，大麻中毒是指人们在使用大麻时可能产生的快感、放松和有时不受欢迎的副作用。

美国疾病控制与预防中心，大麻和公共卫生，https://www.cdc.gov/marijuana/health-effects.html，有多个关于健康和大麻的列表（在美国，marijuana 和 cannabis 两个词同义）。

世界卫生组织（WHO），大麻，https://www.who.int/substance_abuse/facts/cannabis/en，概述全球大麻消费情况。

文献

Grant KS, Petroff R, Isoherranen N, et al. Cannabis use during pregnancy: pharmacokinetics and effects on child development. Pharmacology and Therapeutics, 2018, 182: 133−151.

Jansson LM, Jordan CJ, Velez ML. Perinatal marijuana use and the developing. JAMA, 2018. doi: 10.1001/jama.2018.8401.

Morris NP. Educating physicians about marijuana. JAMA Intern Med, 2019, 179(8): 1017−1018. doi: 10.1001/jamainternmed. 2019.1529.

Reece AS. Chronic toxicology of cannabis. Clinical Toxicology，2009, 47(6): 517−524.

第 8 章

国家、地区和国际机构

国际化学品安全方案（IPCS），http://www.who.int/pcs/index.htm，IPSC 的主要作用是建立化学品安全使用的科学基础，加强国家化学品安全能力。

加拿大卫生部杀虫剂和害虫管理，https://www.canada.ca/en/health-canada/

services/consumer-product-safety/pesticides-pest-management.html，提供一系列关于杀虫剂的资料。

美国地质调查局，国家水质评估项目（NAWQA），http://water.usgs.gov/nawqa/pnsp，NAWQA对美国的水资源使用情况以及美国溪流、河流和地下水中杀虫剂的使用情况进行了评估。

美国环境保护署（EPA），杀虫剂项目办公室（OPP），http://www.epa.gov/pesticides，OPP的使命是"保护公众健康和环境免受杀虫剂的危害，并促进更安全的虫害控制手段"。

欧盟，化学品和农药信息，https://ec.europa.eu/food/plant/pesticides_en，包含有关农业使用杀虫剂的政策和其他信息。

世界卫生组织农药评估方案（WHOPES），https://www.who.int/whopes/resources/en，这是一个"促进和协调用于公共卫生的新杀虫剂测试和评估的国际方案"。

世界卫生组织农药信息（WHOPI），https://www.who.int/topics/pesticides/en，世卫组织关于杀虫剂的国际使用和健康的高级别信息。

非政府组织

北美害虫综合管理研究所，http://www.ipminstitute.org，1998年成立的一个独立的非营利组织，旨在促进对从事综合害虫管理或综合防治的货物和服务提供者的市场认可和奖励。

北美农药行动网络（PANNA），http://www.panna.org，PANNA致力于用生态无害和社会公正的替代品取代杀虫剂的使用。

EXTOXNET信息库，http://ace.orst.edu/info/extoxnet，提供各种有关农药的信息，包括关于农药特定信息的概要。

国际农药行动网络（PANI），http://www.pan-international.org，PANI是一个由来自60多个国家的600多个非政府组织、机构和个人组成的网络，致力于用无害生态的替代品取代有害农药的使用。

国家农药信息中心（NPIC），http://npic.orst.edu，提供有关农药和农药相关话题的客观、科学的信息，使人们能够对农药及其使用作出明智的决定。

美国环境保护署（EPA），综合害虫管理（IPM）原则，https://www.epa.gov/safepestcontrol/integrated-pest-management-ipm-principles，定义IPM原则并提供额外资源。

美国联邦害虫综合管理协调委员会，http://www.ipm.gov，国家害虫综合管理协调委员会（NIPMCC）与美国联邦害虫综合管理协调委员会进行信息交流。

免除杀虫剂，http://www.beyondpesticides.org，一个全国性的网络，引导向一个没有有毒杀虫剂的世界过渡。

农药数据库网站，由北美农药行动网络（PANNA）提供，http://www.pesticideinfo.org，该数据库汇集了来自许多不同来源的多种农药信息，提供了约 6 400 种农药活性成分及其转化产物的人类毒性（慢性和急性）、生态毒性和监管信息，以及农药产品中使用的佐剂和溶剂。

文献

Dean SR, Meola RW. Effect of diet composition on weight gain, sperm transfer, and insemination in the cat flea. J Med Entomol, 2002, 39(2): 370−375.

Dryden MW, Gaafar SM. Blood consumption by the cat flea, *Ctenocephalides felis*. J Med Entomol,1991, 28(3): 394−400.

EPA. Pesticides industry sales and usage 2008 and 2012 market estimates, 2016. https://www.epa.gov/sites/production/files/2017-01/documents/pesticides-industry-sales-usage-2016_0.pdf.

MMWR. Farm worker illness following exposure to carbofuran and other pesticides — Fresno County, California, 1998. 1999, 48(6): 113−116. http://www.cdc.gov/mmwr/preview/mmwrhtml/00056485.htm.

Myers JP, Antoniou MN, Blumberg B, et al. Concerns over use of glyphosate-based herbicides and risks associated with exposures: a consensus statement. Environmental Health, 2016. doi: 10.1186/s12940-016-0117.

Sharma A, Shukla A, Attri K, et al. Global trends in pesticides: a looming threat and viable alternatives, 2020. doi: 10.1016/j.ecoenv.2020.110812.

Trasande L. When enough data are not enough to enact policy: The failure to ban chlorpyrifos. PLoS Biol 15(12): e2003671. https://doi.org/10.1371/journal.pbio.2003671.

Van Maele-Fabry G, Hoet P, Vilain F, et al. Occupational exposure to pesticides and Parkinson's disease: a systematic review and meta-analysis of cohort studies. Environment International, 2012, 46: 30−43.

第 9 章

国家、地区和国际机构

澳大利亚政府环境、水、遗产和艺术部，http://www.environment.gov.au/protection/chemicals-management/lead，提供有关铅的来源和与铅一起生活的策

略的教育材料。

国际化学品安全方案（IPCS），国际铅中毒预防周，https://www.who.int/campaigns/international-lead-poisoning-prevention-week，目的是提请人们注意铅暴露对健康的影响，强调各国和合作伙伴为防止儿童铅暴露所作的努力，并加快逐步淘汰油漆中铅的使用。

加拿大卫生部，铅，https://www.canada.ca/en/health-canada/services/environmental-workplace-health/environmental-contaminants/lead.html，提供有关铅对健康影响和补救方案的信息。

美国环保署，安全饮用水的最终"无铅"规则，http://www.epa.gov/safewater/lead/index.html。

美国环境保护署（EPA），污染预防和毒物办公室，铅方案，https://www.epa.gov/lead，有关于铅对健康的影响和减少铅的信息。

美国疾病控制与预防中心（CDC），https://www.cdc.gov/nceh/lead，有关美国儿童铅中毒预防方案的信息。

美国有毒物质疾病登记署（ATSDR），http://www.atsdr.cdc.gov/substances/toxsubstance.asp?toxid=22。

美国职业安全与健康管理局（OSHA），http://www.osha.gov/SLTC/lead/index.html，旨在解决工作场所铅暴露问题。

美国住房和城市发展部（HUD），铅危害控制和健康之家办公室（OLHCHH），https://www.hud.gov/program_offices/healthy_homes，含英文和西班牙文的铅漆信息。

文献

Adrienne SE, Kathryn BE, David MH et al. Blood lead levels in U.S. women of childbearing age, 1976－2016. Environmental Health Perspectives. 2020, 128(1).

Bellinger D C. Neurological and behavioral consequences of childhood lead exposure. PLoS Med, 2008, 5: e115.

Carol HR, Emilio E, Dori BR, et al. Lead poisoning among young Children in Russia: concurrent evaluation of childhood lead exposure in Ekaterinburg, Krasnouralsk, and Volgograd. Environmental Health Perspectives, 2002, 110(6).

David EJ, Robert PC, Joey YZ, et al. The prevalence of lead-based paint hazards in U.S. housing. Environmental Health Perspectives, 2002, 110(10).

Gilbert SG, Weiss B. A Rationale for Lowering the Blood Lead Action Level From 10 to 2 μg/dL. Neurotoxicology, 2006, 27(5): 693－701.

MMWR. Brief report: lead poisoning from ingestion of a toy necklace —

Oregon, 2003. 2004, 53(23): 509-511. http://www.cdc.gov/mmwr/preview/mmwrhtml/mm5323a5.htm.

MMWR. Death of a child after ingestion of a metallic charm — Minnesota, 2006. 2006, 55(12): 340-341. http://www.cdc.gov/mmwr/preview/mmwrhtml/mm5512a4.htm.

MMWR. Occupational and take-home lead poisoning associated with restoring chemically stripped furniture — California, 1998. 2001, 50(13): 246-248. http://www.cdc.gov/mmwr/preview/mmwrhtml/mm5013a2.htm.

Needleman HL. The removal of lead from gasoline: historical and personal reflections. Environ Res, 2000, 84(1): 20-35.

Philip JL, Clyde BS, Jeffrey ML, et al. Environmental pollutants and disease in American children: estimates of morbidity, mortality, and costs for lead poisoning, asthma, cancer, and developmental disabilities. Environmental Health Perspectives 2002, 110(7).

Rachel MS, Steven GG. Reducing occupational lead exposures: Strengthened standards for a healthy workforce. NeuroToxicology, 2018: 181-186. doi: 10.1016/j.neuro.2017.10.009.

第 10 章

国家、地区和国际机构

EPA，关于鱼类和贝类消费的咨询和技术资源，https://www.epa.gov/fish-tech。

EPA，向国会提交的汞研究报告，空气质量规划和标准办公室和研究与发展办公室，EPA-452-R-97-003 至 010（第一卷至第七卷），https://www.epa.gov/mercury/mercury-study-report-congress。

EPA，综合风险信息系统，https://www.epa.gov/iris。

加拿大卫生部，汞，https://www.canada.ca/en/health-canada/services/healthy-living/your-health/environment/mercury-human-health.html，提供了汞对健康的影响及其环境分布的资料。

加拿大卫生部，汞资料，https://www.canada.ca/en/health-canada/services/chemical-substances/fact-sheets/chemicals-glance/mercury-compounds-public-summary.html，提供有关汞对健康影响的资料。

联合国环境规划署 2018 年全球汞评估，https://www.unenvironment.org/

resources/publication/global-mercury-assessment-2018，目的是对汞及其化合物进行全球评估，包括概述解决汞在全球产生的任何重大不利影响的备选方案。

美国地质调查局（USGS），https://www.usgs.gov/science-explorer-results?es=mercury，该网站有地图，并提供有关汞的信息。

美国国家研究委员会（NRC），EPAs 甲基汞指南，在保护大多数美国人方面在科学上是合理的，但有些可能存在风险，http://www.nationalacademies.org/publications，NRC 关于汞的完整报告可供查阅，搜索"methylmercury（甲基汞）"。

美国环境保护署（EPA），汞，http://www.epa.gov/mercury。

美国食品和药物管理局（FDA），汞和甲基汞，https://www.fda.gov/food/metals-and-your-food/mercury-and-methylmercury，有最新 FDA 关于汞和甲基汞的消费者信息。

美国有毒物质疾病登记署（ATSDR），汞毒理学概况系列，http://www.atsdr.cdc.gov/substances/toxsubstance.asp?toxid=24，美国毒物与疾病登记署就包括汞在内的许多化合物编制毒理学简介文件。

美国职业安全与健康管理局（OSHA），http://www.osha.gov。

世界卫生组织，元素汞和无机汞：人类健康方面，http://www.inchem.org/documents/cicads/cicads/cicad50.htm，有关无机汞和有机汞对人类健康影响的文件。

非政府组织

汞政策项目（MPP），http://www.mercurypolicy.org，致力于提高对汞污染威胁的认识，并促进消除汞使用的政策，减少汞的出口和贩运，并在地方、国家和国际各级显著减少汞暴露。

联合国环境规划署，2018 年全球汞评估（2019 年 3 月发布），https://www.unenvironment.org/resources/publication/global-mercury-assessment-2018。

美国环保署，美国汞供应、使用和贸易清单——2020 年报告，https://www.epa.gov/sites/production/files/2020-03/documents/10006-34_mercury_inventory_report.pdf。

美国政府工业卫生学家会议（ACGIH®），http://www.acgih.org，ACGIH 是一个以成员为基础的组织和专业人士社区，通过教育、发展和传播科学技术知识来促进工人的健康和安全。

摄入多少汞，http://www.gotmercury.org，估算鱼和贝类汞摄入量的计算器。

文献

Clarkson T. Methylmercury and fish consumption: weighing the risks. Can Med Assoc J, 1998, 158: 1465−1466.

Clarkson TW. The three modern faces of mercury. Environ Health Perspect, 2002, Suppl 1: 11-23.

Gilbert SG, Grant-Webster KS. Neurobehavioral effects of developmental methylmercury exposure. Environ Health Perspect, 1995, 6: 135-142.

Kales SN, Goldman RH. Mercury exposure: current concepts, controversies, and a clinic's experience. J Occup Environ Med, 2002, 44(2): 143-154.

Martin DM, DeRouen TA, Leroux BG. Is mercury amalgam safe for dental fillings? Washington Public Health, 1997, 15: 30-32.

MMWR. Mercury exposure among residents of a building formerly used for industrial purposes — New Jersey, 1995. Morbidity and Mortality Weekly Report, 1995, 45(20): 422-424. http://www.cdc.gov/mmwr/preview/mmwrhtml/00041880.htm.

MMWR. Mercury poisoning associated with beauty cream - Arizona, California, New Mexico and Texas, 1996. Morbidity and Mortality Weekly Report, 1996, 45(29): 633-635. http://www.cdc.gov/mmwr/preview/mmwrhtml/00043182.htm.

Putman J. Quicksilver and Slow Death. National Geographic, 1972, 142(4): 507-527.

Zeitz P, Orr MF, Kaye WE. Public health consequences of mercury spills: hazardous substances emergency events surveillance system, 1993 -1998. Environ Health Perspect, 2002, 110(2): 129-132.

第 11 章

国家、地区和国际机构

FDA，食品和膳食补充剂中的砷，https://www.fda.gov/food/metals-and-your-food/arsenic-food-and-dietary-supplements，FDA 发布的关于食品和膳食补充剂中砷的指导文件。

加拿大卫生部，饮用水中的砷，https://www.canada.ca/en/health-canada/services/healthy-living/your-health/environment/arsenic-drinking-water.html，提供了饮用水中砷对健康影响的信息。

美国地质调查局（USGS），https://www.usgs.gov/mission-areas/water-resources/science/arsenic-and-drinking-water?qt-science_center_objects=0#qt-science_center_objects，有显示美国各地水中含砷的情况。

美国毒物与疾病登记署，砷毒理学简介系列，https://emergency.cdc.gov/agent/arsenic。

参考资料 331

美国国家研究委员会（NRC），饮用水中的砷，2001年更新，http://www.nap.edu/catalog.php?record_id=10194，NRC关于砷的报告可从网站上获取。

美国环境保护署（EPA），毒物排放清单（TRI）方案，http://www.epa.gov/tri，有美国砷排放的信息。

美国环境保护署（EPA），砷化合物，https://cfpub.epa.gov/si/si_public_record_report.cfm?Lab=ORD&count=10000&dirEntryId=42498&searchall=&showcriteria=2&simplesearch=0&timstype=html，有关于砷的一般信息和研究。

美国环境保护署（EPA），综合风险信息系统，无机砷，https://www.epa.gov/iris/inorganic-arsenic-meetings-webinars#:～:text=The%20IRIS%20Program%20has%20been%20utilizing%20webinars%20in,the%20inorganic%20arsenic%20assessment%20can%20be%20found%20below%3A，包含环保署对无机砷的风险评估。

世界卫生组织（WHO），https://www.who.int/news-room/fact-sheets/detail/arsenic，世卫组织饮用水中砷情况说明书，无机砷毒性很大，会污染饮用水。

世界卫生组织（WHO），印度和孟加拉国饮用水中的砷及其引起的砷毒性，https://www.who.int/ipcs/assessment/public_health/arsenic/en。

非政府组织

孟加拉国/印度的SOS砷中毒，http://www.sos-arsenic.net，孟加拉国和印度砷中毒的资料。

文献

Carlin DJ, Naujokas MF, Bradham KD, et al. Arsenic and environmental health: state of the science and future research opportunities. Environ Health Perspect, 2016, 124: 890–899; http://dx.doi.org/10.1289/ehp.1510209.

Environmentally Healthy Homes and Communities. Children's special vulnerabilities. Am Nurse, 2001, 33(6): 26–38; quiz 39–40.

Hall AH. Chronic arsenic poisoning. Toxicol Lett, 2001, 128(1–3): 69–72.

Jiang JQ. Removing arsenic from groundwater for the developing world — a review. Water Sci Technol, 2001, 44(6): 89–98.

Liu J, Zheng B, Aposhian HV, et al. Chronic arsenic poisoning from burning high-arsenic-containing coal in Guizhou, China. Environ Health Perspect, 2002, 110(2): 119–122.

Löveborn HS, Kippler M, Lu Y, et al. Arsenic metabolism in children differs from that in adults. Toxicological Sciences, 2016, 152(1): 29–39.

Michael FH, Barbara DB, Yu C, et al. Arsenic exposure and toxicology: a historical perspective. Toxicological Sciences, 2011, 123(2): 305-332. doi: 10.1093/toxsci/kfr184.

Pott WA, Benjamin SA, Yang RS. et al. Pharmacokinetics, metabolism, and carcinogenicity of arsenic. Rev Environ Contam Toxicol, 2001, 169: 165-214.

Rahman MM, Chowdhury UK, Mukherjee SC, et al. Chronic arsenic toxicity in Bangladesh and West Bengal, India—a review and commentary. J Toxicol Clin Toxicol, 2001, 39(7): 683-700.

Smith AH, Lingas EO, Rahman M. Contamination of drinking-water by arsenic in Bangladesh: a public health emergency. Bull World Health Organ, 2000, 78(9): 1093-1103.

WHO. Towards an Assessment of Socioeconomic Impact of Arsenic Poisoning in Bangladesh. World Health Organization, Sustainable Development and Healthy Environments, WHO/SDE/WSH/00.4, 2000: 1-42.

Yu HS, Lee CH, Jee SH, et al. Environmental and occupational skin diseases in Taiwan. J Dermatol, 2001, 28(11): 628-631.

第12章

国家、地区和国际机构

美国环境保护署（EPA），对含氟饮用水法规的审查，https://www.epa.gov/sdwa/fluoride-heath-effects-drinking-water. 2011年1月7日，美国环保署宣布打算对国家一级和二级饮用水氟化物法规进行审查。

美国环境保护署（EPA），饮用水中的氟化物：监管和处理问题的回顾，https://cfpub.epa.gov/si/si_public_record_report.cfm?Lab=NRMRL&count=10000&dirEntryId=213128&searchall=&showcriteria=2&simplesearch=0&timstype=，本报告讨论了饮用水中氟化物的优点和缺点，并回顾了监管和处理问题。

美国环境保护署（EPA），饮用水中氟化物对健康的影响，https://www.epa.gov/sdwa/fluoride-heath-effects-drinking-water，饮用水中氟化物对健康影响的相关信息。

美国疾病控制与预防中心（CDC），社区水氟化，水氟化基础知识，https://www.cdc.gov/fluoridation/basics。

欧盟委员会，健康与环境风险科学委员会（SCHER），氟化物，https://ec.europa.eu/health/scientific_committees/opinions_layman/fluoridation/en/about.

htm#content，从欧洲角度看氟化物的广泛信息。

世界卫生组织（WHO），饮用水中的氟化物（2006），https://www.who.int/water_sanitation_health/publications/fluoride-in-drinking-water/en。

非政府组织

氟化物行动网络，http://fluoridealert.org，反对饮用水加氟的上流社会团体。

国际口腔医学和毒理学学会，氟中毒和暴露的来源，https://iaomt.org/resources/fluoride-facts/fluoride-toxicity-exposure-effects。

文献

Abdollahi M, Momen-Heravi F. Fluoride. Encyclopedia of toxicology. 3rd ed. 2014: 606−610. https://doi.org/10.1016/B978-0-12-386454-3.00730-2, https://www.sciencedirect.com/topics/biochemistry-genetics-and-molecular-biology/fluoride-toxicity.

Bashash M, Thomas D, Hu H, et al. Prenatal fluoride exposure and cognitive outcomes in children at 4 and 6−12 years of age in Mexico. Environ Health Perspect, 2017, 125(9). doi: 10.1289/EHP655.

CDC. Center for Disease Control and Prevention: Community water fluoridation. 2019, Retrieved from https://www.cdc.gov/fluoridation/index.html.

Choi AL, Sun G, Zhang Y, et al. Developmental fluoride neurotoxicity: a systematic review and meta-analysis. Environ Health Perspect, 2012, 120(10): 1362−1368. doi: 10.1289/ehp.1104912.

Council NR. Fluoride in drinking water: a scientific review of EPA's standards. Retrieved from Washington, DC: The National Academies Press, 2012. https://doi.org/10.17226/11571.

Cross DW, Carton RJ. Fluoridation: a violation of medical ethics and human rights. Int J Occup Environ Health, 2003, 9(1): 24−29. doi: 10.1179/107735203800328830.

Fluoride Action Network. 2019. http://fluoridealert.org.

International N. Fact sheet on fluoridation products and fluoride. Retrieved from http://www.nsf.org/newsroom_pdf/Fluoride_Fact_Sheet_2019.pdf.

Malin AJ, Till C. Exposure to fluoridated water and attention deficit hyperactivity disorder prevalence among children and adolescents in the United States: an ecological association. Environ Health, 2015, 14: 17. doi: 10.1186/s12940-015-0003-1. Retrieved from http://fluoridealert.org/studies/brain01.

Neurath C, Limeback H, Osmunson B, et al. Dental fluorosis trends in US oral health surveys: 1986 to 2012. 2019, JDR Clin Trans Res, 2380084419830957. doi: 10.1177/2380084419830957.

O'Mullane DM, Baez RJ, Jones S, et al. Fluoride and oral health. Community Dental Health, 2016: 33, 69-99.

Peckham S, Lowery D, Spencer S. Are fluoride levels in drinking water associated with hypothyroidism prevalence in England? A large observational study of GP practice data and fluoride levels in drinking water. J Epidemiol Community Health, 2015, 69(7): 619-624. doi: 10.1136/jech-2014-204971.

Wiener RC, Shen C, Findley P, et al. Dental fluorosis over time: a comparison of national health and nutrition examination survey data from 2001-2002 and 2011-2012. J Dent Hyg, 2018, 92(1): 23-29. Retrieved from https://www.ncbi.nlm.nih.gov/pubmed/29500282.

第13章

国家、地区和国际机构

达特茅斯有毒金属研究方案，https://sites.dartmouth.edu/toxmetal，有关有毒金属的一般信息。

加拿大卫生部，食品，营养，https://www.canada.ca/en/health-canada/services/food-nutrition.html，加拿大卫生部提供有关营养问题的信息。

美国疾病控制与预防中心（CDC），母亲、婴幼儿营养、体育活动和健康成长，https://www.cdc.gov/nccdphp/dnpao/resources/maternal-infant-toddler-resources.html。

美国有毒物质疾病登记署（ATSDR），http://www.atsdr.cdc.gov，许多金属和其他试剂的情况说明书和案例研究。

世界卫生组织，健康，营养，https://www.who.int/health-topics/nutrition，世卫组织关于营养的信息，也可以在健康主题部分搜索特定的金属。

英格兰，卫生部，妇幼营养，https://www.nice.org.uk/Guidance/PH11，提供有关儿童和母亲营养需求的信息。

文献

Byrns MC, Penning TM. Environmental toxicology: carcinogens and heavy metals//Brunton L, Knollmann B, Hilal-Dandan R. Goodman & Gilman's: The Pharmacological Basis of Therapeutics. 13th ed. New York: McGraw-Hill, 2018: 1297-1316.

Ciesielski T, Weuve J, Bellinger DC, et al. Cadmium exposure and neurodevelopmental outcomes in U.S. Children. Environmental Health Perspectives, 2012, 120(5). https://doi.org/10.1289/ehp.1104152.

National Research Council. Fluoride in drinking water: a scientific review of EPA's standards// National Research Council of the National Academies. http://books.nap.edu/openbook.php?record_id=11571&page=R1; 2006.

Nuss P, Eckelman MJ. Life cycle assessment of metals: a scientific synthesis. PLoS ONE, 2014, 9(7): e101298. doi: 10.1371/journal.pone.0101298.

Rogan WJ, Dietrich KN, Ware JH, et al. The Effect of chelation therapy with succimer on neuropsychological development in children exposed to lead. N Engl J Med, 2001, 344: 1421–1426.

Ufelle AC, Barchowsky A. Toxic effects of metals// Casarett & Doull's Toxicology: The Basic Science of Poisons. 9th ed. Klaasen CD ed. New York: McGraw Hill, 2020, 1107–1162.

第14章

国家、地区和国际机构

联合国毒品和犯罪问题办事处（UNODC），http://www.unodc.org。

美国国家药物滥用研究所（NIDA），https://www.drugabuse.gov/publications/drugfacts/inhalants，https://www.drugabuse.gov/drug-topics/inhalants，包含吸入剂和溶剂作为滥用药物的信息。

美国国家职业安全与健康研究所（NIOSH），http://www.cdc.gov/niosh/topics/organsolv，关于各种溶剂的信息。

美国劳工部职业安全与健康管理局（OSHA），https://www.osha.gov/solvents，有大量关于工作场所溶剂的信息。

美国有毒物质疾病登记署（ATSDR），http://www.atsdr.cdc.gov，包含许多常见溶剂的情况介绍和案例研究，包括苯、丙酮、四氯乙烯、三氯乙烯、二甲苯等。

非政府组织

麻醉护理和医学，https://nurse.org/resources/nurse-anesthetist，有关于麻醉的历史和当前实践的深入信息。

美国肺脏协会，https://www.lung.org/clean-air/outdoors/what-makes-air-unhealthy/toxic-air-pollutants，有毒空气污染物对健康的影响。

伍德图书馆麻醉学博物馆，http://www.woodlibrarymuseum.org，收集和保存与麻醉学有关的文献和设备，并向麻醉学界、医学界其他人士和公众提供最全面的麻醉学教育、科学和档案资源。

文献

Bolden AL, Kwiatkowski CF, Colborn T. New look at BTEX: are ambient levels a problem? Environ Sci Technol, 2015, 49(9): 5261-5276.

Cabezas HC, Harten PF, Green MR. Designing greener solvents//Shanley AM. ed. Chemical Engineering. Chemical Week Associates, 2002, 107(3): 107-109.

Darwin C. The Autobiography of Charles Darwin 1809-1882. New York: W.W. Norton & Company, 1993, 253.

Dick FD. Solvent neurotoxicity. Occup Environ Med, 2006, 63(3): 221-226. doi: 10.1136/oem.2005.022400.

Feldman RG, Ratner MH, Ptak T. Chronic toxic encephalopathy in a painter exposed to mixed solvents. Environ Healthnw Perspect, 1999, 107(5): 417-422.

Forand SP, Lewis-Michl EL, Gomez MI. Adverse birth outcomes and maternal exposure to trichloroethylene and tetrachloroethylene through soil vapor intrusion in New York State. Environ Health Perspect. 2012, 120(4): 616-621. doi: 10.1289/ehp.1103884.

MMWR. n-Hexane-related peripheral neuropathy among automotive technicians—California, 1999—2000. 2001, 50(45): 1011, 11/16/2001. http://www.cdc.gov/mmwr/PDF/wk/mm5045.pdf.

Porta M, Pumarega J, Gasull M. Number of persistent organic pollutants detected at high concentrations in a general population. Environment International. PLoS One. 2016; 11(8): e0160432. doi: 10.1371/ PLoS One. 2016; 11(8): e0160432.

第 15 章

国家、地区和国际机构

《关于持久性有机污染物的斯德哥尔摩公约》，http://chm.pops.int，这是一项全球性条约，旨在保护人类健康和环境免受长期保存在环境中的地理上广泛分布并在人类和野生动物脂肪组织中积聚的化学物质的影响。

加拿大卫生部，化学物质，https://www.canada.ca/en/health-canada/topics/chemicals-your-health.html，提供有关加拿大化学物质对健康的影响和环境分布信息。

联合国环境规划署（UNEP），持久性有机污染物，http://www.chem.unep.ch/pops，联合国环境规划署是全球环境保护倡导者，其方案侧重于可持续发展、气候、生物多样性等。

美国地质调查局，https://www.usgs.gov/science-explorer-results?es=chemicals，包含美国化学物质使用的信息和地图，包括污染物、使用和分布。

美国环境保护署，TRI 方案下的持久性生物累积性有毒（PBT）化学品规则，https://www.epa.gov/toxics-release-inventory-tri-program/persistent-bioaccumulative-toxic-pbt-chemicals-rules-under-tri，美国环境保护署为减少 PBT 化学品所作努力的信息。

美国环境保护署，持久性有机污染物：全球性问题，全球性对策，https://www.epa.gov/international-cooperation/persistent-organic-pollutants-global-issue-global-response。

美国疾病控制与预防中心（CDC），国家生物监测计划（NBP）环境健康实验室，http://www.cdc.gov/biomonitoring，疾病预防控制中心的实验室科学部门负责协调国家生物监测计划（NBP），该计划对美国人口的营养状况和暴露于环境化学物质和有毒物质的情况进行评估。

美国农业部－害虫综合治理（IPM），https://www.ers.usda.gov/topics/farm-practices-management/fertilizers-pesticides，提供有关有害生物管理的信息和其他链接。

欧洲环境委员会，化学品的注册、评估、授权和限制（REACH），https://ec.europa.eu/environment/index_en，REACH 是欧洲共同体关于化学品及其安全使用的新法规（EC 1907/2006）及化学物质的注册、评估、授权和限制。

非政府组织

北美农药行动网络（PANNA），http://www.panna.org，致力于用无害生态和社会公正的替代品取代杀虫剂的使用。

持久性、生物累积性和有毒物质，https://en.wikipedia.org/wiki/Persistent,_bioaccumulative_and_toxic_substances。

持久性有机污染物，https://en.wikipedia.org/wiki/Persistent_organic_pollutant。

《关于持久性有机污染物的斯德哥尔摩公约》，https://en.wikipedia.org/wiki/Stockholm_Convention_on_Persistent_Organic_Pollutants。

加州大学全州害虫综合管理计划（UC IPM），http://www.ipm.ucdavis.edu，UC-IPM 在加利福尼亚州开发并推广使用综合的生态良好的有害生物管理项目。

联合国环境规划署（UNEP 或 UN Environment），https://en.wikipedia.org/wiki/United_Nations_Environment_Programme，负责协调联合国的环境活动，并

协助发展中国家实施无害环境的政策和做法。

免除杀虫剂，http://www.beyondpesticides.org，这是一个致力于农药安全和采用有害生物替代性管理战略的国家网络，以减少或消除对有毒化学品的依赖。

无毒之未来（TFF），https://toxicfreefuture.org，其使命实通过先进的研究、宣传、基层组织和消费者参与，倡导使用更安全的产品和化学品以及实践，以确保更健康的明天。

西北杀虫剂替代品联盟（NCAP），http://www.pesticide.org，致力于通过推进健康解决方案处理有害生物问题来保护人类和环境。

英国农药行动网络（PAN-UK），http://www.pan-uk.org，致力于消除有毒农药的危害、接触以及它们在欧洲环境中的存在。

文献

Atkin J, Klaus ML. Safe and Effective Use of Crop Protection Products in Developing Countries. CABI Publishing, CAB International. 2000.

Carson R. Silent Spring. Boston: Houghton Mifflin, 1994.

National Research Council. Human biomonitoring for environmental chemicals-committee on human biomonitoring for environmental toxicants, National Academy Press. 2006. http://www.nap.edu/catalog.php?record_id=11700.

Sexton K, Needham L, Pirkle J. Human biomonitoring of environmental chemicals. American Scientist Classics. 2004, 92(1) : 38. doi: 10.1511/2004.1.38. http://www.cdc.gov/biomonitoring/pdf/AS_article_biomonitoring.pdf.

Wargo J. Our Children's Toxic Legacy: How Science and Law Fail to Protect Us from Pesticides. New Haven: Yale University Press. 1998.

第 16 章

国家、地区和国际机构

国际化学品安全方案（IPCS），http://www.ilo.org/safework/info/WCMS_111391/lang-en/index.htm，世卫组织是 IPCS 的执行机构，其主要作用是为安全使用化学品奠定科学基础，并加强国家化学品安全能力。

美国 EPA 内分泌干扰和内分泌干扰物筛查方案（EDSP），http://www.epa.gov/endo，描述了该方案、为开发筛选测试方法所作的努力以及待测试化学品的优先顺序。

美国国家环境卫生科学研究院（NIEHS），国家卫生研究院-内分泌干扰物，ttp://www.niehs.nih.gov/health/topics/agents/endocrine/index.cfm，提供内分

泌干扰物和最近的研究概况。

欧盟-化学品和农药信息，https://www.europarl.europa.eu/factsheets/en/sheet/78/chemicals-and-pesticides，包含有关农业中使用杀虫剂的政策和其他信息。

世界卫生组织，世卫组织农药评估方案（WHOPES），https://www.who.int/whopes/resources，WHOPES 是一个促进和协调用于公共卫生的新杀虫剂的测试和评估的国际方案。

非政府组织

内分泌干扰交换公司（TEDX），http://www.endocrinedisruption.com，汇编和传播有关内分泌干扰物对健康影响信息的非营利组织。现已关闭，但仍然是一个非常相关的信息来源。

内分泌干扰物，自然资源保护委员会，https://www.nrdc.org/stories/9-ways-avoid-hormone-disrupting-chemicals，内分泌干扰物的一般信息。

文献

AttinaTM, Hauser R, Sathyanarayana S, et al. Leonardo trasande exposure to endocrine-disrupting chemicals in the USA: a population-based disease burden and cost analysis, 2016. http://dx.doi.org/10.1016/ S2213-8587(16)30275-3. http://www.thelancet.com/diabetes-endocrinology Vol 4 December 2016.

Birnbaum LS, Fenton, SE. Cancer and developmental exposure to endocrine disruptors. Environmental Health Perspectives, 2003, 111(4): 389-396. http://www.ehponline.org/docs/2003/5686/abstract.html.

Colborn T, Saal FS, Soto AM. Developmental effects of endocrine-disrupting chemicals in wildlife and humans. Environmental Health Perspectives, 1993, 101(5): 378-384. http://www.ehponline.org/docs/1993/101-5/colborn-abs.html.

Demeneix B. Endocrine-disrupting Chemicals and the Brain. Oxford University Press, 2017.

Howdeshell KL. A model of the development of the brain as a construct of the thyroid system. Environmental Health Perspectives, 2003, Supple 110(3). http://www.ehponline.org/members/2002/suppl-3/337-348howdeshell/howdeshell-full.html.

Maqbool F, et al. Review of endocrine disorders associated with environmental toxicants and possible involved mechanisms, Life Sci, 2015. http://dx.doi.org/10.1016/j.lfs.2015.10.022.

National Academies of Sciences, Engineering, and Medicine. Application of

Systematic Review Methods in an Overall Strategy for Evaluating Low-dose Toxicity from Endocrine Active Chemicals. Washington, DC: The National Academies Press, 2017. doi: https://doi.org/10.17226/24758.

Vandenberg LN, Colborn T, Hayes TB, et al. Hormones and endocrine-disrupting chemicals: low-dose effects and nonmonotonic dose responses. Endocr Rev, 2012, 33(3): 378−455. doi: 10.1210/er.2011−1050 PMCID: PMC3365860.

Weiss B. The intersection of neurotoxicology and endocrine disruption. Neurotoxicology, 2012. http://dx.doi.org/10.1016/j.neuro.2012.05.014.

第 17 章

国家、地区和国际机构

加拿大卫生部，天然保健品理事会，https://www.canada.ca/en/health-canada/services/drugs-health-products/natural-non-prescription.html，该会致力于确保所有加拿大人都能随时获得安全、有效和高质量的天然保健品，同时尊重选择自由及哲学和文化多样性。

两栖和爬行动物研究学会（SSAR），http://www.ssarherps.org，SSAR 是一个非营利性组织，旨在推进两栖和爬行动物的研究、保护和教育。

美国食品和药物管理局，食品安全和应用营养中心，https://www.fda.gov/about-fda/fda-organization/center-food-safety-and-applied-nutrition-cfsan，有关于海鲜健康和安全问题的信息。

美国食品和药物管理局，食品安全和应用营养中心《食源性病原微生物和天然毒素手册》，有害细菌手册，https://www.fda.gov/food/foodborne-pathogens/bad-bug-book-second-edition，包含大量关于天然毒素的信息。

欧洲的两栖动物和爬行动物，http://www.herp.it，欧洲两栖动物和爬行动物的大样本馆。

西北渔业科学中心（NWFSC）有害藻华项目，https://www.fisheries.noaa.gov/region/west-coast#northwest，美国国家海洋和大气管理局下属 NWFSC 有害藻华项目提供了与藻华有关的信息。

非政府组织

埃罗维德的金库，http://www.erowid.org，包含各种各样的天然植物和化学物质的信息。

康奈尔大学，植物对牲畜有毒，http://www.ansci.cornell.edu/plants/index.html，包括植物图像、受影响的动物图片，以及有关使动物中毒的植物和其他自然植物（真菌等）其植物学、化学、毒理学、诊断和预防的介绍。

美国毒物控制中心协会（AAPCC），http://www.aapcc.org，AAPCC 是一个总部设在美国的组织，由毒物中心和有兴趣的个人组成，负责协调常见毒物的信息。

天然毒素研究中心（NTRC），得克萨斯农工大学系统，http://www.tamuk.edu/artsci/departments/nntrc/index.html，提供全球性的研究、培训和资源，有助于发现蛇毒中具有重要医学意义的毒素。

文献

Mebs D. Medpharm Venomous and Poisonous Animals: A Handbook for Biologists, Toxicologists and Toxinologists, Physicians and Pharmacists. 2002.

Meier J, White J. Handbook of clinical toxicology of animal venoms and poisons. Informa HealthCare, 1995.

MMWR. Amanita phalloides mushroom poisoning — Northern California, 1997, 46(22): 489−491. http://www.cdc.gov/mmwr/preview/mmwrhtml/00047808.htm.

MMWR. Epidemiologic notes and reports jimson weed poisoning — Texas, New York, and California, 1995, 44(3): 41−44. http://www.cdc.gov/mmwr/preview/mmwrhtml/00035694.htm.

MMWR. Neurologic illness associated with eating Florida pufferfish, 2002, 51(15): 321−323. http://www.cdc.gov/mmwr/preview/mmwrhtml/mm5115a1.htm.

第 18 章

国家、地区和国际机构

澳大利亚辐射防护和核安全局（ARPANSA），http://www.arpansa.gov.au，ARPANSA 有责任保护人们的健康和安全，保护环境免受电离和非电离辐射的有害影响。

加拿大卫生部，辐射与健康，https://www.canada.ca/en/services/health/health-risks-safety/radiation.html，为消费者和临床辐射防护提供有关辐射对健康影响的信息。

美国核管理委员会（NRC），http://www.nrc.gov，NRC 管理美国商业核电站和核材料的民用。

美国环境保护署（EPA），辐射防护，http://www.epa.gov/radiation，有大量关于电离辐射和非电离辐射以及环境污染的信息。

美国环境保护署（EPA），辐射防护，计算您的辐射剂量，https://www.epa.

gov/radiation/calculate-your-radiation-dose，展示了如何检查你目前的辐射暴露。

美国疾病控制与预防中心（CDC），辐射与健康，https://www.cdc.gov/nceh/radiation/default.htm，包含关于辐射对健康的影响和紧急反应的信息。

美国联邦通信委员会（FCC），工程和技术办公室－射频安全，https://www.fcc.gov/general/radio-frequency-safety-0，FCC被要求评估由FCC监管的发射器排放物对人类环境质量的影响。

美国食品和药物管理局，设备和辐射健康中心（CDRH），https://www.fda.gov/training-and-continuing-education/cdrh-learn，包含有关辐射设备和产品的健康影响和监管的信息，保护公众免受电子产品有害或不必要的辐射排放。

美国食品和药物管理局，手机，https://www.fda.gov/radiation-emitting-products/cell-phones/scientific-evidence-cell-phone-safety，包含有关手机及其安全的一般信息和法规信息。

美国职业安全与健康管理局（OSHA），射频和微波辐射，https://www.osha.gov/radiofrequency-and-microwave-radiation，包含微波和射频设备的信息。

世界卫生组织（WHO），辐射，https://www.who.int/health-topics/radiation，包含全球减少辐射照射的信息。

英格兰健康保护局（HPA），辐射、化学和环境危害中心（CRCE），http://www.hpa.org.uk，HPA辐射科就辐射对人类和环境的影响提供信息和建议。

非政府组织

国家辐射防护和测量委员会（NCRP），http://www.ncrp.com，旨在制定和广泛传播有关辐射防护和测量的信息、指导和建议，这些信息、指导和建议代表了领先科学思想的共识。

健康物理学会，http://www.hps.org，有大量关于健康物理和辐射防护的信息。

文献

Brown K. Manual for Survival: An Environmental History of the Chernobyl disaster. New York: W. W. Norton & Company, 2020.

Brown K. Plutopia: Nuclear Families, Atomic Cities, and the Great Soviet and American Plutonium Disasters. New York: Oxford University Press, 2015.

Clark C. Radium girls: women and industrial health reform, 1910－1935. University of North Carolina, 1997.

Trisha T. The Hanford Plaintiffs — Voices form the Fight for Atomic Justice Pritikin. Lawrence: University Press of Kansas, 2020.

Zoellner T. Uranium: War, Energy, and the Rock That Shaped the World. New

York: Penguin Group (USA) LLC, 2009.

第 19 章

国家、地区和国际机构

美国环境保护署，生活垃圾，https://www.epa.gov/hw/household-hazardous-waste，网站有自我指导的家庭废物管理教育方案。

美国环境保护署，室内空气质量（IAQ），https://www.epa.gov/report-environment/indoor-air-quality，有关室内空气和相关健康问题的信息。

美国环境保护署，受有毒物质控制法（TSCA）管制的化学品，https://www.epa.gov/chemicals-under-tsca，该网站提倡更安全的化学品和风险教育。

美国家庭产品数据库，国家卫生研究院，国家医学图书馆，https://medlineplus.gov/householdproducts.html，有一系列关于家庭产品的信息，包括其潜在的健康威胁。

世界卫生组织（WHO），儿童环境健康指标，https://www.who.int/activities/monitoring-progress-on-children-s-environmental-health，该网站有关于全球儿童健康问题的信息。

英格兰-卫生部-健康学校，http://www.healthyschools.org.uk，一个关于由学生、家长和教师创造一个健康室内环境的极好网站。

非政府组织

CR 消费者报告（CR Consumer Reports），https://www.consumerreports.org，一个独立的非营利成员组织，与消费者并肩工作，以确保市场的真实性、透明度和公平性。

妇女地球之声（WVE），https://www.womensvoices.org，其使命是扩大妇女的声音，消除有害健康和社区的有毒化学物质。

华盛顿美国肺脏协会（ALA），https://www.lung.org，旨在改善肺部健康和预防肺部疾病。

华盛顿州西雅图市可持续发展与环境办公室（OSE），http://www.seattle.gov/environment，OSE 与广泛的利益相关者合作，开发创新的环境解决方案，以促进公平、充满活力的社区，共同繁荣。

环境工作组（EWG），http://www.ewg.org，提供一系列消费品的信息，包括防晒霜和化妆品的数据库。

加州毒物控制系统（CPCS），http://www.calpoison.org，有大量关于家里和周围有毒物质的信息。

绿色印章，http://www.greenseal.org，鼓励购买有毒污染和废物较少的产品和服务。

美国毒物控制中心协会（AAPCC），http://www.aapcc.org，一个由毒物控制中心和相关个人组成的全国性组织。

卫生、环境和司法中心，http://chej.org，旨在保护儿童免受影响环境健康的危害。

无毒未来［华盛顿毒物联盟（WTC）］，https://toxicfreefuture.org，无毒未来倡导使用更安全的产品、化学品和实践，通过先进的研究、宣传、草根组织和消费者参与，确保更健康的明天。

文献

Annual Reports of the American Association of Poison Control Centers. https://aapcc.org/annual-reports.

Brenda A, Nsedu OW, Kristie T. Children's environmental health: homes of influence. Environmental Health Perspectives, 2016, 124(12).

Human Health Risk Assessments Quick Reference Guide. https://dtsc.ca.gov/brownfields/human-health-risk-assessments-quick-reference-guide.

Ott WR, Roberts J. Everyday exposure to toxic pollutants. Scientific American, 1998.

Steinemann AC. Fragranced consumer products and undisclosed ingredients. Environmental Impact Assessment Review. 2009, 29(1): 32-38.

第 20 章

国家、地区和国际机构

国家纳米技术倡议（NNI），http://nano.gov，美国政府纳米技术倡议是一项联邦研发方案，旨在协调多机构在纳米科学、工程和技术领域的努力。

国家纳米技术倡议（NNI），时间表，http://www.nano.gov/timeline，美国政府关于纳米技术发展里程碑时间表的倡议。

了解纳米技术，http://www.understandingnano.com，致力于让任何人都能理解纳米技术概念和应用。

美国环保署科学文献综述，https://www.epa.gov/chemical-research/research-nanomaterials。

美国食品和药物管理局，纳米技术：科学与研究，https://www.fda.gov/science-research/science-and-research-special-topics/nanotechnology-programs-fda。

美国宇航局艾姆斯纳米技术中心，https://www.nasa.gov/centers/ames/research/technology-onepagers/ames_nanotech.html，始于1996年初的研究工作，集中在纳米和生物技术的实验研究和开发。

美国职业安全与健康管理局（OSHA），纳米技术，http://www.osha.gov/dsg/nanotechnology/nanotechnology.html，解决与纳米材料的使用或生产相关的工人安全和健康问题。

美国职业安全与健康研究所（NIOSH），纳米技术，http://www.cdc.gov/niosh/topics/nanotech，研究工人安全和纳米材料使用或生产相关问题。

纳米技术材料和产品的法规，http://www.understandingnano.com/nanotechnology-regulation.html，致力于让任何人都能理解纳米技术概念和应用。

纳诺维克，食品安全，http://www.nanowerk.com/spotlight/spotid=25256.php，致力于纳米科学和纳米技术的教育、宣传和激励。

桑迪亚国家实验室的集成纳米技术中心（CINT）是美国能源部/科学办公室纳米科学研究中心（NSRC），http://cint.lanl.gov，通过发展支配纳米材料设计、性能和集成的科学原理，成为纳米科学领域的世界领导者。

世界卫生组织，食品安全，纳米技术，与食品和农业部门纳米技术风险评估和风险管理相关的倡议和活动的最新进展，http://www.fao.org/3/i3281e/i3281e.pdf。

太平洋西北国家实验室（PNNL），PNNL的纳米技术，http://www.pnl.gov/nano，纳米科学、纳米工程和纳米技术概述。

非政府组织

地球之友，纳米银政策的失败使公共健康处于危险之中，http://www.foe.org/news/archives/2011-09-nano-silver-and-bacterial-resistance，用批评的眼光审视纳米银材料在消费品中的应用。

文献

Ahamed M, Alsalhi MS, Siddiqui MK. Silver nanoparticle applications and human health. Clin Chim Acta, 2010, 411(23-24): 1841-1848.

Approaches to safe nanotechnology: managing the health and safety concerns associated with engineered nanomaterials. DHHS (NIOSH) Publication, http://www.cdc.gov/niosh/docs/2009-125/pdfs/2009-125.pdf.

Donaldson K, Murphy F, Schinwald A, et al. Identifying the pulmonary hazard of high aspect ratio nanoparticles to enable their safety-by-design. Nanomedicine (Lond), 2011, 6(1): 143-156.

Feynman R. There's plenty of room at the bottom delivered as a lecture on December 29th 1959 at the annual meeting of the American Physical Society at the California Institute of Technology (Caltech). 1959. http://www.zyvex.com/nanotech/feynman.html.

Maynard AD, Aitken RJ, Butz T, et al. Safe handling of nanotechnology. Nature, 2006, 444(7117): 267−269.

Maynard AD, Warheit DB, Philbert MA. The new toxicology of sophisticated materials: nanotoxicology and beyond. Toxicol Sci, 2011, 120: S109−129.

Nanosilver: weighing the risks and benefits. Environmental Health Perspectives. 2013, 121(7). http://dx.doi.org/10.1289/ehp.121−a220.

Nanotoxicology — journal from Taylor&Francis Online, http://informahealthcare.com/loi/nan, "Addresses research relating to the potential for human & environmental exposure, hazard & risk associated with the use & development of nano-structured materials."

National Academy of Sciences. A research strategy for environmental, health, and safety aspects of engineered nanomaterials. ISBN-10: 0−309−25328−4, free as pdf, http://www.nap.edu/catalog.php?record_id=13347.

Walker NJ, Bucher JR. A 21st century paradigm for evaluating the health hazards of nanoscale materials? Toxicol Sci, 2009, 110(2): 251−254.

William KB, Thornton BLM, Al-Abed SR, et al. A comprehensive framework for evaluating the environmental health and safety implications of engineered nanomaterials, critical reviews in toxicology. 2017. http://dx.doi.org/10.1080/10408444.2017.1328400.

第21章

国家、地区和国际机构

AIRNow，由美国环保署、NOAA、NPS、部落、州和地方机构支持，http://airnow.gov，为全美300多个城市提供美国全国空气质量信息、每日空气质量指数预测和实时空气质量指数状况。

加拿大卫生部，空气污染对健康的影响，https://www.canada.ca/en/health-canada/services/air-quality/health-effects-indoor-air-pollution.html，空气污染和健康相关问题的概述。

美国环境保护署，臭氧和相关光化学氧化剂的空气质量标准（2006年最终版), http://cfpub.epa.gov/ncea/cfm/recordisplay.cfm?deid=149923。

美国环境保护署,氮氧化物,http://www.epa.gov/airquality/nitrogenoxides。

美国环境保护署,二氧化硫,http://www.epa.gov/airquality/sulfurdioxide/index.html。

美国环境保护署,颗粒物,http://www.epa.gov/airquality/particlepollution。

美国环境保护署,空气,http://www2.epa.gov/learn-issues/air-resources#air-pollution,提供大量有关空气污染法规、空气质量、排放监测以及健康和环境影响的信息。

美国环境保护署,室内空气污染,http://www.epa.gov/iaq/index.html,提供有关室内空气质量的概述和参考。

美国环境保护署,一氧化碳,http://www.epa.gov/airquality/carbonmonoxide。

美国职业安全与健康管理局(OSHA),室内空气质量,http://www.osha.gov/SLTC/indoorairquality/index.html。

世界卫生组织(WHO),家庭空气污染与健康,https://www.who.int/en/news-room/fact-sheets/detail/household-air-pollution-and-health。

世界卫生组织(WHO),空气污染,http://www.who.int/topics/air_pollution/en,室内外空气污染概况及健康相关资料。

英格兰,环境、食品和农村事务部-空气污染,http://uk-air.defra.gov.uk。

英格兰,英格兰空气质量,http://www.airqualityengland.co.uk,为英国政府、地方当局和整个英格兰的私营部门提供最新的近实时空气质量数据。

非政府组织

国家清洁空气机构协会(NACAA),http://www.4cleanair.org,提供有关空气污染的信息,并代表美国45个州和地区以及116多个主要大都市地区的空气污染控制机构。

美国肺脏协会(ALA),http://www.lung.org,致力"通过教育、宣传和研究改善肺部健康和预防肺部疾病来拯救生命"。

自然资源保护委员会,空气,https://www.nrdc.org/stories/air-pollution-everything-you-need-know,空气及其污染的基本介绍。

文献

Becerra TA, Wilhelm M, Olsen J, et al. Ambient air pollution and autism in Los Angeles county, California. Environ Health Perspect, 2013, 121(3): 380-386.

Berhane K, Chang CC, McConnell R, et al. Association of changes in air quality with bronchitic symptoms in children in California, 1993-2012. JAMA, 2016,

315(14): 1491-1501. doi: 10.1001/jama. 2016. 3444.

Costa DL, Gordon T. Air pollution// Curtis DK. Casarett & Doull's Toxicology: The Basic Science of Poisons, 9th ed. 2020: 1465-1508.

Davis D. When smoke ran like water: tales of environmental deception and the battle against pollution. New York: Basic Books, 2002.

Gilbert SG, Weiss B. A rationale for lowering the blood lead action level from 10 to 2 microg/dL. Neurotoxicology, 2006, 27(5): 693-701.

Hong S, Candelone JP, Patterson CC, et al. Greenland ice evidence of hemispheric lead pollution two millennia ago by greek and roman civilizations. Science, 1994, 265(5180): 1841-1843.

Jacobs ET, Burgess JL, Abbott MB. The Donora smog revisited: 70 years after the event that inspired the Clean Air Act. AJPH, 2018, 108, Supplement 2.

Jacobson MZ. Air Pollution and Global Warming: History, Science, and Solutions. 2nd ed. Cambridge: Cambridge University Press, 2012.

Jaffe D, Putz J, Hof G, et al. Diesel particulate matter and coal dust from trains in the Columbia River Gorge, Washington State, USA. Atmospheric Pollution Research, 2015, 6(6): 946-952. http://www.sciencedirect.com/science/article/pii/S1309104215000057.

Millman A, Tang D, Perera FP. Air pollution threatens the health of children in China. Pediatrics, 2008, 122(3): 620-628.

Perera FP, Tang D, Wang S, et al. Prenatal polycyclic aromatic hydrocarbon (PAH) exposure and child behavior at age 6-7 years. Environ Health Perspect, 2012, 120(6): 921-926.

Thind MPS, Tessum CW, Azevedo IL, et al. Fine particulate air pollution from electricity generation in the US: health impacts by race, income, and geography. Environ Sci Technol, 2019. doi: 10.1021/acs.est.9b02527.

第 22 章

国家、地区和国际机构

美国地质勘探局——水科学学校，https://www.epa.gov/ground-water-and-drinking-water。

美国环境保护署（EPA），地下水和饮用水，https://www.epa.gov/ground-water-and-drinking-water。

美国环境保护署（EPA），关于鱼类和贝类消费的咨询和技术资源，https://www.epa.gov/fish-tech。

美国环境保护署（EPA），监管信息，主题——水，http://www.epa.gov/regulatory-information-topic/regulatory-information-topic-water。

美国环境保护署《安全饮用水法案》（SDWA）摘要，http://www.epa.gov/sdwa。

美国环境保护署《清洁水法》（CWA）概要，https://www.epa.gov/laws-regulations/summary-clean-water-act。

美国疾病控制与预防中心（CDC），健康用水，http://www.cdc.gov/healthywater。

欧洲环境署（EEA）——水和海洋环境，http://www.eea.europa.eu/themes/water，EEA 协调整个欧洲的水资源评估和管理。

世界卫生组织（WHO），对家庭水处理产品进行测试，https://www.who.int/en/news-room/feature-stories/detail/putting-household-water-treatment-products-to-the-test，全球估计有 19 亿人依赖被粪便污染的水源。这就需要使用家庭水处理（HWT）技术，来帮助预防疾病和确保饮用水安全。

世界卫生组织（WHO），监测儿童环境健康方面的进展——饮用水中的化学品危害，https://www.who.int/activities/monitoring-progress-on-children-s-environmental-health。

世界卫生组织（WHO），卫生专题——水、卫生和个人卫生，https://www.who.int/health-topics/water-sanitation-and-hygiene-wash，主要解决水和卫生设施的细菌污染以及对清洁水的需求。

世界卫生组织（WHO），饮用水中的药物，https://apps.who.int/iris/handle/10665/44630?show=full。

饮用水质量指南，第四版，WHO 卫生主题——水，http://www.who.int/water_sanitation_health/water-quality/guidelines/dwq-guidelines-4/en。

非政府组织

自然资源保护委员会（NRDC），http://www.nrdc.org/water，NRDC 成立于 1970 年，旨在保护我们的空气、土地和水免受污染和企业贪婪的影响。

文献

Canu IG, Laurent O, Pires N, et al. Health effects of naturally radioactive water ingestion: the need for enhanced studies. Environ Health Perspect, 2011, 119: 1676－1680.

Lovell J. Q&A: What really happened to the water in Flint, Michigan? Scientific American, 2016. http://www.scientificamerican.com/article/q-a-what-really-happened-to-the-water-in-flint-michigan.

W.K. Kellogg Foundation. Managing lead in drinking water at schools and early childhood education facilities. 2016. https://www.wkkf.org/news-and-media/article/2016/02/managing-lead-in-drinking-water-at-schools-and-early-childhood-education-facilities.

第 23 章

国家、地区和国际机构

美国环境保护署，土壤熏蒸剂，https://www.epa.gov/soil-fumigants。

欧盟委员会，环境政策科学，土壤污染：对人类健康的影响，http://ec.europa.eu/environment/integration/research/newsalert/pdf/IR5_en.pdf。

欧盟委员会，土壤，http://ec.europa.eu/environment/soil，土壤对生态系统的重要性。

欧洲环境署（EEA），土壤污染在欧洲很普遍，http://www.eea.europa.eu/highlights/soil-contamination-widespread-in-europe。

世界卫生组织（WHO），氡与健康，http://www.who.int/mediacentre/factsheets/fs291/en，室内外氡污染概况及健康相关资料。

世界卫生组织（WHO），铅中毒与健康，http://www.who.int/mediacentre/factsheets/fs379/en。

综合环境反应、赔偿和责任法案（超级基金）概要，https://www.epa.gov/laws-regulations/summary-comprehensive-environmental-response-compensation-and-liability-act。

非政府组织

国家农药信息中心（NPIC），俄勒冈州立大学和美国环境保护署之间的合作协议，土壤和杀虫剂，http://npic.orst.edu/envir/soil.html，NPIC 提供有关农药和农药相关主题的客观、科学的信息，使人们能够做出明智的决定。

美国土壤科学学会，https://www.soils.org/about-soils/contaminants。

文献

Diep F. Abandoned uranium mines: an "overwhelming problem" in the Navajo Nation. Scientific American, 2010. http://www.scientificamerican.com/article/abandoned-uranium-mines-a.

Ecopol Project, A brief history of soil contamination. http://ecopolproject. blogspot.com/2015/01/a-brief-history-of-soil-contamination.html.

Montanarella L. Govern our soils. Nature, 2015, 528: 32-33.

Montgomery DR. Dirt: The Erosion of Civilizations. 2nd ed. Berkeley: University of California Press. 2012.

Peryes FJ. Historical use of lead arsenate insecticides, resulting soil contamination and implications for soil remediation. Proceedings, 16th World Congress of Soil Science (CD Rom), Montpellier, France. 20-26 Aug. 1998. http://soils.tfrec.wsu.edu/leadhistory.htm.

Rosen CJ. Lead in the home garden and urban soil environment. University of Minnesota — Extension. http://www.extension.umn.edu/garden/yard-garden/soils/lead-in-home-garden.

Tarr JA. Industrial waste disposal in the United States as a historical problem. Ambix: the journal of the society for the history of alchemy and chemistry, 2002, 49: 4-20.

Tarr JA. Industrial wastes and public health: some historical notes, part 1, 1876-1932. American Journal of Public Health, 1985, 75: 1059-1067.

第24章 化学品对神经系统的毒性作用

国家、地区和国际机构

FDA, https://www.fda.gov/about-fda/nctr-research-offices-and-divisions/division-neurotoxicology, 致力于提高对神经毒性结果相关过程的理解, 以及对大脑和神经系统的有害影响。

国际大脑研究组织（IBRO）, http://www.ibro.org, IBRO 是一个非营利的神经科学家国际组织。

国际神经毒性学会（INA）, http://www.neurotoxicology.org, 该网站提供链接到神经毒性测试指南和其他有关神经毒性的信息。

经济合作与发展组织（OECD）, 化学品安全, https://www.oecd.org/chemicalsafety, 网站包含关于化学品安全的一般信息以及化学品神经毒性作用的具体测试指南。

美国国家卫生研究院, 国家神经疾病和中风研究所（NINDS）, http://www.ninds.nih.gov, NINDS 致力于塑造"研究的未来及其与脑部疾病的关系"。

美国环境保护署（EPA）, 神经毒性风险评估指南, https://www.epa.gov/risk/

guidelines-neurotoxicity-risk-assessment，网站提供神经毒性风险评估的信息。

非政府组织

发展神经毒性学会（DNTS），以前称为神经行为畸形学会（NBTS），http://www.dntshome.org，DNTS 的任务是了解环境如何影响婴儿和儿童的健康。

肌萎缩侧索硬化症协会（ALSA），肌萎缩侧索硬化症，http://www.alsa.org，该协会的使命是寻找治疗和改善与肌萎缩侧索硬化症相关的方法。

神经科学学会（SFN），http://www.sfn.org，SFN 是一个由研究大脑和神经系统的基础科学家和医生组成的非营利会员组织。

文献

Andrew DK, Michael A, Deborah A. et al. Unmasking silent neurotoxicity following developmental exposure to environmental toxicants. Neurotoxicology and Teratology, 2016, 55: 38-44.

Aschner M, Lucio GC. Environmental Factors in Neurodevelopmental and Neurodegenerative Disorders. New York: Academic Press, 2015.

Djai BH, Rhiannon M. Meredith environmental toxicology: sensitive periods of development and neurodevelopmental disorders. NeuroToxicology, 2017, 58: 23-41.

Dobbs MR. Clinical Neurotoxicology: Syndromes, Substances, Environments. Philadelphia: Saunders, 2009.

Harry GJ, Tilson HA. Neurotoxicology. 3rd ed (Target Organ Toxicology Series), Informa HealthCare. 2009.

Project TENDR: Targeting environmental neuro-developmental risks. The TENDR Consensus Statement. http://dx.doi.org/10.1289/EHP358. Environmental Health Perspectives, 2016, 124(7).

Spencer PS, Schaumburg HH. Experimental and Clinical Neurotoxicology. New York: Oxford University Press, 2000.

第 25 章

国家、地区和国际机构

国家毒理学计划（NTP），发育和生殖毒性，https://ntp.niehs.nih.gov/whatwestudy/testpgm/devrepro/index.html，NTP 由国家环境卫生科学研究所制定，后者隶属于国家卫生研究院。

国家农业图书馆，孕期营养，http://vm.cfsan.fda.gov/~dms/wh-preg.html，该网站为孕妇提供广泛的信息。

加拿大沙利度胺受害者协会，http://www.thalidomide.ca。

加州环境健康危害评估办公室，提案 65，http://www.oehha.ca.gov/prop65.html，1986 年加州选民通过的 65 号提案"要求州长至少每年公布一份该州已知的致癌或生殖毒性化学品清单"。

美国妇产科学会（ACOG），https://www.acog.org，过去 15 年的科学证据表明，怀孕前和怀孕期间接触有毒的环境因素，会对生殖健康产生重大而持久的影响。

美国疾病控制与预防中心（CDC），怀孕，http://www.cdc.gov/pregnancy，该网站包含有关怀孕和胎儿发育的信息和链接。

欧洲畸胎学学会（ETS），http://www.etsoc.com，该协会致力于防止对生殖和发育的不利影响。

人类生殖风险评估中心（CEHR），国家毒理学计划，https://pubmed.ncbi.nlm.nih.gov/15729732，CEHR 网站上有"关于化学品对人类生殖和发育的潜在危险影响的信息"。

世界卫生组织，怀孕，https://www.who.int/health-topics/maternal-health，世界卫生组织关于努力改善妊娠结局的资料。

世界卫生组织，与化学品接触有关的儿童健康风险评估原则，http://www.who.int/ipcs/publications/ehc/ehc237.pdf。

非政府组织

出生缺陷基金会，http://www.modimes.org，该基金会引领为所有母亲和婴儿健康所做的工作。

出生缺陷研究和预防学会（BDRP），https://birthdefectsresearch.org，BDRP 是有关出生缺陷和其他发育障碍的前沿研究和权威信息的首要来源。

发育生物学学会，http://www.sdbonline.org，该学会宗旨是进一步研究所有有机体的发育。

文献

Hood RD. Developmental and Reproductive Toxicology: A Practical Approach. 2nd ed. Boca Raton: CRC Press, 2005.

Riddle JM. Eve's Herbs: A History of Contraception and Abortion in the West. Cambridge: Harvard University Press, 1999.

World Health Organization. Principles for evaluating health risks in children associated with exposure to chemicals. Environmental Health Criteria 237 (2007). http://www.who.int/ipcs/publications/ehc/ehc237.pdf.

第 26 章

国家、地区和国际机构

国际癌症研究机构（IARC），http://www.iarc.fr，其任务是协调和研究人类癌症的原因、致癌机制，并制定科学的癌症控制策略。

美国癌症信息服务（CSI），石棉暴露和癌症风险，https://www.cancer.gov/about-cancer/causes-prevention/risk/substances/asbestos/asbestos-fact-sheet，提供关于石棉的广泛信息。

美国地质调查局（USGS），https://www.usgs.gov/faqs/what-radon?qt-news_science_products=0#qt-news_science_products，提供美国氡分布的地图和信息。

美国国家癌症研究所（NCI），http://www.cancer.gov，NCI 根据 1937 年《国家癌症法案》成立，是联邦政府进行癌症研究和培训的主要机构。

美国国家癌症研究所，NCI 癌症图谱，https://gis.cancer.gov/canceratlas，该网站提供交互式地图、图表（盲人和视力受损者可以使用）、文本、表格和数字，显示 1950—1994 年间 40 多种癌症死亡率的地理模式和时间趋势。

美国环境保护署（EPA），http://www.epa.gov/radon，EPA 有大量关于美国氡暴露的资料。

美国环境保护署（EPA），国家环境评估中心（NECA），http://cfpub.epa.gov/ncea，应用科学改进风险评估和环境决策。

美国疾病控制与预防中心（CDC），http://www.cdc.gov/cancer，疾病预防控制中心监测癌症发病率，促进癌症预防和控制。

美国有毒物质疾病登记署（ATSDR），https://www.atsdr.cdc.gov/asbestos/health_effects_asbestos.html，有环境石棉的情况介绍和案例研究。

美国有毒物质疾病登记署（ATSDR），https://www.atsdr.cdc.gov/toxprofiles/tp.asp?id=40&tid=14，有环境苯的情况说明书和案例研究。

日本国家癌症中心，https://www.ncc.go.jp/en/ncch/index.html，有关于日本癌症治疗和病因的信息（可提供日语或英语版本）。

世界卫生组织（WHO），癌症，https://www.who.int/news-room/fact-sheets/detail/cancer，该网站提供接触多种致癌化合物的信息。

英国癌症研究所，https://www.cancerresearchuk.org/about-cancer/type，为癌症患者及其家属提供免费的癌症信息服务和癌症护理。

非政府组织

弗雷德·哈钦森癌症研究中心（FHCRC），https://www.fredhutch.org，该

中心的使命是消除癌症和导致人类痛苦和死亡的相关疾病。

罗斯韦尔公园癌症研究所（PRCI），http://www.roswellpark.org，PRCI是一个以预防和教育为重点的综合治疗中心。

美国癌症协会（ACS），http://www.cancer.org，ACS是一个以社区为基础的全国性志愿卫生组织，致力于通过研究、教育、宣传和服务，预防癌症、挽救生命和减少癌症带来的痛苦，消除癌症这一重大健康问题。

美国癌症研究协会（AACR），http://www.aacr.org，AACR通过促进研究、教育、交流和合作，加速癌症预防和治疗的进展。

美国肺脏协会（ALA），https://www.lung.org，该网站有关于家庭环境中氡以及烟草和哮喘的信息。

第27章

国家、地区和国际机构

EnviroLink，在线环境社区，http://www.envirolink.org，这是一个成立于1991年的非营利组织。EnviroLink拥有一个包含数千种环境资源的数据库，并为非营利组织提供互联网服务。

经合组织（OECD）报告，风险和监管政策：改善风险治理，http://www.oecd.org/gov/regulatory-policy/risk-improving-the-governance-of-risk.htm。

经合组织（OECD），化学品测试指南，http://www.oecd.org/env/ehs/testing/oecdguidelinesforthetestingofchemicals.htm，OECD协助成员国制定和协调评估此类风险的方法。

美国国家癌症研究所（NCI），乳腺癌风险评估工具，https://bcrisktool.cancer.gov，NCI设计的一种交互式工具，用于估计女性患浸润性乳腺癌的风险。

美国环境保护署（EPA），风险工具和数据库，https://www.epa.gov/risk/risk-tools-and-databases，其目标是应用科学改进风险评估和环境决策。

美国环境保护署（EPA），风险评估，https://www.epa.gov/risk，概述有关EPA采用的风险评估事项。

日本茨城筑波市国家环境研究所，健康和环境风险研究中心（英语和日语），http://www.nies.go.jp/sosiki/risk-e.html，通过环境风险领域与环境健康领域的合作，明确环境污染物等风险因素对人类健康和生态系统的环境风险，确保环境安全。

世界卫生组织，国际化学品安全方案（IPCS），化学品危害/风险评估，http://www.who.int/ipcs/assessment/en，关于全球风险评估问题的信息。

英格兰卫生部化学致癌物风险评估策略指南（2012），https://www.gov.uk/government/publications/a-strategy-for-the-risk-assessment-of-chemical-carcinogens，这是食品、消费品和环境中化学品致癌性委员会（COC）的指导性声明。

非政府组织

风险分析学会（SRA），http://www.sra.org，风险分析学会是一个多学科、跨学科、学术性的国际学会，为所有对风险分析感兴趣的人提供一个开放的论坛。

哈佛风险分析中心，http://www.hcra.harvard.edu，该中心的重点是"利用决策科学，使人们能够对健康、安全和环境的风险做出明智的选择"。

科学与环境健康网络，预防原则，http://www.sehn.org，为了服务于社区、地球和子孙后代，科学与环境健康网络将法律、伦理和科学打造成行动的工具。

美国政府工业卫生学家联合会（ACGIH），http://www.acgih.org，这是一个专业人员社区，通过教育、发展和传播科学技术知识，促进工人健康和安全。

文献

Anastas N, Miller GW. A farewell to harms: the audacity to design safer products. Toxicological Sciences, 2018, 161(2): 211-213.

California Environmental Protection Agency, Office of Environmental Health Hazard Assessment. A Guide to Health Risk Assessment. https://oehha.ca.gov/media/downloads/risk-assessment/document/hrsguide2001.pdf.

Committee on Carcinogenicity of Chemicals in Food, Consumer Products and the Environment. A strategy for the risk assessment of chemical carcinogens, 2012. https://assets.publishing.service.gov.uk/government/uploads/system/uploads/attachment_data/file/315878/Strategy_for_the_risk_assessment_of_chemical_carcinogens.pdf.

Gilbert SG. Public health and the precautionary principle. Northwest Public Health, 2005. http://archive.northwestpublichealth.org/docs/nph/s2005/viewpoint_s2005.pdf.

Greenberg MR. Risk analysis in the 21st century: adapting to new challenges and opportunities. Am J Public Health, 2017, 107(7).

Gwinn MR, Axelrad DA, Bussard TB, et al. Chemical risk assessment: traditional vs public health perspectives. Am J Public Health, 2017, 107: 1032-1039. doi: 10.2105/AJPH.2017.303771.

Lubick N. Advising parents in the face of scientific uncertainty: an environmental health dilemma. Environmental Health Perspectives, 2011. https://www.ncbi.nlm.nih.gov/pmc/articles/PMC3230464.

National Institute for Occupational Safety and Health (NIOSH). How NIOSH conducts risk assessments. https://www.cdc.gov/niosh/topics/riskassessment/how.html.

OECD Report. Risk and regulatory policy: improving the governance of risk. 2010. http://www.oecd.org/gov/regulatory-policy/risk-improving-the-governance-of-risk.htm.

Science and Environmental Health Network. The precautionary principle in action a handbook. 2003. https://calepa.ca.gov/wp-content/uploads/sites/6/2016/10/EnvJustice-Documents-2003yr-Appendices-AppendixI.pdf.

Stockholm, Sweden, United Nations. Rio declaration on environment and development. www.unesco.org/education/pdf/RIO_E.PDF. 2019.

第 28 章

国家、地区和国际机构

美国国家环境健康科学研究所（NIEHS），生物伦理资源，https://www.niehs.nih.gov/research/resources/bioethics/resources/index.cfm，提供与伦理相关的广泛资源。

美国国家卫生研究院，国家医学图书馆生物伦理信息资源，https://www.nlm.nih.gov/bsd/bioethics.html，提供与伦理相关的广泛资源。

美国环境保护署（EPA），科学顾问办公室（OSA）项目，以人类为对象的研究中的伦理和监督项目（PHREO）概述，https://www.epa.gov/osa/basic-information-about-human-subjects-research-0，PHREO 支持 EPA 实施、支持或监管的将人类作为受试者的研究其道德行为和法规遵从性。

美国卫生与公共服务部，人类为对象的研究保护办公室（OHRP），http://www.hhs.gov/ohrp，OHRP 在保护研究对象的权利、福利和福祉方面发挥着领导作用。

非政府组织

毒理学学会，道德规范，https://www.toxicology.org/about/vp/code-of-ethics.asp，职业道德规范范例。

国际实验动物护理评估和认证协会（AAALAC 国际），http://www.aaalac.org，AAALAC 是一个通过自愿认证和评估项目促进科学研究中动物人道待遇的私人非营利组织。

美国工业卫生委员会（ABIH），http://www.abih.org/document-library#Ethics，适用于所有 ABIH 认证专业人士、申请人和考生。

文献

Carson R. Silent Spring. Boston: Houghton Mifflin, 1994.

Charter E. Earth summit in Rio de Janeiro. http://www.un.org/geninfo/bp/enviro.html or http://earthcharterinaction.org, Rio de Janeiro, 1997.

Colborn T, Dumanoski D, Meyers JP. Our Stolen Future: Are We Threatening Our Fertility, Intelligence and Survival? A Scientific Detective Story. New York: Dutton Adult, 1996.

Gilbert SG, Eaton DL. Ethical, legal, social, and professional issues in toxicology//Ballantyne B, Marrs TC, Syversen T. General and Applied Toxicology. 3rd ed. New Jersey: Wiley, 2009.

Gilbert SG. Ethical implications of epigenetics//Epigenetics HD. The Environment, and Children's Health Across Lifespans. Berlin: Springer, 2015.

Gilbert SG. Ethical, legal, and social issues: our children's future. Neurotoxicology, 2005, 26: 521−530. doi 10.1016/j.neuro.2004.12.006.

Gilbert SG. Public health and the precautionary principle. Northwest Public Health, 2005, 4. http://www.nwpublichealth.org/docs/nph/s2005/viewpoint_s2005.pdf

Hayes AN, Gilbert SG. Historical milestones and discoveries that shaped the toxicology sciences//Luch A. Molecular, Clinical and Environmental Toxicology. Switzerland: Birkhäuser Verlag. 2009.

Maurissen JP, Gilbert SG, Sander M, et al. Workshop proceedings: managing conflict of interest in science. A little consensus and a lot of controversy. Toxicol Sci, 2005, 87: 11−4.

Zölzer F, Meskens G. Environmental health risks: ethical aspects (Routledge studies in environment and health). 2018.

Zölzer F, Meskens G. Ethics of environmental health (Routledge studies in environment and health). 1st ed. 2017.

第 29 章

文献

Aven T. Risk assessment and risk management: review of recent advances on their foundation. European Journal of Operational Research, 2016, 253: 1-13.

Axelrad DA, Bellinger DC, Ryan LM, et al. Dose-response relationship of prenatal mercury exposure and IQ: an integrative analysis of epidemiologic data. Environ Health Perspect, 2007, 115(4): 609-615. doi: 10.1289/ehp.9303.

Bennett D, Bellinger DC, Birnbaum LS, et al. Project TENDR: targeting environmental neuro-developmental risks. Environ Health Perspect, 2016, 124(7): A118-122. doi: 10.1289/EHP358.

Carson R. Silent Spring. Boston: Houghton Mifflin, 1994.

Earth Charter. Rio de Janeiro. 1997. http://earthcharterinaction.org.

Eaton DL, Gilbert SG. Principles of toxicology//Klaassen CD. Casarett & Doull's Toxicology: The Basic Science of Poisons, 8th ed. New York: McGraw Hill Education. 2013.

EEA. Late lessons from early warnings II. 2013. https://www.eea.europa.eu/publications/late-lessons-2/late-lessons-2-full-report/late-lessons-from-early-warnings/view.

EEA. Late lessons from early warnings: the precautionary principle 1896-2000. 2002.https://www.eea.europa.eu/publications/environmental_issue_report_2001_22.

Embry MR, Bachman AN, Bell DR. et al. Risk assessment in the 21st century: roadmap and matrix. Crit Rev Toxicol, 2014, 44: 6-16. doi: 10.3109/10408444.2014.931924.

Faustman EM, Omenn GS. Risk assessment//Klaassen CD. Casarett & Doull's Toxicology: The Basic Science of Poisons, 8th ed. New York: McGraw Hill Education. 2013.

Gallo MA. History and scope of toxicology//Klaassen CD. Casarett & Doull's Toxicology: The Basic Science of Poisons, 8th ed. New York: McGraw Hill Education. 2013.

Gilbert SG. A small dose of toxicology history: an introduction to the history of toxicology and lessons. 2011. www.asmalldoseoftoxicology.org.

Gilbert SG, Eaton DL. Ethical, legal, social, and professional issues in toxicology//Ballantyne TCMB, Syversen T. General and Applied Toxicology. 3rd ed. New Jersey: Wiley, 2009.

Gilbert SG. Ethical implications of epigenetics//Epigenetics HD. The Environment, and Children's Health Across Lifespans. Berlin: Springer, 2015.

Gilbert SG, Hayes A. Lessons learned: milestones of toxicology. 2006. https://

www.asmalldoseoftoxicology.org/milestones-posters.

Gilbert SG. Public health and the precautionary principle. Northwest Public Health, 2005, 4.

Gilbert SG, Weiss B. A rationale for lowering the blood lead action level from 10 to 2 microg/dL. Neurotoxicology, 2006, 27(5): 693 −701. doi: 10.1016/j.neuro.2006.06.008.

Gross L, Birnbaum LS. Regulating toxic chemicals for public and environmental health. PLoS Biol, 2017, 15(12): e2004814. doi: 10.1371/journal.pbio.2004814.

Gwinn MR, Axelrad DA, Bahadori T, et al. Chemical risk assessment: traditional vs public health perspectives. Am J Public Health, 2017, 107(7): 1032−1039. doi: 10.2105/AJPH.2017.303771.

Hansson SO, Aven T. Is risk analysis scientific? Risk Anal, 2014, 34(7): 1173−1183. doi: 10.1111/risa.12230.

Hardin G. The tragedy of the commons. The population problem has no technical solution; it requires a fundamental extension in morality. Science, 1968, 162(3859): 1243−1248.

Hayes AN, Gilbert SG. Historical milestones and discoveries that shaped the toxicology sciences//Luch A. Molecular, Clinical and Environmental Toxicology: Molecular Toxicology. Switzerland: Birkhäuser Verlag, 2009, 1.

Kriebel D, Tickner J, Epstein P, et al. The precautionary principle in environmental science. Environ Health Perspect, 2001, 109(9): 871 −876. doi: 10.1289/ehp.01109871.

Lane SD, Webster NJ, Levandowski BA, et al. Environmental injustice: childhood lead poisoning, teen pregnancy, and tobacco. J Adolesc Health, 2008, 42(1): 43−49. doi: 10.1016/j.jadohealth.2007.06.017.

Lanphear, BP. The impact of toxins on the developing brain. Annu Rev Public Health, 2015, 36: 211−230. doi: 10.1146/annurev-publhealth-031912−114413.

Legislature WS. Washington state legislature: how to testify in committee. 2019. http://leg.wa.gov/legislature/Pages/Testify.aspx.

Maurissen JP, Gilbert SG, Sander M, et al. Workshop proceedings: managing conflict of interest in science. A little consensus and a lot of controversy. Toxicol Sci, 2005, 87(1): 11−14.

NRC. National Research Council risk assessment in the federal government:

managing process. 1983.

Raffensperger C, Tickner J. Protecting public health and the environment: implementing the precautionary principle. Washington, DC: Island Press, 1999.

Shaffer RM, Gilbert SG. Reducing occupational lead exposures: Strengthened standards for a healthy workforce. Neurotoxicology, 2017. doi: 10.1016/j.neuro.2017.10.009.

Silbergeld E, Scherer RW. Evidence-based toxicology: strait is the gate, but the road is worth taking. ALTEX, 2013, 30(1): 67–73. doi: 10.14573/altex.2013.1.067.

Stearns PN. Why study history? American Historical Association. 1998.

Stephens ML, Andersen M, Becker RA, et al. Evidence-based toxicology for the 21st century: opportunities and challenges. ALTEX, 2013, 30(1): 74 –103. doi: 10.14573/altex.2013.1.074.

连接点（CtD）的两个示例

健康连接点——儿童铅暴露

文献

Centers for Disease Control and Prevention, lead, 2017, https://www.cdc.gov/nceh/lead.

Gilbert SG. Thical, legal, and social issues: our children's future. Neurotoxicology, 2005, 26: 521–530. doi 10.1016/j.neuro.2004.12.006.

Gilbert SG, Weiss BA. Rationale for lowering the blood lead action level from 10 to 2 μg/dL. Neurotoxicology, 2006, 27, 5: 693–701.

Hipkins KL, Materna BL, Payne SF, et al. Family lead poisoning associated with occupational exposure. Clin Pediatr (Phila), 2004, 43(9): 845–9.

Needleman HL. The removal of lead from gasoline: historical and personal reflections. Environ Res, 2000, 84(1): 20–35.

Newman N, Jones C, Page E, et al. Investigation of childhood lead poisoning from parental take-home exposure from an electronic scrap recycling facility — Ohio, 2012. MMWR Morb Mortal Wkly Rep. 2015; 64: 743–745.

氟化物摄入——健康连接点

文献

ADA. American Dental Association. 2019. https://www.ada.org.

Bashash M, Thomas D, Hu H, et al. Prenatal fluoride exposure and cognitive outcomes in children at 4 and 6-12 years of age in Mexico. Environ Health Perspect, 2017, 125(9). doi: 10.1289/EHP655.

CDC. Center for Disease Control and prevention: community water fluoridation. 2019. https://www.cdc.gov/fluoridation/index.html.

Choi AL, Sun G, Zhang Y, et al. Developmental fluoride neurotoxicity: a systematic review and meta-analysis. Environ Health Perspect, 2012, 120(10), 1362-1368. doi: 10.1289/ehp.1104912.

Cross DW, Carton RJ. Fluoridation: a violation of medical ethics and human rights. Int J Occup Environ Health, 2003, 9(1): 24-29. doi: 10.1179/107735203800328830.

International N. Fact sheet on fluoridation products and fluoride, 2019. http://www.nsf.org/newsroom_pdf/Fluoride_Fact_Sheet_2019.pdf.

Malin AJ, Riddell J, McCague H, et al. Fluoride exposure and thyroid function among adults living in Canada: effect modification by iodine status. Environ Int, 2018, 121(Pt 1): 667-674. doi: 10.1016/j.envint.2018.09.026.

Neurath C, Limeback H, Osmunson B, et al. Dental fluorosis trends in US Oral health surveys: 1986 to 2012. JDR Clin Trans Res, 2019. doi: 10.1177/2380084419830957.

Peckham S, Lowery D, Spencer S. Are fluoride levels in drinking water associated with hypothyroidism prevalence in England? A large observational study of GP practice data and fluoride levels in drinking water. J Epidemiol Community Health, 2015, 69(7): 619-624. doi: 10.1136/jech-2014-204971.

The British Fluoridation Society. 2019. https://www.bfsweb.org/extent-of-water-fluoridation.

Till C, Green R, Grundy JG, et al. Community water fluoridation and urinary fluoride concentrations in a national sample of pregnant women in Canada. Environ Health Perspect, 2018, 126(10): 107001. doi: 10.1289/EHP3546.

Wiener RC, Shen C, Findley P, et al. Dental fluorosis over time: a comparison of national health and nutrition examination survey data from 2001-2002 and 2011-2012. J Dent Hyg, 2018, 92(1): 23-29. https://www.ncbi.nlm.nih.gov/pubmed/29500282.

术 语 表

Ames 试验（Ames test） 采用微生物进行的污染物致突变性检测。可用来快速鉴别化学品、新农药和食品添加剂的致癌性。

PM10 粒径在 10 微米以下的颗粒物，可被吸入肺部，附着其上的大量化学物、微生物等也会随之进入肺部。

PM2.5 粒径在 2.5 微米以下的颗粒物，不仅可被吸入肺部，还可以进入血液循环。国内也称"细颗粒物"。

SAR 值（specific absorption ratio） 又称比吸收率，辐射被头部软组织吸收的比率，SAR 值越低，辐射被脑部吸收的量越少。

安全性（safety） 被保护的状况，免于危险、风险或伤害。

螯合剂（chelating agent） 能与金属离子结合形成螯合物的物质。在生物体内形成螯合物能促使金属被排出体外。

白血病（leukemia） 血癌。骨髓造血器官发生的一种进行性恶性疾病。

半数致死量（LD50） 杀死一半实验动物所用的药物剂量。

半衰期（half-life） 一种物质的量减少一半所需的时间。

暴露（exposure） 身体接触化学品，通常通过皮肤接触、吸入、摄入等方式，持续一定时间。

暴露频率（frequency of exposure） 单位时间内的暴露次数。

暴露途径（route of exposure） 污染物从污染源经由土壤、水、空气和食物等介质到达人体或其他生物个体的路线。

病态建筑综合征（sick building syndrome） 在某些建筑物里工作或生活的人群中出现的一系列眼、鼻和上呼吸道刺激等症状，主要是由于室内空气污染、通风不良引起的。

参考剂量（reference dose，RfD） 为环境介质（空气、水、土壤、食品等）中化学物质的日平均接触剂量的估计值，用于非致癌物的危险度评价。人群（包括敏感亚群）在终生接触该剂量水平化学物质的条件下，预期一生中发生非致癌或非致突变有害效应的危险度可低至不能检出的程度。

持续时间（duration） 暴露持续的时间长度。（见急性暴露和慢性暴露）

代谢（metabolism） 在毒理学中，代谢指的是身体把一种物质转化为另一种毒性较低或者易于排出体外的物质的过程，这个过程也叫解毒。

电离辐射（ionizing radiation） 波长短、频率高、能量高的射线，使原子或分子发生电离现象，即可以从原子、分子或其他束缚状态中放出至少一个电子。包括 X 射线、β 射线、γ 射线及来自太阳和宇宙空间的高能射线等。具有强大的生物活性破坏作用。

毒理学（toxicology） 有关毒物方面的全面认识，包括对毒物及其作用、检测和由其所致病变的治疗等研究。

毒理学家（toxicologist） 研究物质（尤指化学物质）对生物系统的毒副作用的科学家。

毒物（toxicant，poison） 能对生物产生毒性的物质，如滴滴涕、铅、噪声、臭氧等。

毒性（toxicity or toxic effect） 外来化学物质引起的生物体功能性或器质性损害。

多氯联苯（polychlorinated biphenyls，PCBs） 因其不易燃性过去用于能量转化的冷却剂。现在因在环境中不易被降解，而且在许多物种如鲸和人的脂肪中累积而被禁用。

多重化学品敏感性（multiple chemical sensitivities，MCS） 有时也称特发性环境不耐受（idiopathic environmental intolerances，IEI）。其特征是由于接触低水平的常用化学品、普通食品、药物等引起慢性症状，这些症状通常是模糊和非特定的。

反应（response） 与一种化学物质的接触或化学物质的不同剂量所引起的人体或其他生物反应。

非电离辐射（non-ionizing radiation） 能量比较低，并不能使物质原子或分子产生电离的辐射。包括低能量的电磁辐射。有紫外线、可见光、红外线、微波及无线电波等,只导致物质内的粒子震动,温度上升。

分布(distribution) 一种化学品在全身体内进行分配的过程。

风险,危险度,危险性(risk) 个体或人群接触具有危害性物质所引起的伤害、疾病、机能丧失或死亡的发生概率或可能性。(风险 = 危害 × 暴露)

腐蚀剂(corrosive) 对生物体的组织或器官如皮肤具有烧伤等破坏作用的物质。

红斑(erythema) 因毛细血管充血而引起的皮肤发红。

化学修饰(chemical modification) 通过添加或去除某些功能基团改变材料性质的过程。

环境健康(environmental health) 能够保证所有生物体具有最优机会来达到或保持其全部遗传潜力发挥所需的条件。

挥发性有机物(volatile organic compounds, VOC) 指一类沸点低、容易挥发的有机化学物。常见的有添加在涂料、胶水和木板中的甲醛以及汽油中的苯。

畸形学(teratology) 研究先天畸形发生的原因、发病机制、流行病学及其预防、诊断和治疗的科学。

急性暴露(acute exposure) 短时间严重暴露,人或器官在短时间内处于不正常、通常是危险的环境中。

急性毒性(acute toxicity) 急性暴露引起的不良反应。

急性反应(acute response) 急性暴露引起的反应。

剂量(dose) 药物用量或化学品暴露量,常常根据体重或体表面积来计量。

剂量当量(dose equivalent) 为了统一描述不同种类和不同情况下电离辐射对生物体的危害程度而在辐射防护领域中引入的概念,它等于吸收剂量和描述不同射线生物效应的权重因子的乘积。单位是希沃特(Sv)。

剂量—效应(dose-response) 与药品剂量或化学品暴露量有关的效应。

间皮瘤(mesothelioma) 石棉暴露引起的一种非常独特的肺部肿瘤。

接触途径(route of contact) 化学物质进入机体内的途径,如通过皮肤吸收,肺呼吸,胃的摄入。

拮抗作用(antagonism) 暴露于多种化学品时,一种物质会降低另外一种物质的毒性反应。

解毒作用(detoxification) 通过生物体内的代谢,对有毒物质进行化学修饰或者促进排泄,从而降低其毒性的生物化学过程。

界面化学(interface chemistry) 物质交界处的物理和化学反应。

酒精血液浓度(blood alcohol concentration,BAC) 单位体积血液中的酒精质量或体积的百分比,是用于法律或医学目的度量酒精中毒的指标。

酒精中毒(alcoholism) 酒精过量引起的机体损伤。

颗粒物(particulate matter) 指液滴和小颗粒(包括金属、有机物、尘、土以及燃烧产物等)的混合物。

空气污染点源(air pollution point sources) 指集中在一点或一个可当作一个点的小范围内向空气排放污染物的污染源。

慢性暴露(chronic exposure) 长期暴露或持续性的、长时间的接触。

慢性毒性(chronic toxicity) 慢性暴露所产生的毒性。

酶(enzyme) 能促使其他物质的化学反应而其本身在该反应完成时,不被破坏或发生改变的一种蛋白分子。

纳米粒子(nanoparticles) 通常指粒径在1—100纳米的粒子。1纳米等于10^{-9}米。

纳米碳管(carbon nanotube,CNT) 一种管状的纳米级石墨晶体。

排泄(excretion) 机体把一些物质从身体或细胞内转移出去。

杀虫剂(pesticide) 又称农药,用于预防、杀灭、驱除或减少任何昆虫、老鼠、线虫、真菌或杂草,或其他被认为是害虫的生物的化学品。

神经递质(neurotransmitter) 一种用于神经系统的细胞之间信息交换的化学物质,如多巴胺、5-羟色胺。

神经毒性(neurotoxicity) 使神经组织发生破坏或产生毒害的性质。

神经系统(nervous system) 分为中枢神经系统和周围神经系统两大部分。中枢神经系统又包括脑和脊髓,周围神经系统包括12对脑神经和31对脊神经,分布于全身,把脑和脊髓与全身其他器官联系起来,使中枢神经系统既能感受内外环境的变化,又能调节体内各种生理功能活动。

神经元(neuron) 组成神经系统的细胞。

生理性依赖(physiological dependence) 也称为身体依赖性、躯体依赖性,是指在某一段时间内不断地使用某种能使人产生瘾癖的药物所带来的生理上的变化,需要继续使用该药才能维持机体的生理功能。一旦停用,会出现停药戒断综合征,产生难以忍受的不适感,如兴奋、失眠、流泪、流涕、出汗、呕吐、腹泻、甚至虚脱和意识丧失等。

生物毒素(toxin) 又称毒素,通常是指某些高等植物、动物和致病菌产生的对其他生物有高度毒性的蛋白性物质,其与单纯化学毒物和植物生物碱的区别在于分子量大和具抗原性。

生物富集（bioaccumulate） 一些生物积累某些特定化合物的能力。

生物异源物质（xenobiotic） 生物体内的化学异物。即一种外源性化合物，不是机体内自然产生的化合物。

生物转化（biotransformation） 生物在体内把一种物质转化成另一种形式的物质，通常会促使这种物质被排泄到体外或降低它在体内的毒性。

石棉沉滞症（asbestosis） 又称石棉肺、石棉沉着病，一种逐渐恶化的非癌疾病，呼吸短促，起因于接触石棉而致肺纤维化。

食入（ingestion） 指经口服用食物和药物等。

受体（receptor） 一种能引起细胞功能变化的大分子，可以与有生物活性的化学信号物质（配体）结合，从而激活或启动一系列生物化学反应。

胎儿酒精效应（fetal alcohol effect，FAE） 没有明显的体格缺陷，其余与胎儿酒精综合征相似的症状，如学习障碍和神经系统损伤。

胎儿酒精综合征（fetal alcohol syndrome，FAS） 见于在怀孕期间喝酒的母亲所生的婴儿所特有的体格、发育和神经损伤。

危险度（风险）管理（risk management） 根据危险性评估的结果，确定是否需要或多大规模地通过措施来降低已知或可疑危险度的过程。

危险度（风险）信息交流（risk communication） 危险性评估者、管理者、消费者及某些相关团体之间，就危害和危险性问题等有关信息和观点进行有效相互交流。

危险品（hazard） 也称危险情况，任何一种可引起不良反应或伤害的物品或情况。

危险性评估（risk assessment） 也称危险度评估，逐步确立化学物质或物理因素接触与不良反应之间关联的过程。对危险的性质和程度进行认定的过程。

污染物（pollutant） 一种通常是由人类活动而导致释放的对环境有危害的物质。

吸入（inhalation） 把空气、蒸汽或悬浮颗粒吸进肺部。

吸收（absorption） 化学品通过眼、皮肤、胃、肠或肺进入血液循环或细胞的过程。

吸收剂量（absorbed dose） 用来表示单位质量吸收体所吸收的辐射能量，目前采用的单位是戈瑞（Gy）。

协同作用（synergism） 两种或两种以上化学物质造成身体的反应比任何单独一种化学物质造成的反应更加强烈。

血脑屏障（blood brain barrier，BBB） 脑毛细血管阻止某些物质（多半是有害的）由血液进入脑组织的结构。

血铅水平（blood lead level，BLL） 铅在血液中的浓度，以"微克/分升"为单位，即每分升血液中含有多少微克铅。

药理学（pharmacology） 对药物的良性作用和不良反应的研究。

药物代谢动力学（pharmacokinetics，PK），毒物代谢动力学（toxicokinetics，TK） 药物（毒物）在体内的变化与去向，包括其吸收、分布、组织中定位、生物转化和排泄等过程。

遗传毒理学（genetic toxicology） 研究理化因子对遗传物质发生作用的学科，不仅研究导致活体细胞发生癌变的 DNA 损伤，还研究从亲代遗传给子代的 DNA 的改变。

易感性（susceptibility） 指对同一种有毒物质的同等暴露，一些人身体产生的反应比另一些人的更大，如更容易受疾病侵袭或对药物有反应。

有毒物质（toxic substance） 任何能或可能引起人体急性或慢性损伤的物质。

诱变剂（mutagen） 能引起细胞内遗传物质 DNA 改变的任何物质。

照射量（exposure） 表示射线空间分布的辐射剂量。通过测量 X 射线和 γ 射线在标准状态下单位质量干燥空气中产生的电离电荷的数量，来衡量辐射对吸收体的影响，目前采用的单位是库仑/千克。

政策回应（policy responses） 政策实施对社会群体客观性现实需求的满足。

植物凝集素（phytohemagglutinin，PHA） 一类具有特异糖结合活性的蛋白质，具有一个或多个可与单糖或寡糖特异可逆结合的非催化结构域。当植物受昆虫或高等动物袭击时，凝集素就从受袭击的细胞中释放至捕食者的消化道，通过与捕食者细胞中的糖的结合引发毒性效应。

治疗指数（therapeutic index） 药物的半数致死量与半数有效量的比值。

致癌物（carcinogen） 任何能引起癌症发生的物质。

致畸因子（teratogen） 能引起躯体在胚胎发育过程中出现缺陷的物质或因素。

最大残留限量（maximum residue limit，MRL） 农药在农产品、食物中产生的最高残留浓度或最高法定允许残留浓度。

最低危害值（minimal risk level，MRL） 又称每日安全剂量、最小风险水平。它是对人们每天接触有害物质的量的估计，而这种接触在特定长度的时间内不至于发生可察觉的危险或非癌性的不良健康影响。

科学新视角丛书

《深海探险简史》
[美] 罗伯特·巴拉德 著　罗瑞龙　宋婷婷　崔维成　周　悦　译
本书带领读者离开熟悉的海面，跟随着先驱们的步伐，进入广袤且永恒黑暗的深海中，不畏艰险地进行着一次又一次的尝试，不断地探索深海的奥秘。

《不论：科学的极限与极限的科学》
[英] 约翰·巴罗 著　李新洲　徐建军　翟向华　译
本书作者不仅仅站在科学的最前沿，谈天说地，叙生述死，评古论今，而且也从文学、绘画、雕塑、音乐、哲学、逻辑、语言、宗教诸方面围绕知识的界限、科学的极限这一中心议题进行阐述。书中讨论了许许多多的悖论，使人获得启迪。

《人类用水简史：城市供水的过去、现在和未来》
[美] 戴维·塞德拉克 著　徐向荣　译
人类城市文明的发展史就是一部人类用水的发展史，本书向我们娓娓道来2500年城市水系统发展的历史进程。

《万物终结简史：人类、星球、宇宙终结的故事》
[英] 克里斯·英庇 著　周　敏　译
本书视角宽广，从微生物、人类、地球、星系直到宇宙，从古老的生命起源、现今的人类居住环境直至遥远的未来甚至时间终点，从身边的亲密事物、事件直至接近永恒以及永恒的各种可能性。

《耕作革命——让土壤焕发生机》
[美] 戴维·蒙哥马利 著　张甘霖　译
当前社会人口不断增长，土地肥力却在不断下降，现代文明再次面临粮食危机。本书揭示了可持续农业的方法——免耕、农作物覆盖和多样化轮作。这三种方法的结合，能很好地重建土地的肥力，提高产量，减少污染（化学品的使用），并且还可以节能减排。

《与微生物结盟——对抗疾病和农作物灾害新理念》
[美] 艾米莉·莫诺森 著　朱书　王安民　何恺鑫　译
亲近自然，顺应自然，与自然合作，才能给人类带来更加美好的可持续发展的未来。

《理化学研究所：沧桑百年的日本科研巨头》
[日] 山根一眞 著　戎圭明　译
理化学研究所百年发展历程，为读者了解日本的科研和大型科研机构管理提供了有益的参考。

《纯科学的政治》
[美] 丹尼尔·S.格林伯格 著　李兆栋　刘　健　译　方益昉　审校
基于科学界内部以及与科学相关的诸多人的回忆和观点，格林伯格对美国科学何以发展壮大进行了厘清，从中可以窥见美国何以成为世界科学中心，对我国的科学发展、科研战略制定、科学制度完善和科学管理有借鉴意义。

《大湖的兴衰：北美五大湖生态简史》
[美] 丹·伊根 著　王　越　李道季　译
本书将五大湖史诗般的故事与它们所面临的生态危机及解决之道融为一体，是一部具有里程碑意义的生态启蒙著作。

《一个人的环保之战：加州海湾污染治理纪实》
［美］比尔·夏普斯蒂恩 著 杜燕 译
从中学教师霍华德·本内特为阻止污水污泥排入海湾而发起运动时采取的造势行为，到"治愈海湾"组织取得的持续成功，本书展示了公民活动家的关心和奉献精神仍然是各地环保之战取得成功的关键。

《区域优势：硅谷与128号公路的文化和竞争》
［美］安纳李·萨克森尼安 著 温建平 李波 译
本书透彻描述美国主要高科技地区的经济和技术发展历程，提供了全新的见解，是对美国高科技领域研究文献的一项有益补充。

《写在基因里的食谱——关于基因、饮食与文化的思考》
［美］加里·保罗·纳卜汉 著 秋凉 译
这一关于人群与本地食物协同演化的探索是如此及时……将严谨的科学和逸闻趣事结合在一起，纳卜汉令人信服地阐述了个人健康既来自与遗传背景相适应的食物，也来自健康的土地和文化。

《解密帕金森病——人类200年探索之旅》
［美］乔恩·帕尔弗里曼 著 黄延焱 译
本书引人入胜的叙述方式、丰富的案例和精彩的故事，展现了人类征服帕金森病之路的曲折和探索的勇气。

《性的起源与演化——古生物学家对生命繁衍的探索》
［美］约翰·朗 著 蔡家琛 崔心东 廖俊棋 王雅婧 译 卢静 朱幼安 审校
哺乳动物的身体结构和行为大多可追溯到古生代的鱼类，包括性的起源。作为一名博学的古鱼类专家，作者用风趣幽默的文笔将深奥的学术成果描绘出一个饶有兴味的进化故事。

《巨浪来袭——海面上升与文明世界的重建》
［美］杰夫·古德尔 著 高抒 译
随着全球变暖、冰川融化，海面上升已经是不争的事实。本书是对这场即将到来的灾难的生动解读，作者穿越12个国家，聚焦迈阿密、威尼斯等正受海面上升影响的典型城市，从气候变化前线发回报道。书中不仅详细介绍了海面上升的原因及其产生的后果，还描述了不同国家和人们对这场危机的不同反应。

《人为什么会生病：人体演化与医学新疆界》
［美］杰里米·泰勒（Jeremy Taylor）著 秋凉 译
本书视角新颖，以一种全新而富有成效的方式追溯许多疾病的根源，从而使我们明白人为什么易患某些疾病，以及如何利用这些知识来治疗或预防疾病。

《法拉第和皇家研究院——一个人杰地灵的历史故事》
［英］约翰·迈里格·托马斯（John Meurig Thomas）著 周午纵 高川 译
本书以科学家的视角讲述了19世纪英国皇家研究院中发生的以法拉第为主角的一些人杰地灵的故事，皇家研究院浓厚的科学和文化氛围滋养着法拉第，法拉第杰出的科学发现和科普工作也成就了皇家研究院。

《第 6 次大灭绝——人类能挺过去吗》
[美]安娜莉·内维茨（Annalee Newitz）著　徐洪河　蒋　青　译
本书从地质历史时期的化石生物故事讲起，追溯生命如何度过一次次大灭绝，以及人类走出非洲的艰难历程，探讨如何运用科技和人类的智慧，应对即将到来的种种灾难，最后带领读者展望人类的未来。

《不完美的大脑：进化如何赋予我们爱情、记忆和美梦》
[美]戴维·J.林登（David J. Linden）著　沈　颖　等译
本书作者认为人脑是在长期进化过程中自然形成的组织系统，而不是刻意设计的产物，他将脑比作可叠加新成分的甜筒冰淇淋！并以这一思路为主线介绍了大脑的构成和基本发育，及其产生的感觉和感情等，进而描述脑如何支配学习、记忆和个性，如何决定性行为和性倾向，以及脑在睡眠和梦中的活动机制。

《国家实验室：美国体制中的科学（1947—1974）》
[美]彼得·J.维斯特维克（Peter J. Westwick）著　钟　扬　黄艳燕　等译
本书通过追溯美国国家实验室在美国科学研究发展中的发展轨迹，使读者领略美国国家实验室体系怎样发展成为一种代表美国在冷战时期竞争与分权的理想模式，对了解这段历史所折射出的研究机构周围的政治体系及文化价值观具有很好的参考价值。

《生活中的毒理学》
[美]史蒂芬·G.吉尔伯特（Steven G. Gilbert）著　顾新生　周志俊　刘江红　等译
本书通俗而简洁地介绍了日常生活中可能面临的来自如酒精、咖啡因、尼古丁等常见化学物质，及各类重金属、空气或土壤中污染物等各类毒性物质的威胁，让我们有所警觉、保护自己的健康。讲述了一些有关的历史事件及其背后的毒理机制及监管标准的由来，以及对化学品进行危险度评估与管理的方法与原则。